暢銷增修版

A REVOLUTION AT YOUR TABLE

明日的餐桌

余宛如

愛食物、零浪費
生態綠創辦人帶你
走訪世界食物革命運動現場
用吃守護地球
打造綠色食物生態系

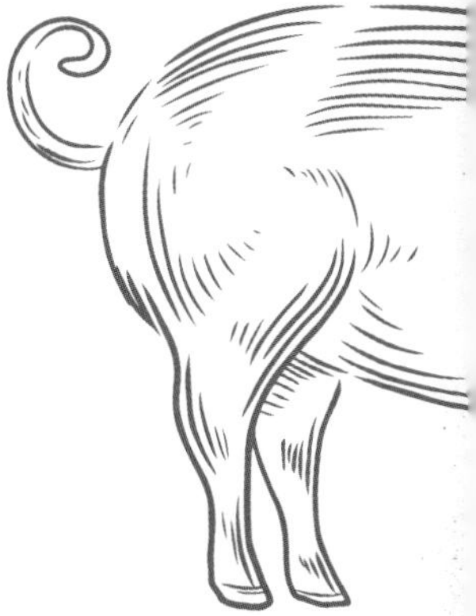

目錄

第二部

西歐 北歐 南歐

第三部

北美洲 中美洲 南美洲

第四部

東亞 東南亞 中國 日韓

第五部

台灣

準備好了嗎？

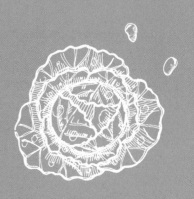

一起用吃來翻轉世界吧！

改版序

打造新的食物經濟體，一起用「吃」翻轉世界

余宛如

二〇二〇年，新冠肺炎疫情可說是全球經濟社會最大的黑天鵝，疫情打亂所有人的生活步調。國際媒體認為，因為供應鏈受到衝擊，為了防疫必須保持社會距離，餐飲業的商業模式、消費習慣等等，短期內都會改變：像是自助餐不再盛行、地方性的小農餐廳減少、餐廳品項縮減、餐廳間隔出社交距離、AI服務生上陣、食材供應緩慢，甚至斷鏈。

而二〇一九年崛起的食物外送平台，不但在這次疫情中，成為援救小餐廳營業額的重要角色，更帶動新的餐飲業型態，例如所謂的幽靈廚房、虛擬餐廳等等，完全靠外送平台站起來，拋棄過往餐廳的開放與裝潢，一間工作室、直播空間，就可以做起線上生意，靠外送平台送起便當來。外送平台讓消費者更加仰賴外食，但也變成訴求獨特的餐飲業者新的市場機會。

在疫情、數位化的挑戰下，用吃來共同修補、建構永續的綠色食物生態系的挑戰與機

會是什麼？這可能不是本書可以給的答案，而是試著爬梳過去二、三十年多來，由「速食 vs. 慢食」所引燃的對戰，從最早的有機運動、一路延伸擴大到公平貿易、小農市集、社群支持的農業（Community Support Agriculture，簡稱ＣＳＡ）、剩食、共食等等，記錄從產地到餐桌的每一段食物運動的故事，從中抽絲剝繭，理出運動背後的問題意識與核心價值，希望能夠因此鼓舞更多人起而力行。

像是剩食問題嚴重，歐洲各國大至超市，小至個人，用什麼方法因應？世界第一個公平貿易城鎮是怎麼出現的？公平貿易是如何來到台灣落地生根？南美洲的貧窮國家秘魯如何用食物革命，成為南半球「星級」美食聖地？印尼女農如何在被男性壟斷的咖啡市場裡爭取平等發展空間？食物的背後，關係到性別平等、關係到地緣經濟的發展、關係到分配不均……飲食背後太多的議題待我們一一挖掘。

這本書初版在二〇一四年付梓面市後，台灣社會上也逐漸出現了越來越多元的食物運動，從大學食育推動、食農教育、搶救剩食、共煮廚房、原生種子保育、生態主廚……消費者也開始面對更多的選擇與改變。而在全球食物運動的歷程上，法國率眾之先，立法搶救剩食、減少食物浪費，更是全球食物運動的新里程碑、推動者的強心針，義大利、西班牙等國家也馬上跟進。

歐盟也著手推動「反糧食浪費行動」，提出十種行動方式，鼓勵食物生產鏈到消費端上的每個角色，都能開始行動，減少糧食浪費，也降低生產的損失與成本。而食品大量加工以來，因為食物安全的考量，許多食物一過了保存期限就被丟棄，但事實上，這些都是還可以吃的食物。因此，歐盟甚至也開啟了討論，討論是否有廢除食品保存期限標籤的必要，來降低食物的浪費。

而在台灣，食農教育的議題終於形成了法案，我在擔任不分區立法委員任內，與陳曼麗委員共同提案，但卻一直躺在行政部門裡，遲遲沒有完成三讀立法。所幸中小學童的營養午餐在許多人的努力下，終於採用四章一Q的標準，大大提高了食材的安全與品質。然而，刻不容緩的飲食教育為什麼停滯不前？看到現今大學生最愛吃炸雞排、喝珍珠奶茶、出了社會外食外帶的比例居高不下，飲食的營養跟安全，在缺乏教育與動手機會的情況下，更成為個人健康與社會問題的隱憂。

面對全球未來各種黑天鵝的衝擊，還有數位轉型所帶來的行為改變，以食物為主的全球運動，是否還能繼續為世界帶來更永續的發展？我們會不會就這樣停下腳步了？

因此，除了過去的全球案例，我又再度著手記錄了過去幾年台灣的腳步，把台灣的食物運動放進本書裡，像是：

- 「對味好食研究所」如何打造一座明日的廚房，奮戰大學飲食教育？
- 「全家 FamilyMart」為了對抗鮮食浪費，做出了什麼改變？
- 「回甘人生」怎麼帶著婆婆媽媽們炒出新人生？

●「格外農品」幫醜水果找新出路的挑戰。

期待這些創新的解方，可以成為問題的答案。

也許這些運動最後會形成全球「新的食物經濟體」，也許最後會融合到主流的系統裡，也許根本就不可能成功。但食物運動本身，就像本書裡人人超市創辦人亞瑟所說的，做為一種問題意識的敘事，已經創造了它自身存在的必要與價值。讓食物作為一種武器，把飲食作為一種手段，看完本書，你準備好要起義了嗎？一起用吃來翻轉世界吧！

第一部

英國

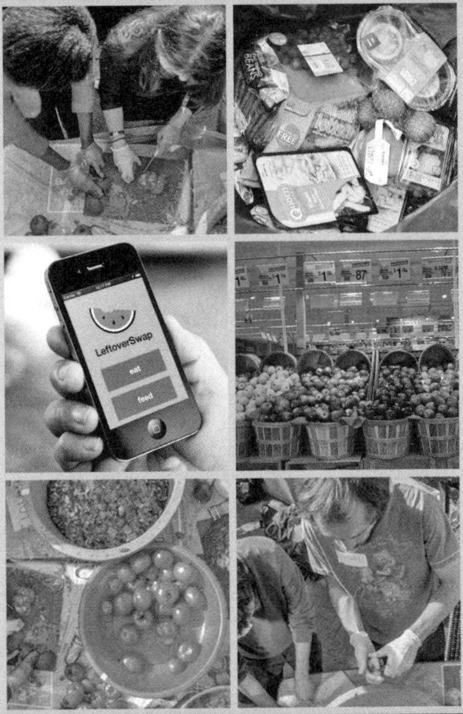

PART

ONE

01 親親牡蠣，倫敦青年的慢食聚會

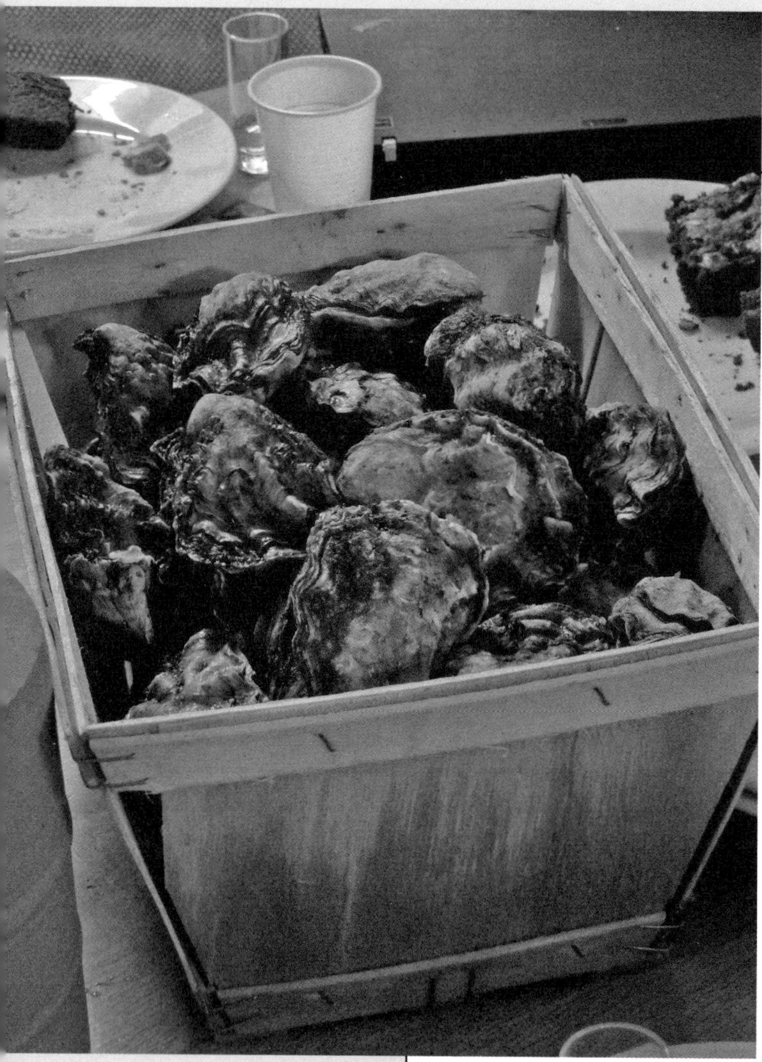

用牡蠣吃出英國的光榮記憶

原生牡蠣的復育行動，需要和理性的消費行為結合，唯有鼓勵消費者「多吃原生牡蠣」，才能真正帶動牡蠣帶的復育。

近四百年前，莎士比亞在《溫莎的風流婦人》一劇裡寫道：「世界是我的牡蠣，我會用刀把它撬開」（why, then the world's mine oyster, which I with sword will open），用牡蠣隱喻世界可以任我隨意縱橫、隨心所欲。

四百年後的現在，倫敦人真的是每天帶著牡蠣到處跑——一張倫敦人人不可少的「牡蠣卡」（Oyster Card），儲值後就可搭乘地鐵或公車，如同台北的悠遊卡。牡蠣卡的名稱，正是取自莎士比亞這句名言，由此可想見牡蠣與英國文化的淵源。

不過，現代的英國人大多已經忘記了過去吃牡蠣的傳統。一家七代都在採集牡蠣的英國漁民豪爾對我說：「如果你問人們喜不喜歡牡蠣，會有一半的人告訴你不喜歡，而這有一半的人，通常沒吃過牡蠣。」很多英國人不再知道原生牡蠣的滋味。我在英國遇到了一位女士，她正嘗試復興英國牡蠣的光榮記憶。

誤打誤撞遇到牡蠣專家

有一天，信箱傳來一封英國朋友特意轉寄的訊息——「倫敦青年食物運動（Youth Food Movement，簡稱YFM）要召開成立大會」——我跟英國牡蠣，噢不，應該是說跟全世界的牡蠣真正結緣，就在這個活動裡。成立大會的地點在位於Lamb's Conduit街的「人人超市」（The People's Supermarket），離我住的地方很近，不去看看太可惜啦！為了多多體驗當地不同社群的活力與運動精神，我厚著臉皮準時出席。

「倫敦青年食物運動」的核心訴求，是要試著結合青年廚師、農夫、手藝創作者、學生與社運人士的力量，與慢食[1]組織緊密合作，推動各種與食物相關的運動，以挑戰全球農業企業化與食品工業化所帶來的衝擊。會議現場出乎我意料的非正式，很像祕密結社的場合，卻沒有太多意識型態的嘶喊，幾張沙發隨意擺放，桌上擺滿食物，到場的人大多來自英國頗具規模的環保團體與慢食運動組織，大家像鄰家友人聚會般，吃吃喝喝、談天說地。

閒聊不久後，牡蠣專家凱蒂（Katy）提議要讓大家品嘗牡蠣跟馬丁尼，她豪邁地從冰箱拿出一箱新鮮的英國原生牡蠣——外表看起來較為扁平、平滑，體形也較小。在凱蒂的指導下，所有人七手八腳地幫忙剝殼、送烤箱、製作新鮮的牡蠣馬丁尼。凱蒂邊吃邊介紹我們食用的牡蠣從英國哪個海域來，大概生長在水面下多少公尺，一般海水的溫度以及當地氣候，生產者的養殖細節，並教我們怎麼品味。

復興原生牡蠣飲食文化

我們所食用的牡蠣，外觀「嬌小玲瓏」，帶著一點牡蠣內含的水分，入口的感覺就像我們正在親吻海洋，它的生命力、乾淨海域的香氣，以及海水的溫度，淡淡地在口腔中散開，鮮鹹的海水襯托出牡蠣自然、甘甜的味道。

緊接著，新鮮的牡蠣馬丁尼上場了！凱蒂選用兩種由不同產區和海拔高度的馬鈴薯所釀製的琴酒，倒入新鮮的牡蠣加以浸泡，產生截然不同的鮮美風味。我們一邊品嘗，也跟著改變了對牡蠣的認知，沒想到英國原生牡蠣如此震撼我的味蕾！

對凱蒂來說，復興英國人生食牡蠣的習慣，有其文化與生態上的意涵。在英國，生食牡蠣的習慣據說傳自羅馬時期，在十九世紀維多莉亞女王時代，豐沛的產量讓民眾奢侈到可以當作肉派的內餡。不過英國經歷了狄更斯筆下所描繪的工業革命時代，漁業過度捕撈，原生牡蠣的產量已不復當年。一位英國的歷史學家說，在一八六五年，幾個小時就可以捕撈到三千多個原生牡蠣，現在一季只有幾個水桶的產量[2]，真是今非昔比。加上大體型的太平洋牡蠣（Pacific oysters）在一九二六年被引進英國養殖後，原生牡蠣更不敵外來種的競爭，逐漸消失。

凱蒂為了復興這項飲食文化，特別開班授課，教人如何撬開硬殼、品嘗牡蠣，並宣傳各種相關的知識，舉辦「大不列顛牡蠣節」，鼓勵英國人用消費來支持原生牡蠣的復育。不過大部分人一開始還是會卻步，一方面是因為價錢問題，覺得牡蠣似乎很貴；另一方面因為害怕牡蠣軟滑的口感，常常一口囫圇吞下去，不曉得其實應該好好咀嚼，才能真正體會牡蠣鮮美的海味。

---

1 slow food，不是指「慢慢吃」，慢的意思，是相對於速食（fast food）而來。速食改變了食物生產鏈，快速消耗地球有限的資源，產生嚴重的生態和食物安全問題。慢食運動試著從飲食下手，導正問題，希望保護生物多樣性，促進生產者與消費者的良性互動。

2 資料來源：www.bbc.com/news/science-environment-20042050

修復牡蠣帶保育海岸

原生牡蠣的消失，更變成一項全球性的海洋危機！美國大自然保護協會（The Nature Conservancy）公布了一份調查，指出全球牡蠣帶已經消失了百分之八十五，剩下來的牡蠣帶不到原來數量的一成，牡蠣的海洋生態棲息地遭遇前所未有的嚴重威脅。

「牡蠣帶」在海岸保育上扮演非常重要的角色：牡蠣珊瑚礁是「關鍵石頭」，能提供許多海洋生物、產卵魚類、貝類與幼體作為棲息地；牡蠣驚人的濾水功能，成為動物和人類的天然濾水器，可以淡化沿岸海水；牡蠣帶適合海草的生長，可以減緩海浪速度，保護脆弱的海岸。

過去一百年以來，漁業的過度捕撈破壞了沿海海床，加上疾病、泥沙淤積、外來物種的挑戰、鑽孔貝類的侵犯，使得各國沿海原生牡蠣的產量逐漸減少。太平洋牡蠣則是因為苗便宜，體型大，殼硬，較能抵禦鑽孔貝類的攻擊，生存率高，加上幾乎全年無休在產卵，因此大受各國養殖漁業與食客的歡迎，逐漸取代原生牡蠣，改變了牡蠣的生態。每年產值高達數百萬美元的牡蠣養殖業，以中國、日本、韓國、美國為中心，逐漸取代了全球各地原生牡蠣的產地與生存機會。

美國羅德島於二〇〇八年發起「牡蠣野放計畫」（Oysters Gone Wild），把野生牡蠣放生海洋。據統計，羅德島每年大約消費五百五十萬顆牡蠣，製造出超過一百萬磅重的牡蠣殼，此計畫收集牡蠣殼後，重新用來填地。大自然保護協會與科學家們從餐廳的牡蠣吧回收

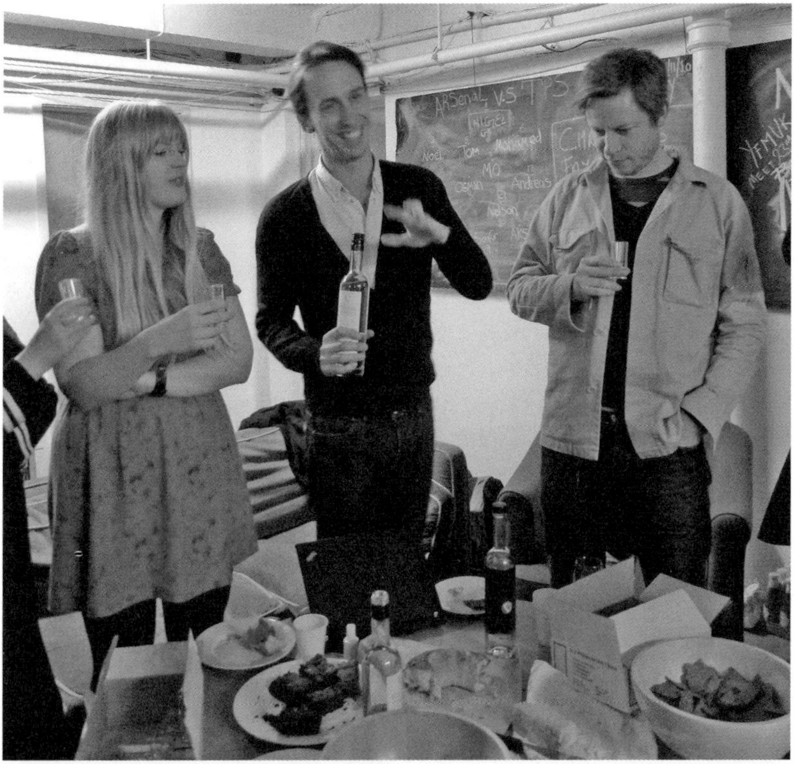

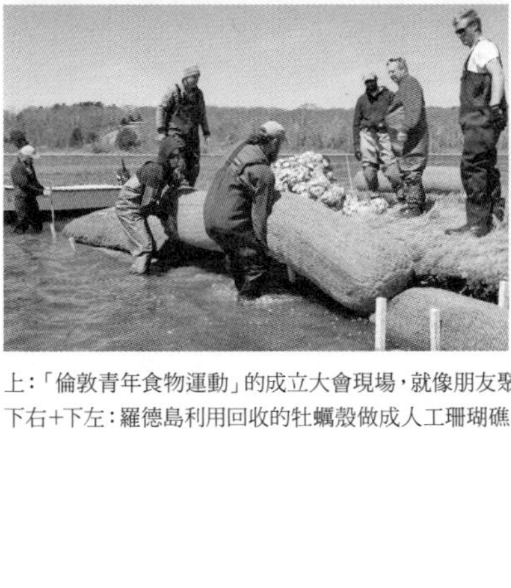

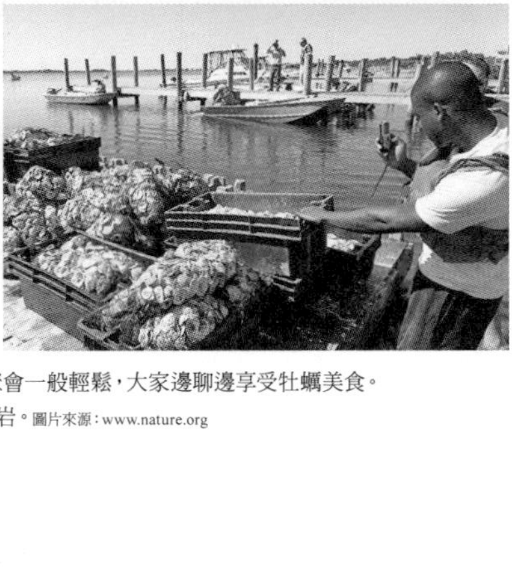

上：「倫敦青年食物運動」的成立大會現場，就像朋友聚會一般輕鬆，大家邊聊邊享受牡蠣美食。
下右+下左：羅德島利用回收的牡蠣殼做成人工珊瑚礁岩。圖片來源：www.nature.org

貝殼，經過處理場轉化成貝殼屑後，送到適合的河口，做成人工的珊瑚礁岩，並將培育好的牡蠣幼苗放生於此，以增加野生牡蠣的數目。

經過十幾年的努力，羅德島的海域已經重現生氣蓬勃的牡蠣帶，而且證明，牡蠣帶的修復可以帶來更好的魚類繁殖環境。美國大氣與海洋管理局因此投入了大筆經費，繼續支助牡蠣的復育計畫。

英國認為，「拯救消失的牡蠣帶」是英國的國際責任，也是保存多元物種的重要工作。為了復育消失的牡蠣帶，最重要的就是「儲存」原生牡蠣。在蘇格蘭，採集原生牡蠣是違法的。泰晤士河口，百年前牡蠣產量蓬勃的海域，也關閉牡蠣養殖業，積極修復牡蠣帶與培育原生牡蠣。為了恢復被破壞的牡蠣帶，加厚牡蠣帶的高度也成為保育組織的工作目標，他們把貝殼磨碎後送往沿岸堆積，以提供牡蠣苗棲息和成長的環境。

一群聚集在劍橋的英國科學家們則提出新的看法。他們認為，原生牡蠣的復育行動需要和理性的消費行為結合，唯有鼓勵消費者「多吃原生牡蠣」，才能真正帶動牡蠣帶的復育。此一主張，使得慢食運動搭上保育多元物種的列車，透過有意識的食物選擇，讓原生牡蠣重新回到人們的餐桌。

食物行動

倫敦青年食物運動：以食物做為武器，進行創新改革

倫敦青年食物運動（YFM）的源起，要談到「地球之母」（Terra Madre），這是一個由慢食運動的草根組織所發起的社群網絡，成員為小型食物生產者，承諾要以永續與可究責（Sustainability and Accountability）的方式生產，試圖連結學者、廚師、消費者與青年團體的力量，一起改善食物系統。

串連在地力量，追求公平永續的食物系統「地球之母」網絡於二〇〇四年召開第一次會議，其後每兩年舉辦一次雙年會，以加深與加速對食物、美食、全球化、經濟等創新概念的討論。區域性的「地球之母」與草根的慢食組織密切合作，創造在地社群，以提供好的、乾淨的與公平的食物。後來在國際參與者的挹注下，像是義大利農業部長等成員，成立了地球之母基金會，以確保改變的力量能夠持續下去。

在慢食組織的催化與推動之下，由「地球之母」發展而出的青年組織，在各地快速生根，成為全球性的「青年食物運動」。青年食物運動由年輕的農夫、廚師、社運人士、學生、藝匠等共同組成，面對現行剝削、不健康與不永續的全球食物生產體系，希望能積極改變未來食物與農業的生產方式，以公平永續為原則，為

人類帶來乾淨、公平與永續的食物。

倫敦青年食物運動的工作項目包含：

- 開始以傳統與永續的方式農耕
- 交換種子以保存自然的物種多樣性
- 為地球村的鄰居要求食物正義與優質食品的公平取得性
- 開始舉辦小農市集與校園農場
- 支持在地小農與地區經濟
- 發起與公開優質、公平與永續的食物準備與交換活動
- 改變校園餐廳，提供在地與永續的食物來源
- 要求大農企改變生產方式與工作標準

歐盟農業政策修法方向推手：希臘青年食物運動

青年食物運動，用食物呼喚的其實是一個體系的改革，在希臘就曾發生過一個鮮明的實例。希臘是一個破產的歐盟國家，外在有著傳統經濟地理上鮮明的北方形象[3]，然而當地的青年食物運動從青年農民的角度出發，反而用經濟地理上「南方」的角度，反思歐盟「共同農業政策」（Common Agricultural Policy，簡稱

CAP）未來的改革方向。

「共同農業政策」，是歐盟前身歐洲共同體成立後，第一個共同政策，主要是保障歐盟境內的農業，創造共同的市場，以確保歐洲糧食安全而成立。但無論是對內還是對外，也造成了負面效果。對內引發生產過剩、政府預算膨脹，以及環境破壞的問題；對外則引發貿易糾紛，造成開發中國家農產品貿易扭曲的問題。希臘就是一個很好的案例，因為失業率長期居高不下，許多人不得不離開都市回歸鄉村務農，希臘政府也積極調整預算，大力支持農業發展。

但是在CAP長期的保護之下，農民因為補助太多，早就失去了競爭力，熟透的水果掉在地上都懶得去撿。此外，農民合作社變成選舉的工具，成為政府預算的消化管道，早就停止協助農民。有些新回歸的青年農民，想要把自己的農產加工品直接販售給觀光客，卻必須依規定把產品先交給合作社，再用高價買回，讓他們大嘆無力。但是希臘青年食物運動組織，仍肯定務農能救經濟，希望能推動CAP的改革，給予歐洲青年農民更多的幫助。

青年食物運動組織的倡議活動被拍成紀錄片《危機農作》（Farming on Crisis），並登上歐盟食物政治（Food Politics EU）網站，獲得極大回響。二〇

3 經濟地理將已發展國家稱為北方國家，發展中國家稱為南方國家。

一二年，歐盟委員會積極回應，持續關注歐洲青年農民的問題，並且點出歐盟農業土地取得成本越來越高，進入農業的專業門檻與資金也提高，使得歐盟在過去十年減少了三百萬個農民，因此提出CAP應朝向提供青年農民就業補貼，以及獲得資金的便利性等修法方向，此外也提到應該保障青年進入農業前五年的直接支付水平，以鼓勵青年就業。

除了以世代正義的角度推動農業的修法方向，青年食物運動也反思飲食全球化帶來的均一價值觀、均一作物與均一認同的威脅。例如開發中國家像是巴西，因為資本化而進入消費主義，傳統的飲食習慣逐漸消失，原生食物也在消失，餐桌上出現的不是美國的基改玉米，就是美國小麥，因此積極推廣傳統作物與飲食的復興，以抵抗食物裡暗藏的政治與文化殖民，拒絕同化。

無論是北方還是南方，青年食物運動都有其在地的適應性，激發出許多以食物作為武器的創新改革活動。

02 合作社的進擊

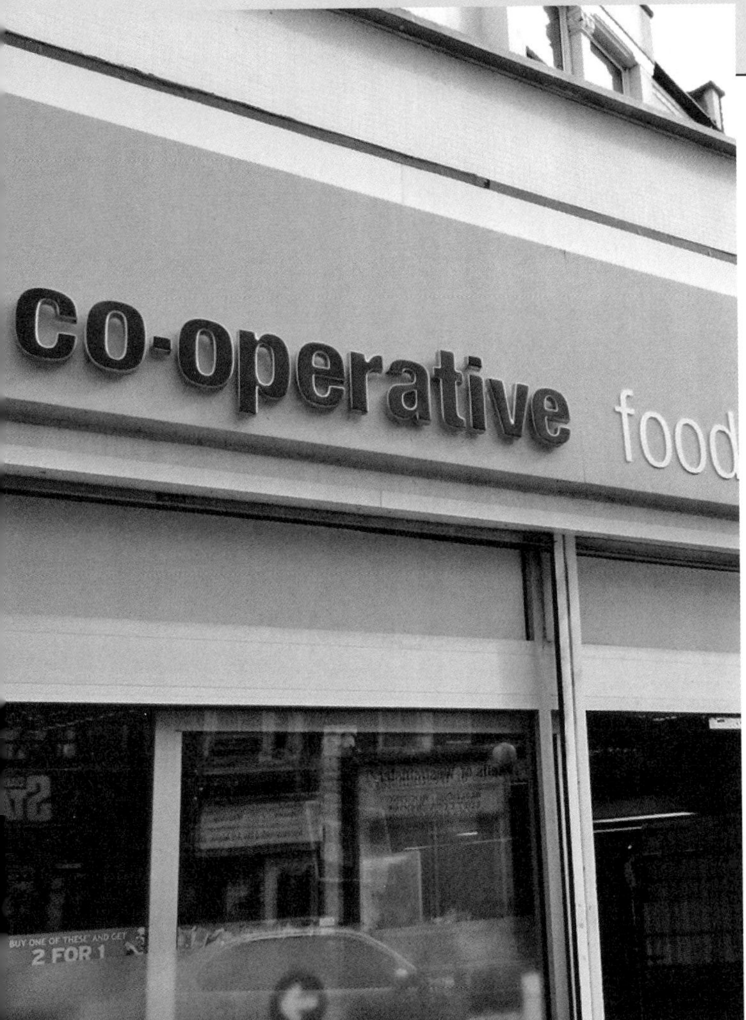

消費者主導的百年超市傳奇

十九世紀英國工人所發起的合作社運動造就了今日的Co-Op，透明、可追溯的供應鏈讓人買得安心，一英鎊就能當股東，創造更多社會價值。

英國超市非常發達，雖然沒有7-11，但是迷你超市遍布大街小巷，讓你不得不依賴它。在英國住久了，我發現超市改變了我的飲食習慣，從一開始跟陌生的商品非常不熟悉，到熟練地選購超市商品，超市空間與產品所帶來的行為引導，讓我可以想像全球零售通路是如何默默地改變我們的飲食偏好，像是英式烤豆罐頭，現在偶爾仍會成為我的生活驚喜。

英國超市與英國社會一樣分不同等級，通常大家會去便宜的超市，像是特易購（Tesco）、聖斯博里（Sainsbury）或是冰島冷凍食品（Iceland）等等，但我卻獨鍾The Co-operative超市（Co-operative，原意即合作社），當地人簡稱為Co-Op。這家超市雖然不在低價消費的超市名單內，但它所提供的價值，卻遠遠超過我花的金錢。

百年合作社締造傳奇

探究Co-Op集團，可追根究柢至發源於英國的百年合作社運動。一八四四年，英格蘭蘭開夏郡（Lancashire）一個小村莊羅奇代爾（Rochdale）在工業革命的運轉下，驅使越來越多的技術勞動者貧窮化，私營商聯手壟斷物資，哄抬商品價格，於是二十八位紡織工人決定自行組織「羅奇代爾公平先鋒社團」（The Rochdale Society of Equitable Pioneers），對抗資本階級追求利潤極大剝削消費者。

羅奇代爾公平先鋒社團的二十八位社員，花了四個月的時間湊足了二十八英鎊，開辦了自己的商店，販售為數不多的商品，但因為率先推出「羅奇代爾原則」：即會員消費可以等比例分紅，因而出乎意料快速地成長，不到三個月的時間，商品品項就延伸到高品質的消費品，例如茶葉等等。一百多年後，這個合作社更變成全球知名的傳奇故事。

當年的消費者運動，成為全球合作經濟（Co-operative economics）的濫觴；一個簡單的原則，開創了全球蔓延的合作社運動。在英國，合作社經過不斷的整合與合作，演變成如今擁有五百萬名會員、管理兩百億英鎊資金的 The Co-operative 集團，它發展為一個獨特的 Co-Op 品牌，跨足行業包山包海，從食品、保險、銀行、旅遊、農業服務、殯葬服務、汽車、旅遊、百貨、房屋建築、醫藥連鎖店到資產管理等等。

該集團的特別之處，除了每年固定將盈餘依照消費紅利回饋給社員，並強調企業的社會責任，積極投入各項永續性發展的項目，曾獲得全球性綠色企業、最具有社會責任企業、道德企業、消費者最愛的超市等大獎肯定。雖然英國在二〇一〇年初曾傳出金融危機的隱憂，但 Co-Op 集團當年第一季財報與前一年同期相較，仍成長百分之八，達到六十九億英鎊。

帶領零售通路走上道德競爭

這個由消費者主導的企業，不只是企業的社會責任領先，在多項企業經營上也很具開創性。例如它的銀行部門是全英國最早提供二十四小時網路線上服務的銀行，它的超市是全英國最早提供全面可生物分解的購物用塑膠袋。食物供應是 Co-Op 品牌的主力，集團不遺餘力地引領責任與永續消費的使命，更是英國大力推動公平貿易商品的先驅企業。

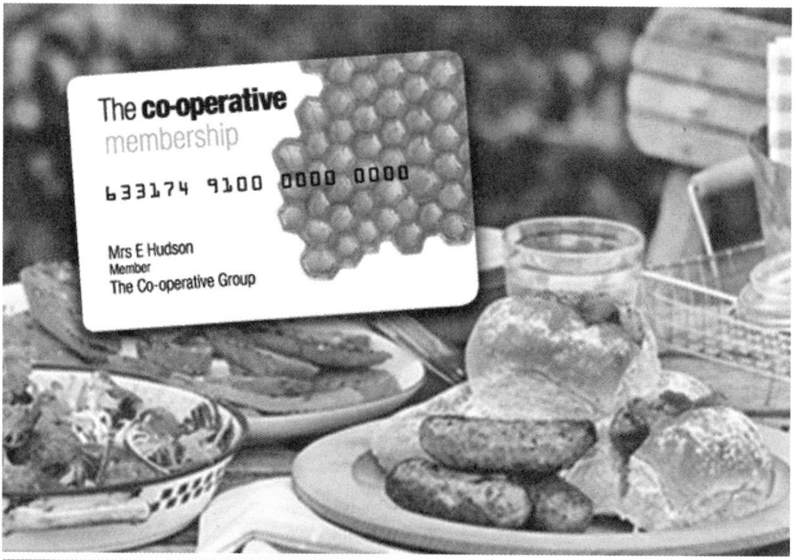

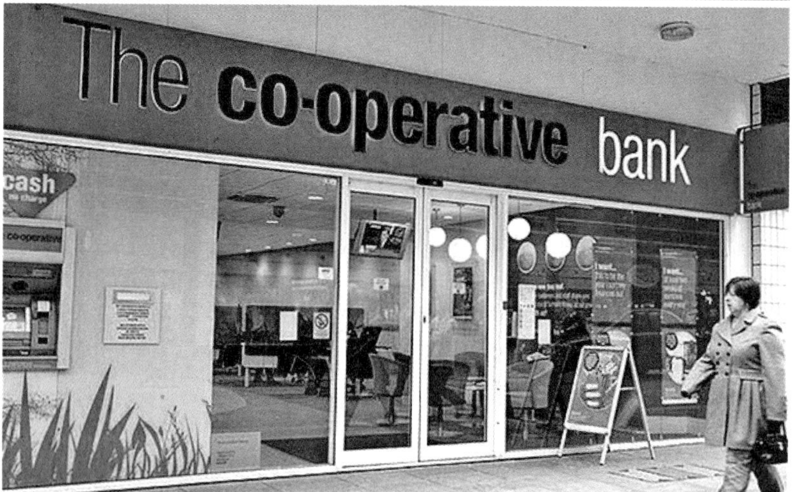

上：只需一英鎊就可入股成為 Co-Op 股東。圖片來源：www.mirror.co.uk/lifestyle
下：Co-Op 品牌也跨足銀行業。圖片來源：www.telegraph.co.uk/finance

一九九八年，Co-Op的連鎖超市開始推動「責任零售」（Responsible retail）——負責任的銷售方式。超市一連串的供應鏈改革，讓食品不但美味健康，更帶動社區發展，符合動物福利、環境永續與公平貿易等進步指標。最難能可貴的是，許多產業社會責任的表現往往曇花一現，Co-Op卻能維持一貫的政策，贏得顧客的信賴，也贏得消費者心中「最有社會責任」的品牌形象。

公平貿易運動在英國推動初期，若不是Co-Op連鎖超市的率先加入，可能其他的超市還要觀望更久，才能成就今日英國不可小覷的公平消費文化。在Co-Op超市裡，可以買到最多元的公平貿易商品，像是紅酒、巧克力布丁、香蕉、葡萄柚、蜂蜜、健康穀粒棒等等。店內的廣播內容不像台灣超市頻頻催眠哪項商品最便宜、折扣最多，而是告訴你公平貿易的好處，請你多多購買公平貿易的商品。如今Co-Op連鎖超市已經為公平貿易發展出一套有價值的商業模式，也讓英國的其他超市繼而仿效，爭相採購公平貿易商品、推出公平貿易政策，帶動一波零售業的「道德競爭」（The Ethics Competition）。

打造透明可追溯的供應鏈

帶領Co-Op轉型的靈魂人布萊德．希爾（Brad Hill，Co-op公平貿易策略經理）分享，一開始並非這麼容易。「當時在英國，公平貿易看起來似乎只是一小群人關心的事，當Co-Op第一次推出公平貿易巧克力後，我們觀察到，其他巧克力品牌的銷量沒有明顯增加或下滑，但公平貿易巧克力的銷量卻成長了百分之五十，很明顯地，消費者想要買它！」接著，Co-Op為了進一步推動公平貿易政策，逐步進行供應鏈的重整，單是將原本大約十五個環節的供應鏈，整合到剩六個，就花費了許多時間與力氣。

過去布萊德處理有關產品的採購、開發、生產與物流，都交由為數較多的夥伴企業操作，然而當Co-Op實施公平貿易政策後，更清楚地知道跟哪個小農合作社採買，減少了許多交易環節，讓供應鏈變得更透明可追溯，也更確保了各項承諾的社會指標，例如提高勞動者權益、提升女性就業機會、不使用童工等等，都更能掌握。

在Co-Op超市，每樣商品都清楚標示了產品的來源。像我這樣一個對英國不熟悉的留學生，購買一條Co-Op的黃瓜，我會知道原來艾塞克斯（Essex）是這條黃瓜的產地，它是英國重要的農業縣。買一包蘋果，我了解英國傳統蘋果原來跟我們在台灣吃的進口蘋果很不一樣，它的果肉帶點櫻桃紅而非乾淨的乳黃色，吃起來微酸、沒有那麼甜，而且我還可以在袋子上看到蘋果農的照片。在Co-Op購買英國在地的食材，讓我更了解英國的風土民情。

一英鎊當股東，用消費創造價值

一個週末，我穿上運動服、慢跑去Co-Op採購一週的儲糧，收銀員很親切地問我：「你有加入『會員』嗎？」「那是什麼？有什麼好處？」我問他。

原來「會員」就是加入合作社當「社員」，可依據消費金額多寡得到分紅。既然我一整年都會來這裡消費，這麼好的事，當然要趕緊辦！「很簡單，妳只要上網申請就好了。」收銀員說。

所謂的「社員」（membership），就是Co-Op的「股東」，只需要一英磅就可入股成為股東，每年公司依照你的消費比例，發放兩次股金到你的銀行帳戶。更好的是，你也可以選擇將你的股利投入到更具有未來性與前瞻性的項目：不論是支持地方社區發展、協助迷失的青年人回歸正途，或是國際議題如對抗全球暖化、扶持發展中國家脫貧等等。

英國是工業革命與資本主義的發源地，卻也是修正資本主義的工會運動、合作社運動的發源地。十九世紀英國工人所發起的合作社運動造就了今日的Co-Op，不僅將公平的文化深植社會的底層裡，它進步與創新的經營方式，讓每個人都可以輕鬆地成為社員。在這裡消費的顧客，有穿著入時的時髦男女，有街頭龐克風格的青少年，也有帶著小孩的爸爸媽媽。我想，他們跟我選擇來這裡採買的原因一樣：在Co-Op，因為透明的供應鏈，讓東西買得更安心；透過消費，我們可以合力創造出更多用錢買不到的社會價值。

食物行動

Co-Op推動「責任零售」

根據歐盟委託國際消費者協會（Consumers International）的調查顯示，連鎖超市掌握了超過百分之五十的市場通路，代表著對於上下游端的極大影響力；在英國，許多超市都已經實踐「責任零售」政策，綠化供應鏈，紛紛採用公平貿易認證，甚至競爭彼此間的公平貿易商品多樣性。

英國的公平貿易發展成功地與主流市場緊密結合，背後的推手就是Co-Op超市。Co-Op超市決定要導入公平貿易的原因，著眼於推動公平貿易可以讓Co-Op超市更加與眾不同，強化消費者對Co-Op超市關注零售責任的印象。他們的目標不只是銷售金額而已，而是喚起大眾對公平貿易的支持。為了不讓這個計畫失敗，他們小心的制訂每個階段的不同計畫。

建立公平貿易認證的品牌印象一開始，公平貿易在英國也被認為是小眾市場，消費者的意識不高，根據Co-Op行銷經理泰瑞．哈德頓（Terry Hudghton）的研究調查，一九九九年時，英國消費者對公平貿易的認知只有百分之十二，而且零售通路的支持度低，公平貿易的商品上架不易。為了要解決初期引進大眾通路的困難，Co-Op超市一開始，先解決物流上的難題，確保公平貿易第一樣商品——公平貿易認證的香蕉——可以順利供貨並送抵所有分店。接著確保相關的ＮＧＯ

的支持都能到位。

而為了讓大眾對公平貿易有品牌性的印象，Co-Op 超市不惜將一些產品下架，在國內各地不論 Co-Op 店面的大小，一致擺放上公平貿易認證的香蕉，宣誓推動公平貿易的決心，也讓消費者更容易取得公平貿易產品。而為了提高消費者對公平貿易的認知，Co-Op 持續贊助英國公平貿易基金會每年所舉辦的「公平貿易雙週推廣活動」（Fair Trade Fortnight），主動參與第一線推動現場。

主動宣傳，教育消費者

接下來，當公平貿易認證香蕉遍布 Co-Op 全國一千多家分店時，Co-Op 與英國公平貿易基金會一起發布新聞稿，宣布這個產品上市，同時，在這一千多家分店掛上 A4 大小的廣告文宣與標示，並在《衛報》等媒體購買廣告，一舉衛高公平貿易的品牌知名度。成功的行銷活動打開了公平貿易的消費市場，香蕉的需求從哥斯大黎加擴展到厄瓜多、迦納與迎風群島（Windward Island）。而這場公平貿易的香蕉戰爭，也成為無可取代的成功戰役。

隨著公平貿易認證香蕉上市的成功，Co-Op 很快的推出自有品牌的公平貿易認證巧克力，快速地在全國二千家門市鋪貨。Co-Op 的巧克力雖然比一般領導品牌多出一成的價格，卻是最低價的公平貿易巧克力產品。Co-Op 並再度用店內的

POS、A4看板、貨架跳卡等輔銷道具，主動在公平貿易年度雙週活動，宣傳巧克力上市，並且再次獲得成功。

身為通路，Co-Op有別傳統通路的被動角色，主動參與教育消費者，積極宣傳，促成英國一發不可收拾的責任零售／通路的革命，也為自己帶來了莫大的好處：在推動公平貿易產品前十六個月的全部營收，超出去年同期的五倍。在二〇〇〇年公平貿易雙週活動期間，Co-Op所累積的公平貿易產品銷售量超越去年同期近一倍（百分之九十六），銷售額更高出六點一五倍。

03 人民的超市

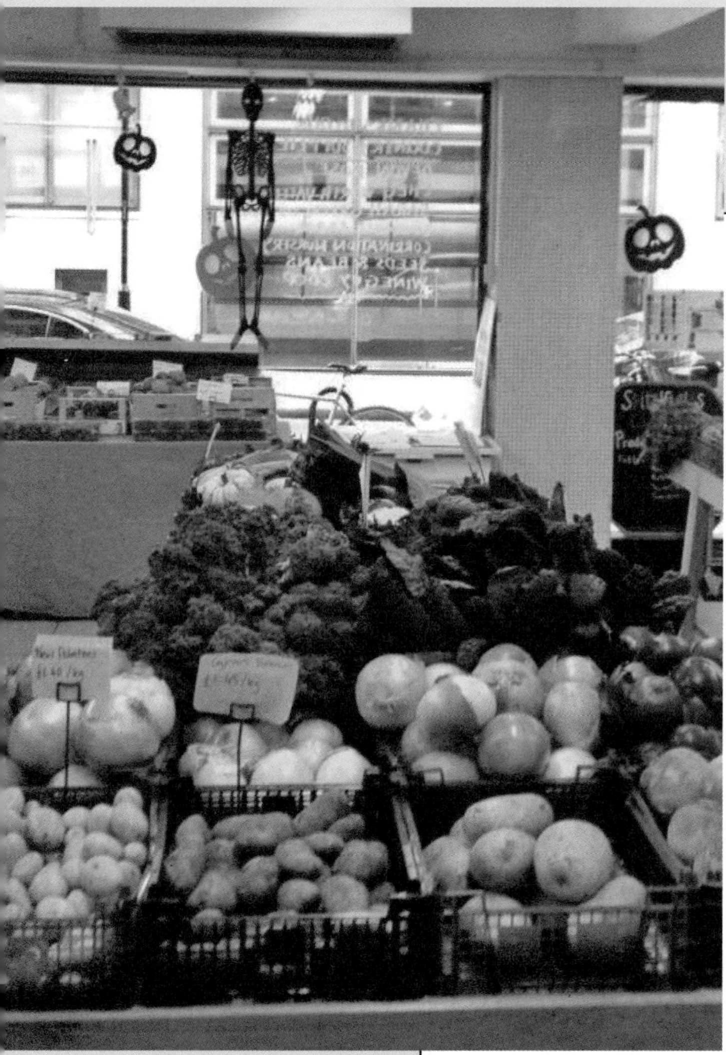

圖片來源：www.facebook.com/thepeoplessupermarket

格外品，新一代合作社運動的挑戰

人人超市幫助農民處理外觀不一、被打入格外品的好食材，超市的宣傳、理菜、上架、結帳等勞務，都由顧客擔任志工排班完成！

「根據英國一項調查顯示，街市的貨源來自附近地區兩百多個小生產者，包括釀酒者、製乳酪者、麵包店等等；反之，超市往往偏好大供應商，常常每種產品不超過三個供應商。所以超市替代街市，不僅意味著街市攤販的倒閉，而且意味許多社區小規模經營的倒閉。」[4]

更多的大型超市，意味著可能帶來更多的失業；超市販售的食品，也助長了食物生產鏈的汙染與不安全，無論是工場化的農場製造出的狂牛病，還是假奶汙染的問題，都是從超市供應鏈延伸出的社會問題。為了管制超市的食品安全，歐盟以嚴格的食品管制法規控管食安，卻也主導了食物的供應，例如因食材美觀、食用期限而造成許多食物的浪費，扭曲了生產的上下游關係。

面對這種工業化農業的威脅，英國人民有了覺醒！除了 Co-Op 合作社超市，以零售責任積極推動公平貿易、動物福利與多種社會倫理外，合作社運動還嘗試用新的超市型態來解決社會問題，例如前英國首相卡麥隆支持的「人人超市」（The People's Supermarket）。

生產者與居民的夥伴網絡

人人超市，位在倫敦市中心幽靜的學區內，是我在放學後不經意亂走的大發現。初始看

4 資料來源：《全球化監察》（Globalization Monitor）二〇〇二年第十四期。

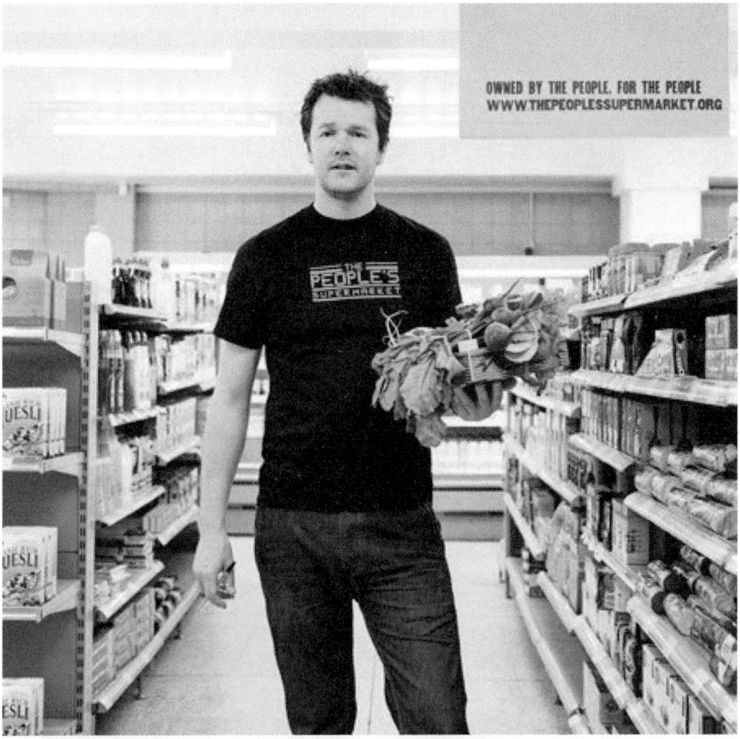

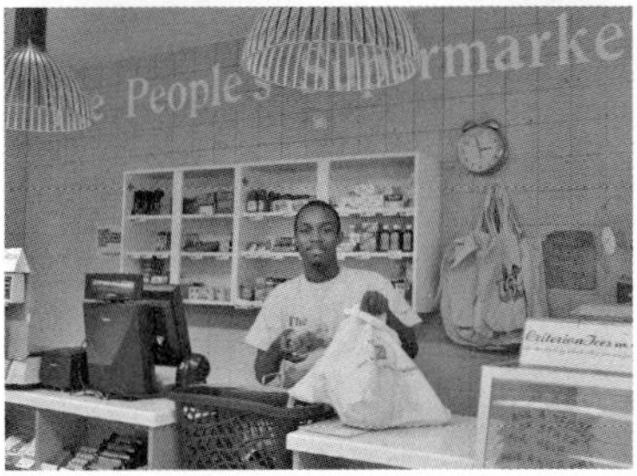

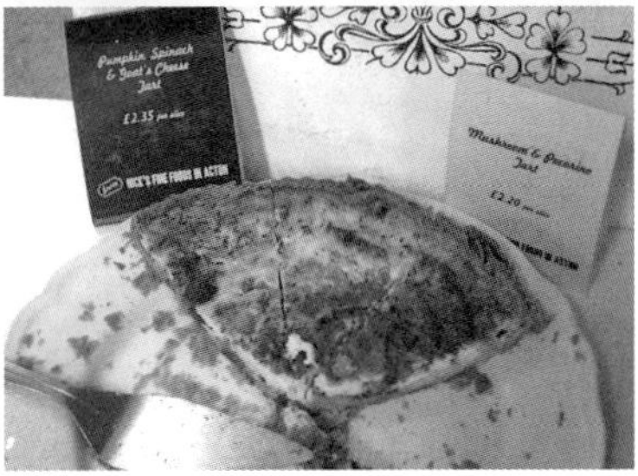

上：人人超市創辦人亞瑟·波茨道森。圖片來源：www.haaralahamilton.com
下右：人人超市的商品來源可信賴、價格合理，還將剩餘的食材設計成佳餚。
圖片來源：www.wholefoodkitchen.co.uk
下左：日常勞務的排班志工來自於顧客。圖片來源：now-here-this.timeout.com

到人人超市鮮黃明亮的招牌，簡單粗陋的裝潢，還以為是英國共產黨經營的超市，激發起滿滿的好奇心。來回走過幾次，卻老是沒有勇氣一探究竟，怕是祕密組織，直到後來我參加了「倫敦青年食物運動」，才放膽走進去。

這個「人人」超市的字面意思，其實跟政治思想沒有什麼干係，而是一種為了人、也是倚靠人而成立的食物合作社，希望透過超市連結當地生產者與城市居民，形成一種夥伴關係的網絡，提供來源可信賴、價格合理的商品給消費者。

格外品也是好食材

人人超市創辦人亞瑟．波茨道森（Arthur Potts-Dawson）是英國知名廚師之一，自己經營了一家標榜永續理念的餐廳，成立人人超市，則來自一個特殊的動機。

「有次餐廳採購食材時，農民拿著彎曲的黃瓜，問我可不可以幫忙收購？我請農民把這些長相不漂亮的黃瓜，拿到我的餐廳展售，」亞瑟解釋：「因為連鎖超市的壟斷，食材被要求要長得一模一樣，一樣長短、一樣胖瘦、一樣筆直或是方圓，長相怪異的則拒絕收購，很多農民的作物因此賣不出去，這也是一種食物的浪費。」

根據估計，英國超市的垃圾桶一天丟棄的食物，竟然高達一千噸！經營餐廳的亞瑟明白，其實食材的廢棄成本都會轉嫁到消費者與生產者身上，而且環境為此也付出極高的代價。於是亞瑟有了成立「人人超市」的點子，希望幫助農民處理這些外觀不一、被打入格外品[5]的好食材。

名廚揭開超市革命

亞瑟並非一開始就想成立人人超市，他原本想要經營有機超市，想像著在燈光美氣氛佳的空間中，有許多優雅消費者挑選著新鮮的蔬果，但是他很快就發現，百分之九十的消費者，根本不買新鮮蔬果。下定決心要解決食物浪費的問題後，亞瑟先成立了一個專賣被賣場拒絕的格外品，號召許多志工來經營，以降低成本，讓消費者願意購買品質一樣，但價格更低的廢棄食材。經過一段時間建立了口碑，最後在倫敦市中心落腳，成了人人超市。

人人超市顧名思義，是由「人所擁有，服務於人」，全賴良善的意志撐起運作。不同於消費就分紅的「羅奇代爾原則」[6]，加入人人超市，每年要交二十五英鎊的會費，每個月要在超市值四個小時的班，就可以拿到百分之十的消費折扣，還有決定超市營運的權利。人人超市的宣傳、理菜、上架、結帳等日常勞務，都由志工排班完成，而且這些志工來自顧客，亞瑟告訴所有的顧客：「為自己保存超市！不然就會失去！」

亞瑟進一步發揮廚藝長才，以人人超市為基地，附設了人人廚房，將那些本來被丟進垃

5　格外品指的是不符合市場規格，無法拿到市場上販售的產品。
6　Rochdale Principles，合作社運動的根本，社員透過消費累積，可以分到紅利或分潤。

圾桶的廢棄食材，重新設計成為美味佳餚販售。人人超市發表聲明說：「我們另外一個使命，是減低食物浪費。」他們把許多因食用期限即將變成剩食（Waste Food）的食物，透過廚師的巧思，烹煮成美味可口的佳餚，也提供上班族外帶。

人人超市揭開了倫敦商業街（High Street）的零售革命，並掀起倫敦食物消費的革命——人人超市不是另一家特易購而已，而是對英國連鎖超市極致的挑戰與深刻的反思：一家超市如何能不產生食物浪費！人人超市變成極端反差的案例，帶給社會更多的刺激，也提供消費生活的另一種選擇。

儘管創辦人亞瑟和參與人人超市的群眾非常有理念，但仍有很多難題需要克服。人人超市能繼續說服忙碌的倫敦人為自己整理貨架嗎？如何給予生產者公平合理的價格後，還能持續提供價美物廉的商品給消費者？能否召集夠多的社區居民，為亞瑟的理想買單？

社會企業面臨資金、營運的挑戰

二〇一二年，正當人人超市總算能順利每月繳交房租，又接近損益兩平時，卻發生因為政府龐大的稅收催繳，逼得這個社會企業即將歇業。亞瑟希望政府能提供尚未獲利的社會企業一些賦稅減免，但當地政府卻委婉拒絕。人人超市不得不發起請願書，希望能喚起社會大眾一起守護超市持續營運下去。人人超市的窘境，引起了「政府是否應該對社會企業有稅收優惠」的論戰，BBC第四頻道也拍攝了一系列的報導，為人人超市募款。

論戰中，也有人表態絕對不會去人人超市消費。反對者認為，很多人都覺得大型連鎖超市是社會的毒瘤，但他們其實對社會有很大的貢獻，像是讓更多消費者可以用更便宜的價格買到美味與高品質的食物；超市的便利性無法被取代，並且總是可以符合我們口袋的深淺。

更尖銳的批評，甚至認為一般大眾哪有閒情雅致在一般時間特別跑去這家店？會去人人超市的不過是那些有錢有閒階級，而這個超市計畫則是知名主廚的「寵物」，不過是賣弄「人民自主」的老梗，與BBC第四頻道合夥「騙取」社會大眾每人一百五十英鎊的捐款。

批評雖然尖銳，但人人超市最後終於克服了稅收的問題，積極尋覓新的地點設立第二家店。過程中，還是遇到銀行不願意貸款、房東不願意講價的難題，暴露出人人超市長期以來的問題：資金不足。人人超市本來就是以極低的初期資金開業，在營運上，無論是法務、周轉、庫存、人事管理，都像一個黑洞般不斷地擴大。

在BBC第四頻道播出後，人人超市的理念也在牛津繼續開花。當地的綠色雜貨店老闆克里斯，於二〇一三年六月在牛津開設了第二家人人超市，除了志工外，也有僱員，提供與當地超市有所區隔的產品選擇，透過採購盡可能支持附近小農，擁有五百名會員；但他們也遇到現金流不足的困境，曾經必須在六十天內募集到兩萬英鎊的資金。不幸的是，牛津人人超市甫宣布一週年生日不久，便因為現金流不足傳出無法維持營運，徘徊在死撐的邊緣。

人人超市[7]所帶動的新飲食議題，在創辦人亞瑟的堅持下，持續營運迄今。亞瑟現在擔任大企業的永續顧問，同時也在聯合國糧食計畫署下倡議與落實「廚師宣言」[8]的永續行動。談到人人超市到目前為止的額外成果，他認為，人人超市無法改變英國四大超市占有百分之七十五市場的狀況，但可以成為一種全球食物生產問題的敘事方式。他說：「我們無法控制人民……但是我們可以積極的影響他們生活得更正面、更永續，直到他們也同意為止。」[9]

7 人人超市官網：www.thepeoplessupermarket.org
8 www.sdg2advocacyhub.org/chefmanifesto
9 Beyond The People's Supermarket : www.essentialjournal.co.uk/beyond-peoples-supermarket

04

英國大學生的嘴巴革命

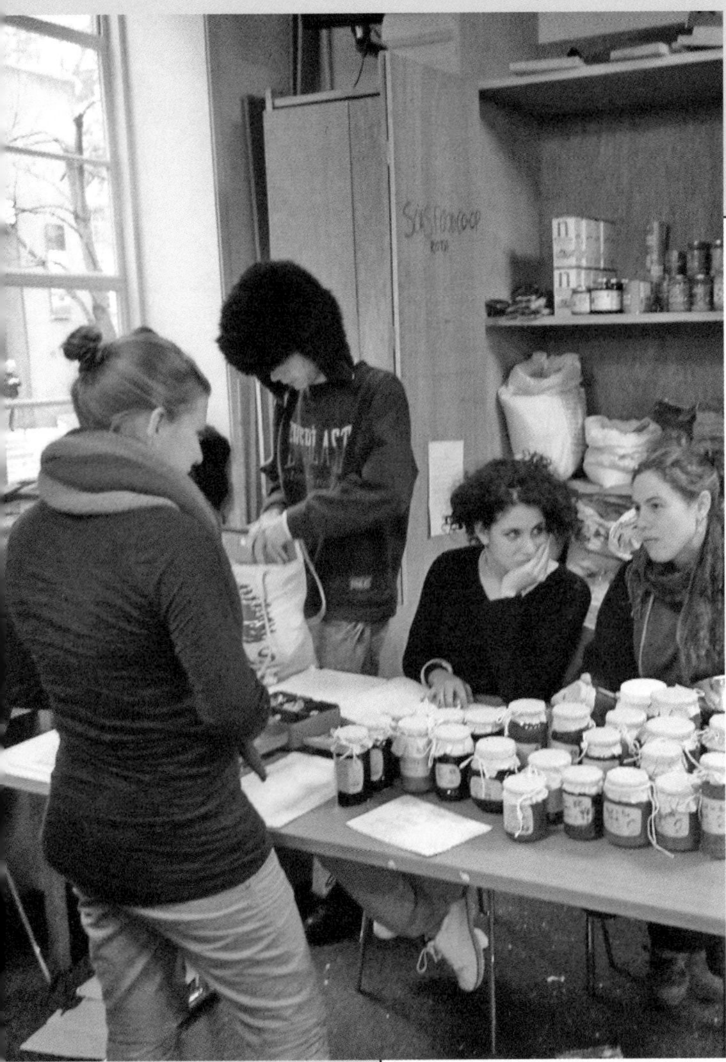

大學校園餐飲改革的關鍵動力

近年英國大學生對於飲食有了更多的自覺，努力推動校方承擔起大學院校在全球食物供應鏈上應有的社會責任。

在英國，成長於速食世代的年輕大學生，普遍不太注重飲食。學生往往擔憂學業與未來出路，卻不太關心食物的問題，而連鎖超商買一送一、送小禮物等行銷手段，也很容易討好預算不多的學生。

餐飲集團則是英國校園飲食品質惡化的另一個原因。餐飲集團在校園內的生意版圖，在過去二十多年來不斷擴大，坐享每年近四十億英鎊的市場。由於餐飲集團宴會與會議服務的業務受到景氣衰退的影響，轉而努力開拓校園市場，提供各種優惠的誘因給學校；加上大學院校的教育經費日漸緊縮，於是雙方各取所需，一拍即合，共同創造了校園餐飲市場的「榮景」。為求利潤，餐飲集團同時壓低食材成本、降低勞動成本，不但有著讓學生健康亮起紅燈的潛在危機，也讓餐飲產業變成了一個「人吃人的市場」。

近年英國大學校園出現一股反省的力量，學生對於飲食有了更多的自覺，展開一場「嘴巴革命」，努力推動校方對校園餐飲的經營採取更開放的措施，以解放長期被餐飲集團壟斷的食物來源。

學生食物合作社興起

在倫敦大學亞非學院唸書時，每當我在星期三走過學生活動中心的角落，都會看到一張長桌上擺滿各種果醬與手工食品，幾個學生坐在長桌後，被各種裝著雜糧的大紙袋圍繞著。路過幾次後，我決定上前一探究竟，才知道這個攤位原來是「SOAS Food Co-Op」——一個由亞非學院學生組成的食物合作社，透過可信賴的管道取得來源可信賴的食物，並盡量以學生能力可及的價格供應。

我心血來潮想要支持一下，但由於對英國在地食材還很陌生，只隨手買了一罐有機花生醬，沒想到價格相當親和。從此以後，我常在週三特意繞過去看看，很容易在那裡找到我想要的有機或是公平貿易的產品，有時桌上還會出現令人驚喜的「家庭味」手工果醬。

食物合作社社員除了自願排班擺攤，將來源可信賴的食物介紹給學生，在學校附近還闢有耕地，社員們自己栽種有機蔬菜，定時將菜園學習記錄在臉書分享。社員們也學習烹飪，手工果醬便往往是社團廚藝課的成果。儘管英國現在的金融問題相當嚴重，社團的營收卻在成長，每週五小時的販售時間，大概有五百英鎊的收入。

校方角色的調整與變革

事實上，食物合作社社團已努力多年。亞非學院學生曾經發動校園運動，抗議學校餐廳與餐飲集團合作，提供給學生的飲食不但品質低劣、來源不明，而且破壞環境、剝削生產者。這個抗議行動雖然最後對餐飲集團沒有起任何作用，卻在學校校務會議上產生了深切且長遠的影響：校方僵化的招標方式變得更有彈性，並承諾承擔起大學院校在全球食物供應鏈上應有的社會責任。

現在校園商店內陳列的商品都相當地有「意識」，學生可以輕鬆購買到有機與公平貿易

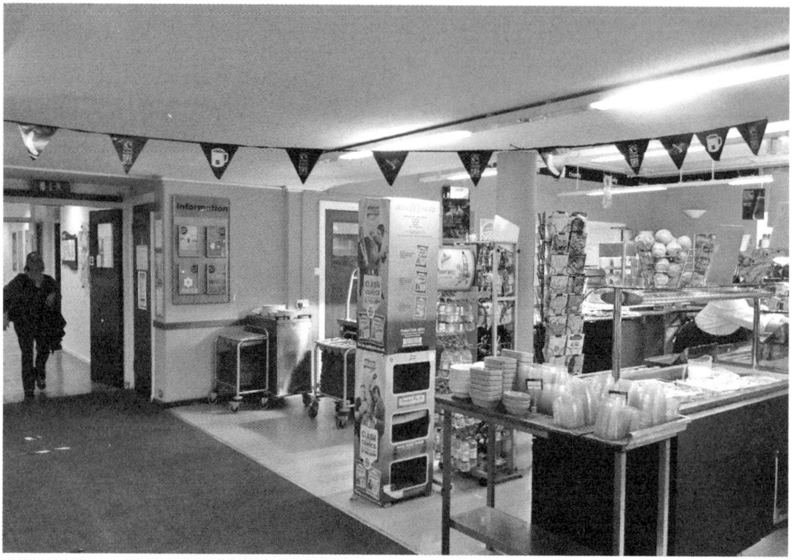

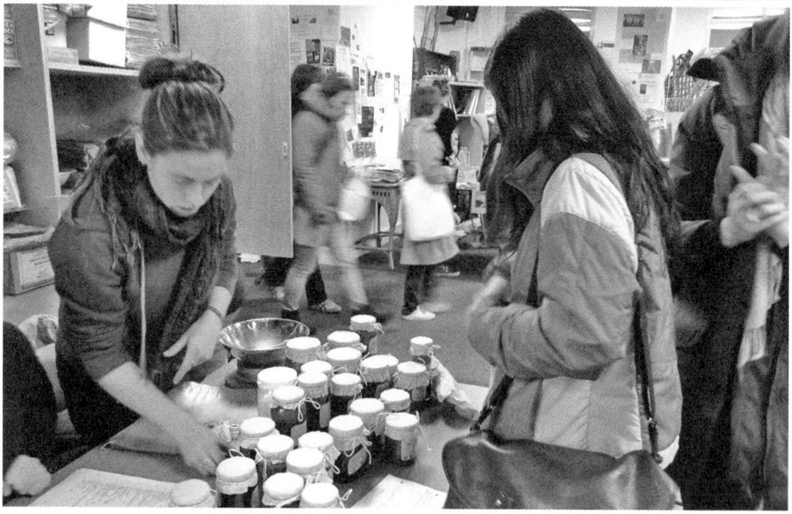

上：健康、公平、永續的飲食意識，改善校園內食物供應鏈模式的自覺，已經逐漸在全英國各大學蔓延。
下：學生食物合作社自己批貨在校園內販售，提供來源有保障、價格更便宜的食物。

產品，而且所有校內會議的咖啡與茶，一律都使用公平貿易認證產品。更讓我驚訝的是，學校餐廳內供應的魚，標榜具有「永續漁業認證」，這個認證是為了避免海洋資源過度捕撈。每個週三，學生活動中心有越來越多的社團開始關心各種食物議題：例如在地、公平貿易、剩食、食物貧窮、食物銀行等等。健康、公平、永續的飲食意識，已經逐漸往全英國各大學的校園蔓延。

發生在英國校園的食物運動，在全球歷史上不是第一遭。美國在一九六〇年代，就湧出這股變革與反省的風氣，例如學生合作社運動聯盟的出現，在近代紛紛探索更多環境與農業的議題，像是爭取校園農園，讓學生有實踐的地方，或合作消費附近地區的農產品，逐漸與在地聯結成為區域網絡，進而形成培育青年回農的搖籃。

追溯早期英國校園內的食物運動，是因為環保運動而開始的。一開始是受到有機運動的影響，學生尋找在地的有機食材與商品，進而引進注重人權的公平貿易運動，從中慢慢地明瞭食物從生產、加工、運輸到消費環環相扣，體悟到改變自己的飲食方式，對環境與社會皆有莫大的重要性。

如果學校餐飲把關者只關注預算，排除符合社會正義與環境正義的產品、忽視食物教育，背後影響所及，可能是學生得付出健康的代價、底層生產者的生存權力遭受剝削、為了生產廉價的食物而以犧牲環境為代價。若想要改善校園內的食物供應鏈模式，學生掌控飲食來源與改變飲食方式的自覺行動，以及校方處理的態度，絕對是帶來變革的關鍵動力。

食物行動

大學生如何成立食物合作社

什麼是學生食物合作社？

學生食物合作社是一個很簡單的團體，集合大家的消費力量，直接跟農民或批發商進貨，掌控貨品的來源或取得更便宜的價格。參與者有權利決定加入合作社的成員資格，可以在合作社消費，或只是賣商品給社員或是非社員。

成立學生食物合作社好處多：

1. 方便買到有機、在地、公平貿易的食物；
2. 自己批貨，拿到更便宜的價格；
3. 有機會遇到新的朋友；
4. 增加經驗，展現在自己的履歷上。

成立學生合作社的小撇步

人	先做一點宣傳，邀請有興趣的人一起午餐，看誰要擔任志工或只是消費者，並且成立一個可以企劃與執行的工作團隊。
企劃	討論出誰要做什麼事？何時要做？費用多少？看看學生會有沒有經費支持，或是做點小型募款。
產品	許多學生合作社販售麵粉、乾果、米、堅果等營養食品，有些販售蔬果。透過學生合作社訂購小農產品，因為定點團購，也可以取得較便宜的價格。
設備與包材	因應合作社需求，可能需要準備秤，或是罐子、紙袋等包材，不宜超過八千至一萬台幣的投資。
場地	盡量在一樓，有儲存空間，並且靠近廁所方便清潔，最好是在人群經常經過的地方。
營運與定價	計畫營運的時間與所需的人力。關於定價，通常價格等於進貨成本，也許你可以稍微定高一點，以支付你印刷宣傳單的費用。
宣傳	印製一些傳單發放，或是貼在布告欄上；寄發電子郵件，或是用臉書、IG等社群軟體宣傳。
登記	成立合作社需要跟政府登記，登記的好處在於政府官員可以提供你關於食物衛生的建議。
保持進步	記錄你的顧客、會員、營收、顧客反應，以了解合作社未來是否需要擴大。

05 英國中小學生的永續餐盤

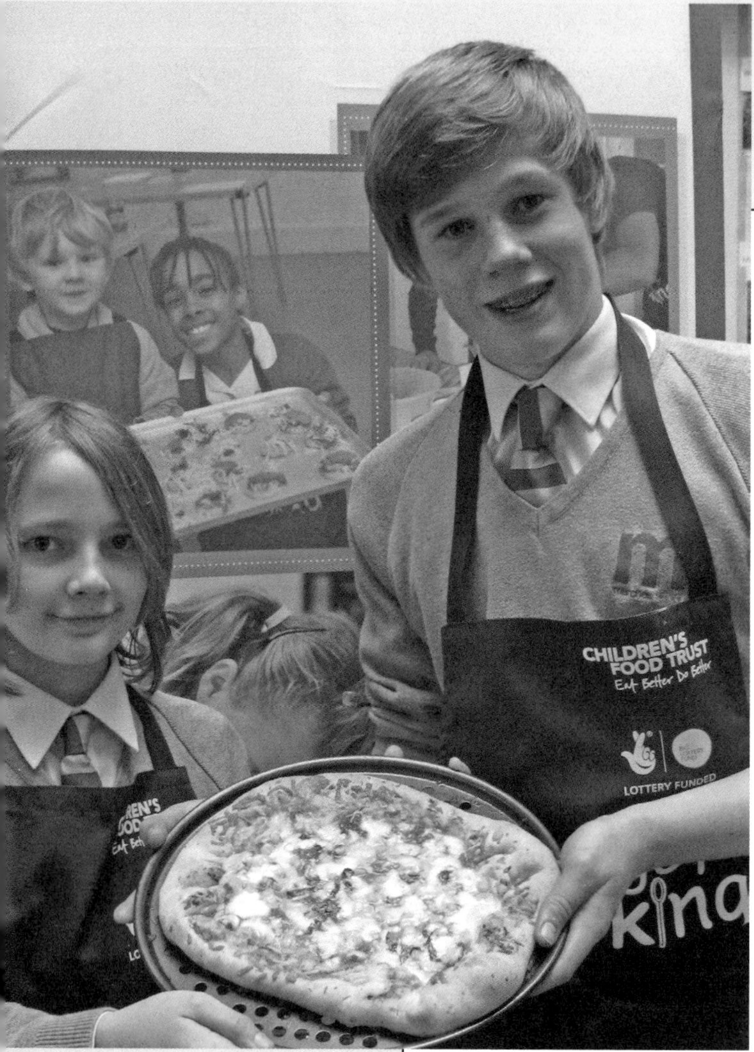

圖片來源：marchesschool.co.uk/topping-tastic

讓學生吃得健康，也創造在地經濟

英國政府將中小學午餐視為教育部的責任，結合非營利組織的力量，落實校園食育，更提升了地方經濟！

英國九歲女童瑪莎．佩恩（Martha Payne），在二〇一二年將學校的營養午餐照片刊在部落格，世界各地才知道，英國小學生的營養午餐竟仍如此空虛、不營養！

二〇〇五年，英國名廚傑米．奧利佛（Jamie Oliver）在英國嘗試改變小學生營養午餐的故事，透過電視節目播出廣為放送，人們看到學童吃的都是組合肉、糖分過多的甜點，而且加入過多人工色素，營養午餐食品工業化的問題才引發普遍關注。更糟糕的是，孩童在學校所吃的，不啻為多數成人飲食的縮影。

隨著傑米．奧利佛節目的播出，英國政府與民間團體共同醞釀一股校園食物改革運動的風潮，帶動近幾年英國小學校園營養午餐的進步與變革，而女童瑪莎的例子則告訴我們，這波改革仍有很長遠的路要走。

改革營養午餐，全國總動員

根據英國土壤協會（Soil Association）調查的數據報告，學童們的「營養午餐」營養未達標準：英國各地的中小學，平均每餐成本大約新台幣二十五元，若要達到所謂的營養標準，平均每餐成本應該在三十五元上下。此外，因為外包給合約廠商，為學童烹煮午餐的通常是計時工作人員，工作條件不佳，連帶產生營養午餐供應鏈上的社會問題。

大英國協威爾斯政府第一任首相摩根（Rhodri Morgan）曾說：「學校午餐不僅提供一個社會與教育方面的經驗，也提供食物給需要的家庭。」他點出了學校供餐在教育上、社會上的責任與意義。

傳統上，英國政府將中小學午餐視為教育部的責任，蘇格蘭可說是英國學校飲食改革的先鋒。早在二〇〇二年，蘇格蘭的營養午餐改造工程就已啟動，到二〇〇六年告一段落，並且推出了一份〈渴望成功〉（Hungry for Success）的報告書，點明校園飲食應該以營養為優先，而非商業考量，提升了校園飲食的價值與品質。

蘇格蘭中部的一個農業縣東艾爾郡（East Ayrshire），則採取了非常有創意的採購方式，把採購合約切成較小的單位，發包給縣內的小供應商，合約內容不僅考量價格，也考量到了品質。縣政府還將飲食教育推動到各層面，例如舉辦餐廳經理人與廚師的營養課堂，邀請小農到學校演講，家長也要上一系列的烹飪課。東艾爾郡的飲食改革成果驚人，透過在地食材而減少了百分之七十的食物里程。以上種種的累積與討論，加上英國社會各界長期的關注，終於促成了英國政府的新作為。

將食育當做教育的一環

首先，確認法源，從二〇〇六年陸續修法到二〇一一年，英國教育部被賦予改革中小學學童膳食的任務，以「營養」作為推動修法的方向。接著，確認財源，二〇〇七年由英國彩券基金成立「學校食物信託基金」（School Food Trust），並邀請醫藥、營養、廚師、老師、研究人員等各相關領域的專業人士，協助學校制訂專案推動與採購食材的預算，確保財務分配洽當，並先以五年為第一期計畫執行年限。執行單位部分，除了各地方政府與教育單位外，分別由兩個民間團體擔任執行主力：「讓我們烹飪」（Let's Get Cooking）與「生活食物夥伴」（Food for Life Partnership），這兩個非營利組織彌補了法律的不足，提供飲食文化與生活中轉變的契機。

「讓我們烹飪」爭取到兩千萬英鎊的經費，在各校園內成立了五千個烹飪社團，提供廚藝教學、設備與社團營運的費用，帶領學生與家長一起動手做菜，從烹飪中重新認識食物，減低對加工食品的依賴。「生活食物夥伴」取得一千七百萬英鎊，推動三種校園飲食環境獎項，分成金銀銅三種獎別，將「在地生產」、「公平貿易」、「有機」等指標列入評鑑中，依照每個學校的實踐度、參與度，給予不同的獎項。

這兩個民間團體舉辦的活動有趣又充滿創意，例如「生活食物夥伴」有類似「胖卡」（puncar）的專車，巡迴各地舉辦廚藝教室，並且製作詳盡的指導手冊，輔導學校取得認證或是認證升級。

長期耕耘飲食文化的「慢食」運動組織英國分會（Slow Food UK）也掌握新的契機，積極推動校園內的食物運動，尤其是在政府單位比較不管的大學校園裡。他們把烹飪帶入校園，教導學生如何煮飯，也推廣食材在地化、食材與環境永續的關係、食物背後的社會正義等觀念。許多大學生反應相當熱烈，也開始積極與當地農民接洽，在校園內組成學生社團供應學生午餐，並自己動手做菜送給當地生產者表達感謝。

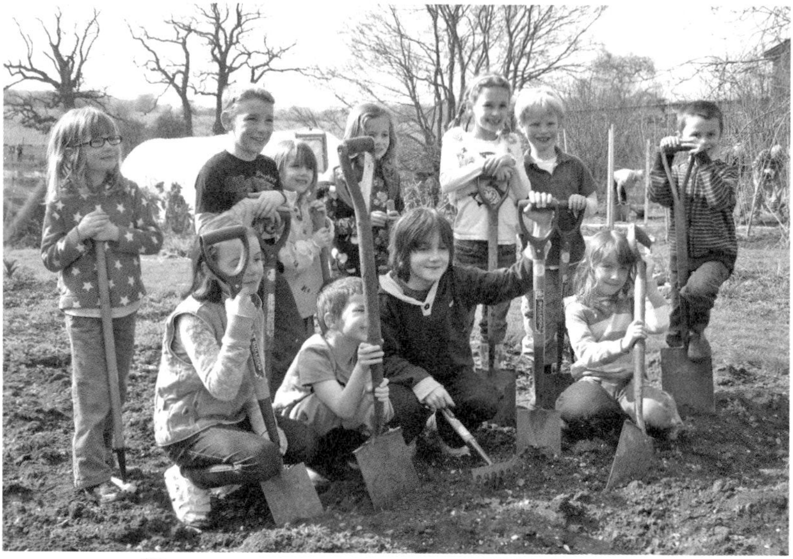

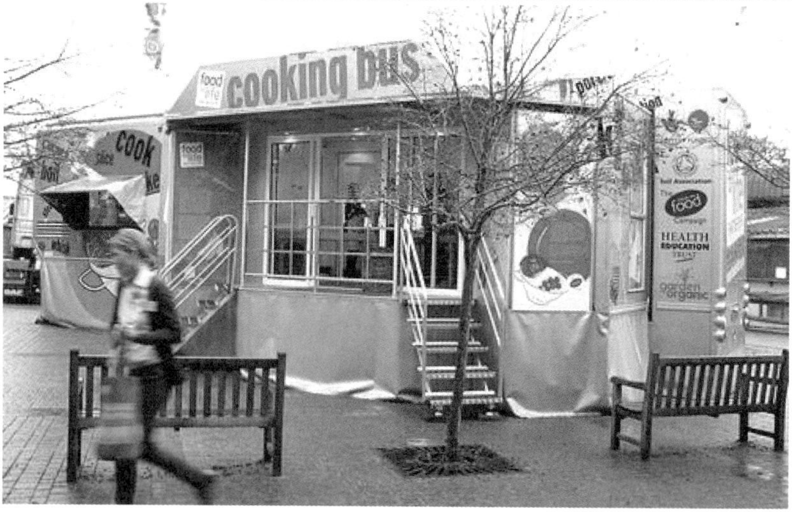

上：「生活食物夥伴」帶領小學生學種菜。圖片來源：www.ickworthpark.suffolk.sch.uk

下：「生活食物夥伴」的移動貨卡巡迴各地舉辦廚藝教室。圖片來源：www.sheepdrove.com/531.htm

學生們發現，自己動手的花費大致可以符合每週飲食的預算，因此增加了支持度；學生也透過「共食」增加彼此間的互動，減少「獨食」的現象。此外，在食物運動浪潮的推動下，大學校方管理單位逐漸認同應該提供學生更多樣的選擇，將「食育」（food education）當做教育的一環，善盡學校的社會責任。

一英鎊投入，可創造三倍回收

根據「生活食物夥伴」的報告，免費的學校午餐中，百分之十三的品質已有提升，百分之二十八的合作學校讓學生吃到更多的蔬果，百分之四十五的學童更愛吃蔬果了！尤其讓人驚喜的是，地方政府每一鎊的投入，可以創造出三

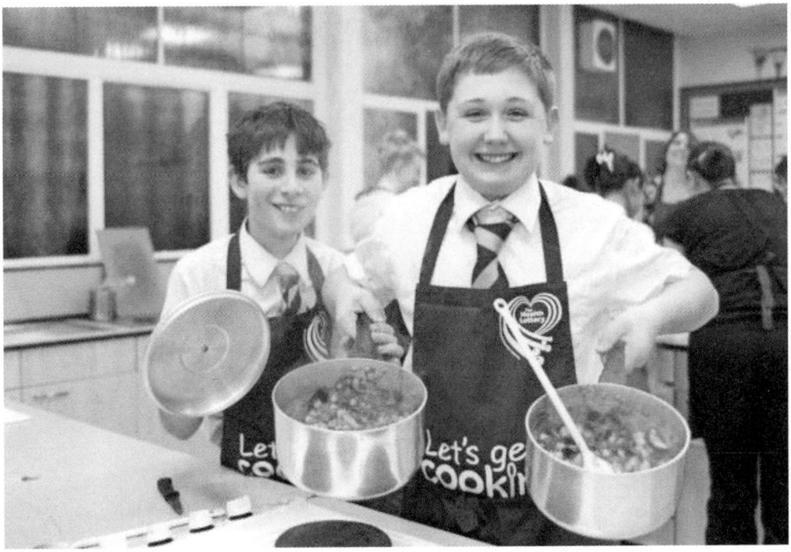

右：「讓我們烹飪」在校園成立烹飪社團。圖片來源：themarlboroughscienceacademy.co.uk

鎊的回收；換言之，落實校園食育，透過採購結構的調整與完整的配套措施，除了學生吃得更健康，更可以提升地方經濟！至二〇一一年為止，計有上千個學校餐飲徹底改變，更營養的食物進入了每日的兒童午餐，有上百萬個學生受益。在這個過程當中，雖然許多團膳公司失去原有的生意，但有上千個廚婦接受了訓練，投入校園餐飲的供應，從而發生了質和量的改變。

二〇一二年時，由於來自樂透彩的財源到期，許多活動將面臨無以為炊的窘境，加上食物、能源價格不斷上漲、地方財政拮据，也威脅英國中小學校園食物政策持續推行的力度。面對速食業者大者恆大，速食文化在青少年文化中久盛不衰，也令推動者大嘆不易。有地方政府準備酌收餐飲業者的「燃料費」貼補校園膳食的開支，以延續這波改革，顯見各界對運動的肯定。所幸二〇一三年，樂透彩決定持續資助這項校園飲食改革計畫，讓影響更深遠。

從校園開始，建立永續的食物鏈

英國校園食物改革運動並非特例，近十年來，義大利與日本早已透過公部門的採購力量，以學校為單位，建立一套永續食物的採購體系。例如義大利首都羅馬市在綠黨執政下，由國家推動學校食育法案，倡議學校與醫院餐廳使用「有機、典型和傳統的食品」，他們也推動公平貿易食品，甚至還推出義大利烹調方式的公平貿易食譜網站[10]，透過飲食教育帶領學生有國際觀，認知發展中國家合作經濟的重要性。

歸納這波校園飲食改革，能夠成功有賴三個面向：全校式經營、永續食物鏈的建立，以及具創意的公共採購，讓健康飲食的訊息更廣泛地融入各種教育活動中。此舉有助於降低國民罹患疾病的比例，提高學童上課的專注力，並且為受到資本市場排擠的小農，提供生存的新機會。當新的食物系統逐漸出現在校園，新的飲食文化價值也正在緩緩建立。

食物行動

「生活食物夥伴」校園飲食獎項

該獎項鼓勵校園：提高食物自主權、改善食物品質、推廣食物教育、經營食物的文化與社群。[11]

獲得銅獎代表：

1. 學生的餐點不僅是季節性的，至少百分之七十五是新鮮準備的；
2. 學生與家長參與校園中餐菜單的規畫，並提高在校用餐的良好體驗與意願；
3. 讓學生可以參訪在地農園，並以行動體驗烹飪或是農事。

10 資料來源：www.fairtradecookbook.org/countries/italy.htm

11 資料來源：www.foodforlife.org.uk/school-awards/criteria-and-guidance

獲得銀獎代表：

1. 餐具與餐盤都是可回收的；
2. 學校提供的餐飲都符合健康與道德，有些甚至是在地或是有機的；
3. 成立學生烹飪社團，並提供校內菜園的食材烹煮與食用；
4. 與家長以及更多的外部團體，舉辦各種與食物相關的活動。

獲得金獎代表：

1. 成為當地的網絡中心，主動的參與家長及社區團體各種烹飪與農作活；
2. 學校提供的餐飲都符合健康與道德，使用許多在地食材，而且都是對動物與環境友善的食材，有機食材的採用高達百分之十五以上，另百分之五為符合動物福利的食材；
3. 百分之六十以上的學生選擇中餐食用學校餐飲；
4. 主動與周邊農家合作，參與與採購有機農作的計畫。

06 倫敦百年市場的變革

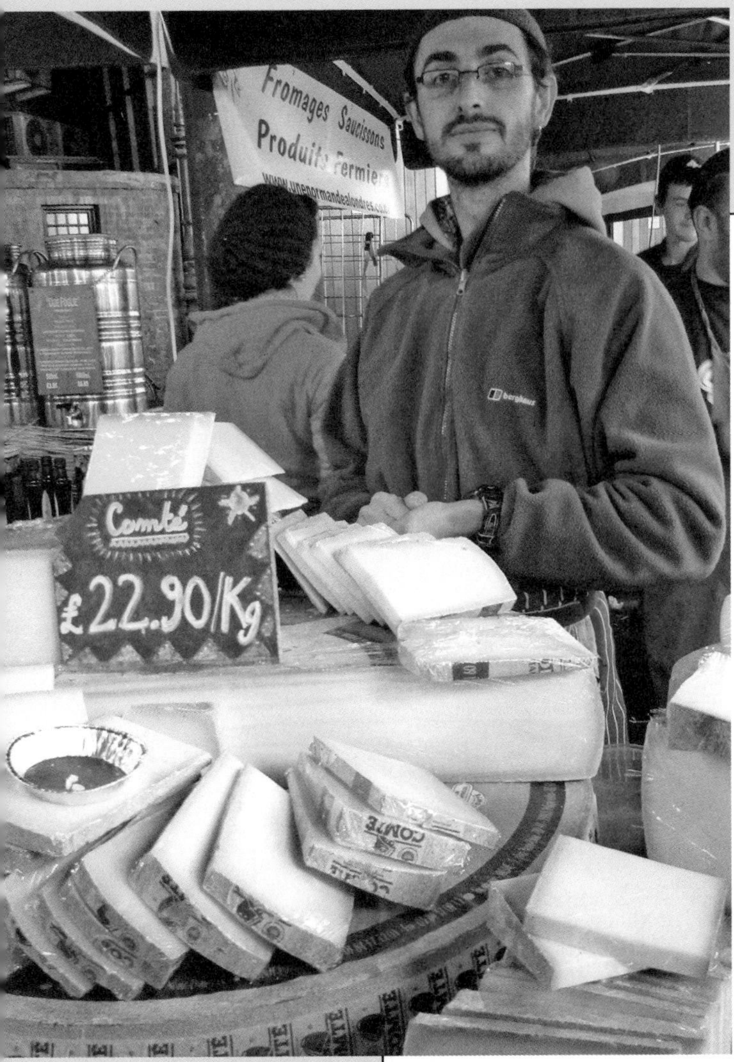

博羅市集，達人的代名詞

博羅市場，是倫敦傳統市場復興的傳奇，它用「食物」連結城市與鄉村，也帶動鄰近商圈的繁榮。

在一個太陽難得露臉的倫敦秋日，朋友把悶在房間拚命看資料的我挖出來：「天氣好好，走吧，我們去博羅市場（Borough Market）喝咖啡。」「菜市場有什麼咖啡好喝的？倫敦還有好多地方沒去，幹嘛一定要去逛菜市場？」一堆抱怨在心裡碎碎唸，但腳還是移動了。

美食家朝聖的耶路撒冷

從倫敦大橋地鐵站出來，沒多久就看到大大的指示牆，依照指標前進。在抵達博羅市場前，必須通過一座拱型的古老通道，彷彿是一個洗禮的過程，要人忘掉特易購、聖斯博里（Sainsbury）與其他速食連鎖店。一進到通道裡面，別有洞天，挑高的屋頂下密集搭起了一座座攤位，小販們穿上專業的食物工作服，各顯身手：有人切著西班牙風味火腿，有人在煎板上煎著香氣四溢的牛排，有人俐落的分切色澤美麗的豬肉，有人擺放著顏色斑斕的花椰菜……各種食物的香氣瀰漫，「這裡似乎離天堂不遠了」，我內心的美食血液開始鼓動。

我們隨著擁擠的觀光客緩慢前進，興奮地品嘗每一個攤位擺放的試吃品。從不同溫度萃取的橄欖油、不同發酵程度的起司、各種製程的手工麵包，到歐洲各國的國族食品，攤位主人除非真的忙不過來，對顧客的提問都是有問必答。

我們一路從品嘗食物到認識食物，感受到博羅市場帶給消費者很珍貴的互動教育資源，是活生生的食物博物館。我們最後來到老牌獨立咖啡店 Monmouth，捧著一杯很有歷史感的美味拿鐵，整個人被這個神奇的菜市場，注入了愉悅、嶄新的能量。

百年老市場的翻身奇蹟

博羅市場的興起，是倫敦傳統市場復興的傳奇故事。追溯博羅市場的歷史，最早可到西元一〇一四年，鄰近的倫敦大橋吸引著貿易商聚集，該區一直以來是食物批發的市集。到了一七五五年，因為倫敦快速發展的交通問題，讓國會下命令關閉博羅市場，但不久後，南華克區（Southwark）的居民集資重啟市場。在一九九〇年代，南華克區還是全國最窮困的市鎮之一，而博羅市場只是一個名不見經傳的食品批發市場。

一九九六年，被喻為「英國家庭酪農救星」的倫道夫．霍奇森[12]，將他的奶酪熟成製程與倉儲搬到了博羅市場的邊緣，他看中這裡的潮濕、寒冷，而且租金便宜。許多愛好家庭酪農的消費者循線上門，跟倫道夫直接購買獨家特製的乳酪。

博羅市場在白天是滿地垃圾的停車場，晚上是水果和蔬菜的批發市場，倫道夫看到了它的魅力，一九九八年時，他詢問美食家亨莉耶塔．葛林[13]是否願意在這裡舉辦一個美食愛好者的展覽會。亨莉耶塔一開始覺得倫道夫一定是瘋了，但最後還是答應了。

沒想到，博羅市場因亨莉耶塔舉辦的聖誕市集，第一次展現光芒。擠滿了來自英國各地

12 Randolph Hodgson，英國達人起司的傳奇人物，也是英國知名起司品牌尼爾氏起司（Neal's Yard Cheese）的創辦人。倫道夫崛起在歐美一九六〇、七〇年代對工業化食品反思的浪潮，以手工改良英國起司，逐漸獲得民眾的認同，而他的尼爾氏起司也從一家小店，進軍到歐美。

13 Henrietta Green，英國知名美食作家，同時也是食物生產者、店家等產業的顧問。分析食物的趨勢、創意的作品、各種食物製作達人等，曾榮獲許多獎項。

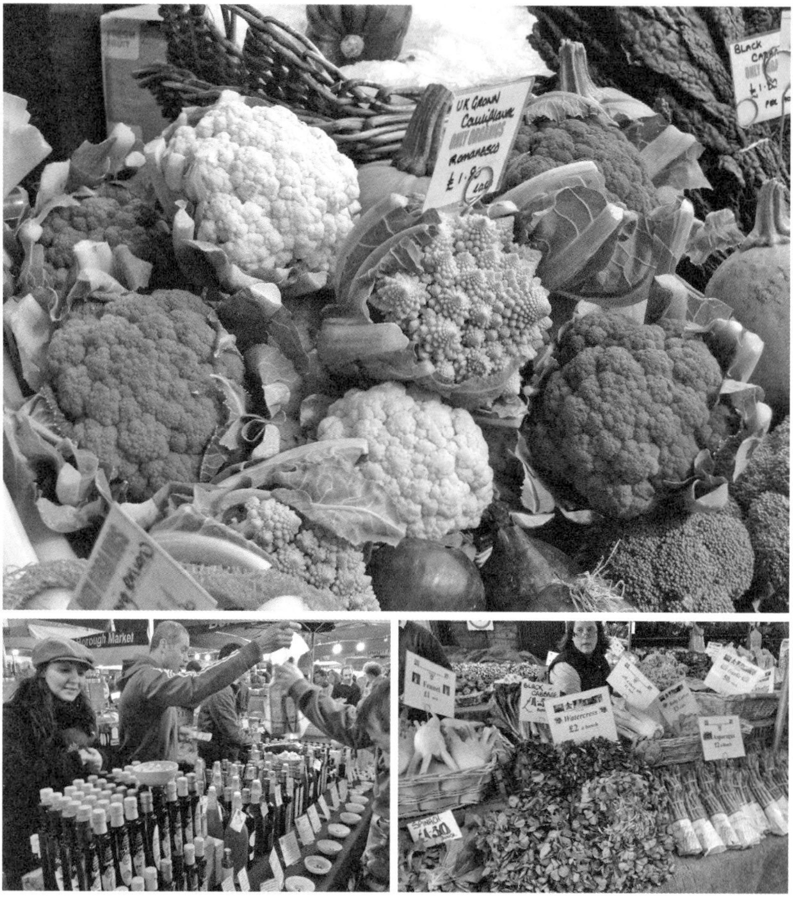

倫敦的博羅市場已然成為「達人市集」的代名詞，像是一座活生生的食物博物館，也是觀光熱門景點。

的食物生產者，熱心支持的消費者也蜂擁而至，生意之好，讓許多生產者不得不連夜趕回農場、帶回滿滿的產品，以應付強勁的需求。

在這次成功的美食展後，一些意志堅強的生產者，像是從英國西北來的野禽商，持續不斷地來到博羅市場展售，並且帶來了更多家鄉的生產者，彷佛鄉村生產者忽然在倫敦共同擁有了一個新的市集。一開始每月一次，後來每月兩次，然後變成每週三次，吸引了來自英國各地的專業食物生產者、美食愛好者，在此固定聚集。連知名主廚傑米．奥利佛在他的《原味主廚》（*The Naked Chef*）一書，也提及經常到博羅市場採購。逛博羅市場，似乎升格為一件時髦的事。

隨著市集的成形，博羅市場帶動了鄰近商圈的興起，使得貧困的南華克地區大翻身，變成國際觀光客的熱門景點，光是市場本身，一年就有四百五十萬來自世界各地的觀光人次。

倫敦博羅市場的崛起還有另一層象徵意義：展現了英國有別於歐洲大陸的飲食特色，顯示出英國人對食物的濃厚興趣與重視，意味著英國烹飪與美食革命的興起；同時，位於國際都市倫敦，成為全球亮點的博羅市場，也讓倫敦各地的農產品、甚至是歐洲各地的農產品，以不同之姿被介紹與販售，連結了富裕的資本社會與萎靡不振的農業經濟。

達人市集，展現食物背後的專業和技能

博羅市場的管理由非營利的管委會擔綱，以發展與貢獻「市場的社會功能」自許，如今

已經有超過一百個攤位，儼然成為「達人市集」（Specialist Market）的代名詞。管委會嚴格把關食物的品質與獨特性，把營運重點放在提供有品質的食物來源、喚醒消費者的感官、連結人跟人之間的關係、分享食物等核心價值上。

確保價格合理、來源多元、食物製作的背後有專業知識技能等等，是博羅市場要求的標準。從消費面來說，管理單位希望能提供知識與專業，以激發消費者對食物的喜愛、創造力與生產的永續性。對於攤商，管理單位則提供營運支援，盡可能支持小型的生產者或是社會企業。對他們而言，「市場應該是發現靈感、遇見他者、學習新事物的地方」。有人說，博羅市場的價值在於「人」。就因為這樣的理想，博羅市場為正在衰退的英國傳統市場，指出了未來的方向。

地方政府、連鎖超市都來取經

英國有許多百年的老市場，通常都是歷史上人群集結的地點，提供了一種文化上的認同與地方情感的歸屬之處，也是市民取得新鮮蔬果與各式商品的方便管道。平均來說，傳統市場的食物比超市便宜百分之三十二[14]，可以讓經濟弱勢族群仍有能力消費；小型生產者進入傳統市場的門檻較低，提供了較多創業、就業機會，以及獨立零售商販的存在，這些都是在地經濟不可或缺的元素。

然而，隨著超市的蓬勃發展、網路購物的興起、量販店的擴張，英國各地的傳統市場面對強大的生存威脅逐漸式微。都市更新，破壞了原本連結傳統市場的路徑，加上停車、設施等等不便，降低了消費者前往傳統市場的動機。忙碌的生活步調，讓許多人不想浪費時間在秤斤論兩上。年輕一代不願接手上一輩的攤位，大盤不想跟小盤交易……種種因素，都造成傳統市場的式微。

過去，在英國的都市規畫部門的眼裡，只看到傳統市場與附近老建築物的發展利益，資金多集中在辦公大樓、超市、高級公寓和酒店的開發，對於傳統市場本身的改革往往太慢、投資太少。

而博羅市場的崛起，跌破了政府官員們的有色眼鏡：它以獨特的市場內涵，用「食物」連結了城市與鄉村，顯示出另一種社會空間的發展可能。英國各地方政府紛紛派出市鎮規畫團隊，研究觀察「博羅市場現象」，試圖了解傳統市場的復興之路；大型連鎖超市也派出偵察員，默默帶著筆記本，試圖在現場搜集有用的消費者偏好。

倫敦博羅市場的成功，成了全球觀光熱點與美食家的天堂，吸引每年上百萬的遊客參觀，但也很諷刺地變成攤商的負擔：看的人多了，買的人卻少了，營收一直下滑，攤位租金卻一直上漲。一些攤商如知名咖啡老店 Monmouth 等等，逼不得已在鄰近地區尋找第二基

14 資料來源："Market Failure?: Can the traditional market survive?", Ninth Report of Session 2008–09, Communities and Local Government Committee, House of Commons, UK。

地，不料此舉卻惹惱了博羅市場的管理階層。

由於各地新興「達人市集」與「農民市集」帶來激烈的競爭，博羅市場管委會近年來特別注重產品的獨特性，因此不允許攤商向外發展，對積極擴點的攤商則祭出驅逐令。眼見多年一起打拚的合作攤商對博羅市場失去忠誠度，也讓其他一百二十位攤商如驚弓之鳥，感到寒心。

這些變化，讓人不禁擔憂：當市集最重要的元素「人」開始失去彼此共有的價值，開始互不信賴的時候，市集還有可能保持它原來的獨特個性嗎？看起來，面對越來越多的挑戰以及滿足市場的需求，博羅市場也不得不為了拉高攤商的營收持續改變。二〇一九年，博羅市場新成立了「博羅市場廚房」，為一整區透天的美食區，進駐二十個熟食攤商，各國料理都有。對於熟食攤商的每一道菜，博羅市場的管委會，都要求至少百分之三十的食材採購自博羅市場的攤商，企圖以提升營收的方式，來提升攤商的忠誠度。

食物行動

生蠔世家：博羅市場最有人情味的攤位

來到博羅市場，一定要嚐嚐生蠔。在博羅市場的生蠔店家不多，消費者卻可以學到很多，尤其歐洲生蠔的食用習慣跟台灣不同，是非常有趣的體驗。我與友人曾在一個店家點到「生蠔組合」，他們搭配來自不同海域的當季生蠔供客人品嘗，馬上可以把不同品種與特色的生蠔點評一遍，還可以配上細心挑選的白酒、紅酒或是蘋果酒，非常享受。

如果不想待在店裡，想要保有逛市場的愉悅，在博羅市場有一個生蠔的攤位，老板來自生蠔世家，這裡的生蠔比商店裡便宜許多，主要販售英國原生種、來自英國生蠔故鄉科爾切斯特（Colchester）的生蠔、野生的岩石生蠔（Wild Rock Oyster），以及蛤蠣，不僅簡單分成大中小的尺寸，而且蘸料簡單，只提供辣醬、檸檬與紅酒醋。

這裡的生蠔跟商店賣的還有一個很不一樣的地方，就是外殼野放感十足，都像是剛從海裡採

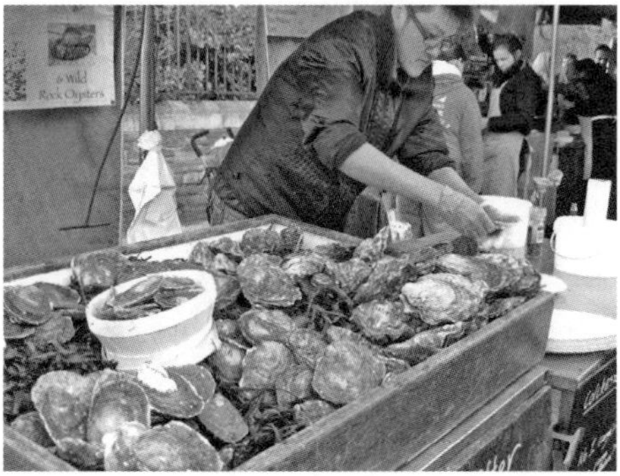

圖片來源：luckykitty.blogspot.tw

集來的，不像店裡可能處理過。在這裡，生蠔現點現開，但是開生蠔很辛苦，要用小刀撬開硬殼，再把閉殼肌切斷，站在一旁看到攤販熟練的開生蠔技巧，許多人就是享受這種臨場感，站在攤位旁大快朵頤，吃不夠還可以直接叫。

更難得的是，顧攤位的是一個台灣人。剛開始，我看到這個台灣人，但不敢主動相認，怕說是其他亞洲國家的人。後來，我跟朋友在攤位面前討論了起來，不知道要點什麼尺寸的生蠔比較好，結果對方聽到我們說話，主動相認說：「你們也是台灣來的嗎？」讓在異地生活許久的我們，馬上有了溫暖的親切感，而且在我們點了生蠔後，他給了我們更大的尺寸，但卻算我們原先點的尺寸的價格。

我們沒想過要占什麼便宜，但在倫敦這麼久，這是第一次有人這麼大方地對待我們，這大概是博羅市場裡，最有人情味的一個攤位了。也因此，這個攤位在許多台灣留英學生中享有盛名。如果你有機會去博羅市場，別忘了到這個攤位支持一下，也可以品嘗到新鮮美味的英國生蠔喔！

07 剩食初體驗

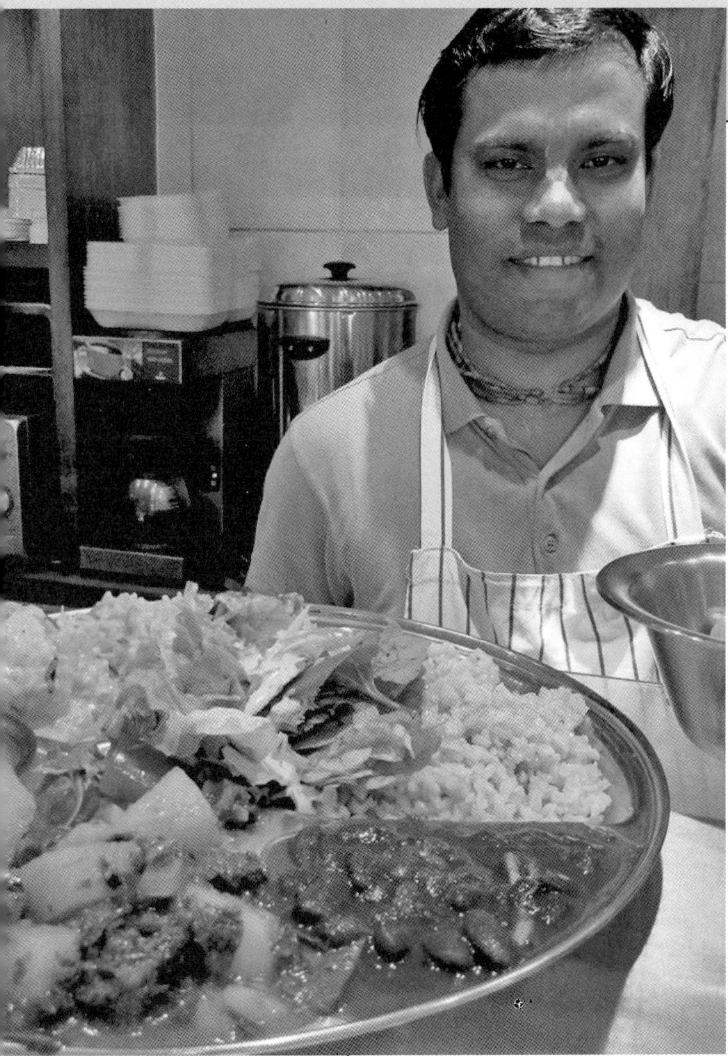

印度共享傳統，餵飽每一個飢餓的人

「食物循環」意識到食物分配不均的社會問題，號召志工四處募來剩餘食物，烹煮後分送到各地社區給買不起食物的人們。

在英國，討論食物浪費、剩食的議題，正逐漸受到重視。

英國食品工業評論家特拉姆．史都華（Tristram Stuart）在《浪費：全球糧食危機解密》一書中就指出，據聯合國估計，龐大的全球農業工業生產總值可養活一百二十億人口，遠超過全球總人口數，但是因為糧食分配不均，每天有十萬人死於飢餓，平均每七個人就有一人在飢餓中睡去。而每年富裕國家所浪費的糧食，等於非洲撒哈拉沙漠以南的糧食總生產量！

過剩的農業生產與鉅量的食物丟棄，背後是大量的能源浪費，也造成無謂的碳排放。《浪費》一書也提到：根據最新數據顯示，人為溫室氣體排放中，約百分之二十六到五十來自食物的生產製造。這些發現，都直指現今的糧食體系出了重大的問題：不是生產不足，而是分配不均；扭曲的分配體系，增加了「能源浪費」與「環境汙染」的社會成本。

我在英國遇到一個印度的宗教團體，他們不需要學者專家的研究數據，一百多年來，直接以佈施的方式，解決剩食的問題。

學院門口領剩食奇景

剛到倫敦時，對我來說，亞非學院最美麗的風景來自學生的臉孔。這裡有全歐洲最多元的民族，鉅細靡遺展現地球村的特質。年輕的臉龐通常帶著一點熱情，每每我會從他們的五官輪廓，想像他們的故事、猜測他們從哪裡來。

到了中午，亞非學院門口會出現另一個著名景觀：在人群包圍的中央，一個穿著橘色修行服、裹著外套的男子，頭上留著一條辮子，站在一台木製推車旁發放食物。領取食物的人潮從中午十二點開始排隊，有些路過的人們在東張西望後，或多或少抱著疑問，也排進隊伍參一腳。長長的人龍占據了整個校門口，吸引了觀光客的目光，相機對著亞非學院的「奇景」喀嚓喀嚓響。最特別的是領取食物時，要付多少錢由你自行決定！

我久聞這個奇景，到亞非學院的第一天就興高采烈去排隊領取食物，好奇的探問在我前後的朋友是不是學生、大家都付多少錢等等。結果發現竟然很多人都不是學生，有些明顯看得出來是附近的遊民，似乎一整天就等待著這一餐。

發放的食物份量很大，有印度風味的蔬菜雜燴與米飯，以及一塊蛋糕與水果，以倫敦的物價來說，至少值三、四英磅，但是大部分的人都給幾分錢，還有人跟我說食物是「免費的」。推車旁有時放著一箱箱的貝果，讓你不僅當場吃得到，還可以打包帶走，吃上幾天。

食物共享，餵飽飢餓的人

第一次從別人手中拿到施捨的午餐，第一次在家裡以外吃到剩食，我內心除了感恩，卻也不禁對手上的食物猶豫了起來：一盤看似美味可口的剩食，正挑戰著我對食物安全與美味認知的底線。我習慣每次購買食品時一定看保存日期，剩食或多或少成了我的飲食禁忌。但看到排隊的同學都很怡然自得的享用午餐，我決定放下心來，挑戰底線，大口品嘗——嗯，味道不錯呢。

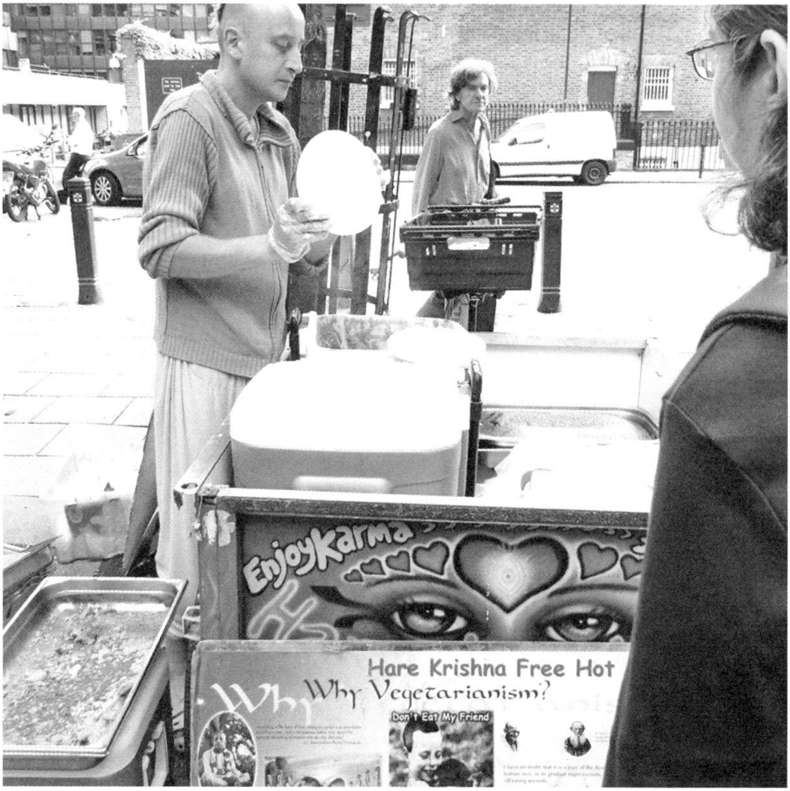

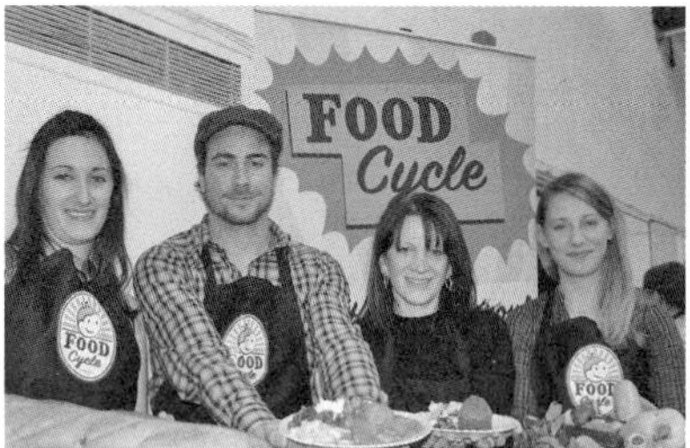

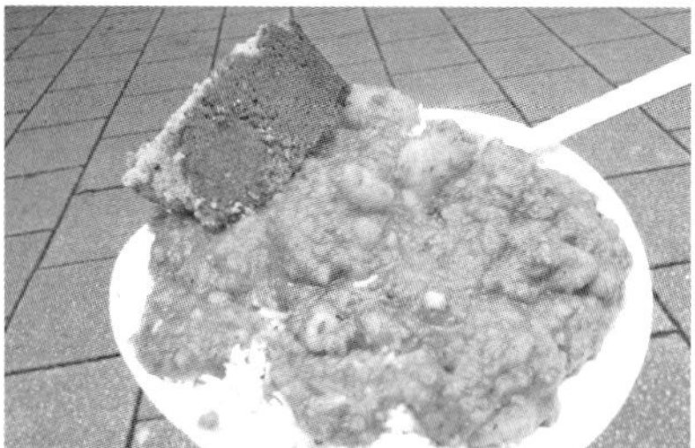

上+下右：每到中午，一名男性教徒就出現在倫敦亞非學院門口發放烹調好的食物，味道可口，份量也不小。
下左：「食物循環」社團號召志工加入對抗食物貧窮的行動。圖片來源：foodcycle.org.uk、www.omnilexica.com

這個發放食物的人每天都來，人多的時候一天大概要發到七、八百份，有時他帶的食物不夠，還會打電話叫夥伴補送食物過來繼續發，發到沒人排隊為止。不論刮風下雨他都來，而且總是留意著隊伍還有多少人，確認食物是否足夠。跟著排久了，我不只常常跟隊伍裡的熟人打招呼，偶爾也會看到固定的熟面孔，在一樣的時間等著他的到來。

一天下午，我主動幫他收工，閒聊中才知道他是印度 Radha Krishna（印度教的一位神祇）社團的成員。這個源自印度的宗教團體，我在歐洲旅行時經常碰到，他們會號召、動員教徒，吹奏著樂器在街上遊行，或在街角發放免費食物，例如這位教徒，在亞非校門口已經發了七年食物。

他們宗教的教義就是希望世界上沒有飢餓的人，而且鼓勵素食。一百多年前，就已經開始發放食物給無家可歸或是沒飯吃的人，並且號召了四千多名志工，在全球各地每天發放將近一萬多份食物。一九六七年，他們開始在英國推動素食與供餐給遊民的社會行動，喊出「食物共享，餵飽飢餓的人」（Food for All, Feed the Hungry）。「能夠分享食物給需要的人，是一種福氣。」這位教徒邊收拾邊跟我說。

發揮創意，親近剩食

在歐洲，打擊食物浪費（Food Waste）的共識不僅來自宗教或是類宗教團體，還有像「食物循環」（Foodcycle）這樣的民間社團，意識到食物分配不均背後的社會問題，起而號召志工對抗食物貧窮（Food Poverty），四處募來剩餘食物，烹煮後送到各地社區分發給買不起食物的人。

「食物循環」經常到各學校招募志工，邀請學生挽起袖子加入志工廚師行列，每週三在學生中心賣起了剩食蛋糕。在德國，慢食組織也發揮創意號召大家親近剩食，他們邀請了許多孩童與年輕人一起比賽切剩菜，煮成一大鍋的湯，舉辦濃湯之夜，大家一邊跳舞一邊喝湯，歡樂的舞會也達到了共食的意義。

追究一盤剩餘食物背後的涵義和可能的影響，真的比我們所以為的還要多。

食物行動

食物銀行：第一線分送食物給最需要的人

全球最早的食物銀行（Food Bank）於一九六七年在美國亞利桑那州出現。在那之前，美國政府會以社會福利政策的方式，對貧窮與飢餓的人口，直接發放政府的存糧，後來改發食物券。雖然對於需要的人來說，可以從原先無法選擇吃什麼，變成可以選擇，然而卻發生有人連食物券都負擔不起的問題，仍然造成飢餓的悲劇發生。

擔任第一線分送食物的角色

於是在亞利桑那州鳳凰城的約翰．範．韓格（John van Hengel）成立了世界第一個食物銀行，很快地，食物銀行就在美國遍地開花，甚至傳到世界各地去，而約翰．範．韓格也因此被稱為「食物銀行之父」。

食物銀行的運作模式，一般分成兩種，主要的差別在於是不是「站上前線」。通常，美國的食物銀行比較像血庫的模式，每個城市都有一個，大量儲存從生產商、零售商、加工廠、個人捐贈者收集來的食物，然後定期發送到各種社福團體或社會組織手上，像是街友的收容所、孤兒院等等，再由這些組織直接分送到需要的人手上，食物銀行只擔任類似大倉庫的儲存角色，有些沒收錢，有的酌收倉儲分擔費。不過，在美國與澳洲之外，許多食物銀行擔任第一線分送食物的角色。

運作的另一種差異，來自「慈善組織」模式與「工會組織」模式。前者主要是收集、儲存、分送食物而已，通常會鼓勵志工參與；後者試圖提供失業者一個臨時的工作機會，並提供教

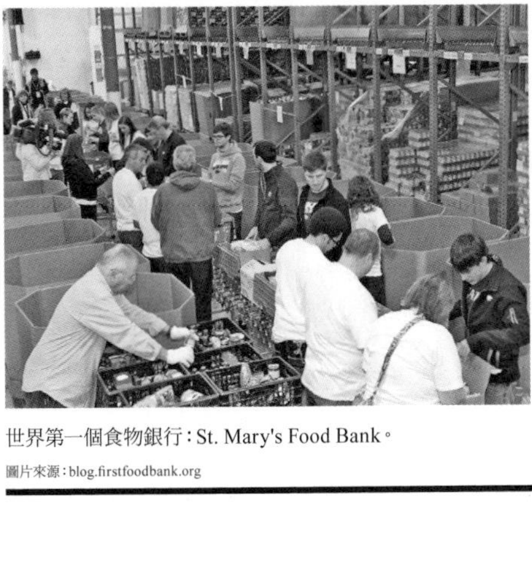

世界第一個食物銀行：St. Mary's Food Bank。

圖片來源：blog.firstfoodbank.org

育，在分送食物的時候，告訴受助者關於公民的權利。

食物銀行在歐洲的需求本來不大，因為歐洲的社會福利政策比較完善。然而在二〇〇七到二〇〇八年全球金融海嘯、糧食價格大漲的時候，歐洲各地食物銀行的數量大幅度增加，以補社會福利的不足。

批評聲浪中反思社福政策

不過，對食物銀行的批評也不少。有人說食物銀行的存在，長期來講會削弱人權的發展，並且使國家的社福政策停滯，因為食物銀行會使社會底層的問題被掩飾，削弱政策回應的速度。

也有人批評食物銀行沒有效率，而且無法提供營養的食物，認為貧窮與飢餓的問題，最終還是要系統性地回歸到政策面去檢討，並提供更有效率的解決政策。評論者並認為，每個公民都有吃飽的權利，越來越多的食物銀行出現，只會讓政府把自己的責任推卸到食物銀行去，最終將會導致人權的削弱。

而食物銀行向來都只收集罐裝、可久放的食物，經過工作人員查驗，消除食物安全的疑慮後才會儲放在食物銀行裡。但在二〇一二年，倫敦的食物銀行率先接受新鮮食物的捐贈，希望能提供更營養的食物給受贈者，而受贈者的確也因收到新鮮食物，心情更為愉悅，兼顧了心理上的效果。

08 愛食物恨浪費，也能有商機

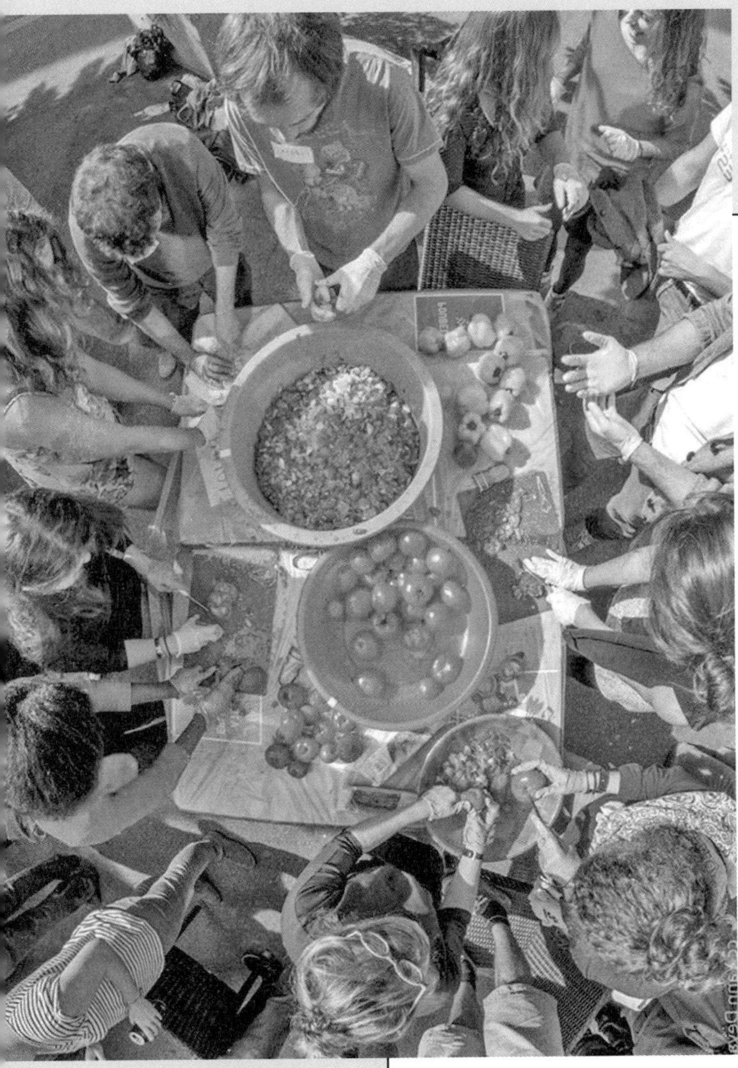

圖片來源：www.facebook.com/DiscoSoupe

以社會創新解決「剩食」

英國「愛食物恨浪費」活動，提供民眾減少浪費的具體建議、工具與信心，在生活中實踐儉省行動。

歐盟對於食品的規範相當嚴格，蔬果以外觀分級，嚴格的審美標準造成過小、長相不佳的蔬果被大量丟棄。二〇〇八年，歐盟在民間檢討聲浪下放寬標準，但英國超市仍遵守嚴格的外觀法則，每家超市都不落人後，而且口徑一致地堅稱：「因為消費者就是不愛長相怪異的蔬果」。

超市的奇怪內規還不止於此。許多賣場人員都有類似的經驗，一旦架上貨品短少，要儘快補上，而且最好要擺得很滿、很豐富的樣子，讓商品占據消費者的視覺空間，創造出「生活富裕」的錯覺。因此，架上的食品寧可多擺多放，也不願意漏掉任何一個可能的商機。

而隨著超市開發「自有品牌」的風潮，加上過度陳列的陋習，連帶也讓生產線超額生產。例如英國超市開發自有品牌的三明治，因應新鮮要求，訂貨與出貨的時間非常緊湊，為了應付採購人員臨時追加訂單，工廠通常會多做，造成食材的浪費，賣不出去的，也不能開放給其他超市銷售，最後都只能丟棄。

超市造成的食物浪費，事實上只是英國食物浪費的冰山一角。根據調查，食物的浪費，有一部分原因出在消費者：無計畫的過量購買、吃不完就丟棄、對保存期限的恐懼、不吃過期的產品，以及對食物的不當儲存等等。

英國家庭的食物浪費，每年近千萬噸

隨著社會輿論此起彼落地檢視英國食物浪費問題，英國社會與政府開始有了回應。

二〇〇〇年，英國政府出資成立「一起為沒有浪費的世界工作」（Working together for a world without waste，簡稱WRAP）非政府組織，將減少浪費視作有價值的產出，推動多項降低浪費的策略，像是減少家戶用品的包裝量，降低送進垃圾掩埋場的總量等等。這個組織的合作對象極廣，包含各地方政府、農業部門、民間團體與社區。

在打擊食物浪費項目上，英國政府在二〇〇九年做了一項調查，全英國地區每年的家戶食物浪費高達八百三十萬噸，約占全國食物與飲料廢棄量的一半，而其中有六成是可以避免的，這些可避免的食物與飲料浪費，相當於一千七百萬噸的二氧化碳排放量、英國百分之四的水足跡。如此驚人的數據，讓英國政府更加積極展開行動，從改變一般民眾開始。

WRAP因此針對消費者，推出了「愛食物恨浪費」（Love Food Hate Waste）活動，提供民眾減少浪費的具體建議、工具與信心，在生活中實踐儉省行動。他們也改善零售環境，讓消費者買到食物與飲料的正確用量，例如推出最適合的大小、清楚的日期標示、儲存的建議、最大化上架的週期以及創新的包裝。

「威爾斯廢物意識」鼓吹愛剩食

大英國協的威爾斯政府也提出政策，預計到二〇二五年將食物浪費降低百分之七十。這可不是說說而已。在政府的資助下，成立了「威爾斯廢物意識」（Waste Awareness Wales）非營利組織，打擊食物剩餘。

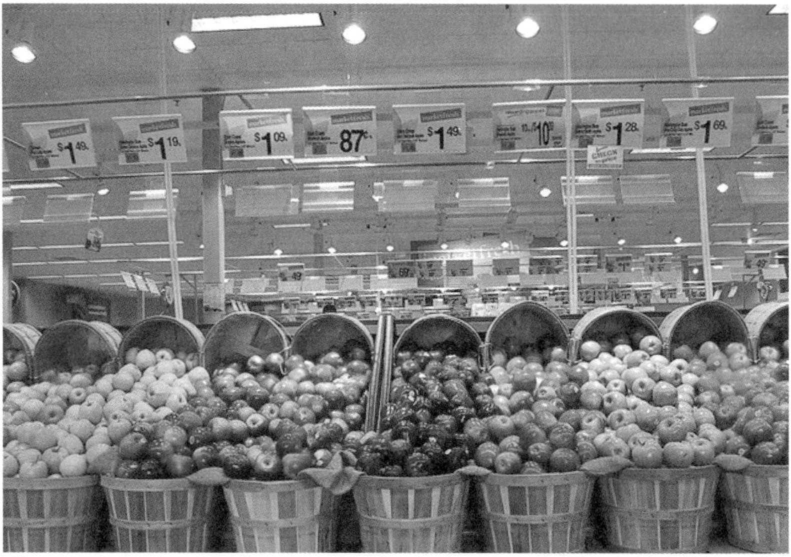

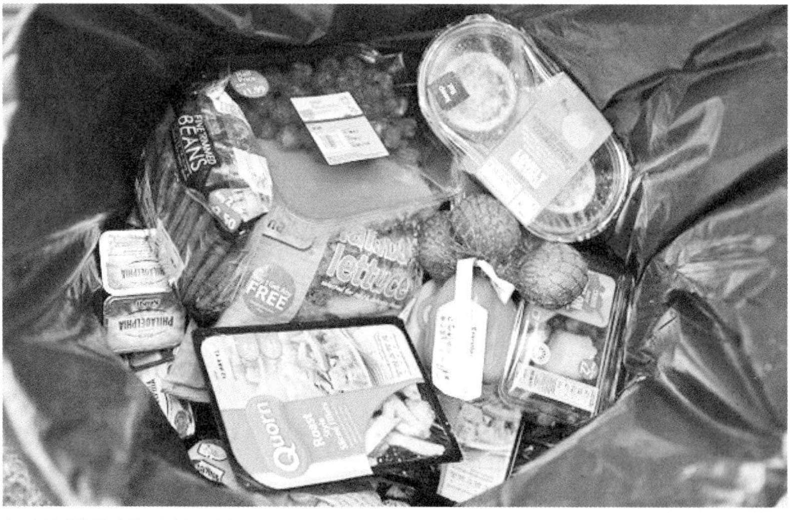

上：超市習慣過度陳列，刺激消費。圖片來源：saynotofoodwaste.org

下：超市造成的食物浪費只是冰山一角。圖片來源：www.mirror.co.uk/lifestyle/family

在威爾斯，每年創造出四十萬噸的廚餘，只有不到一半經過回收處理，其他廚餘都進了掩埋場。透過廣告與活動，「威爾斯廢物意識」組織告訴威爾斯的居民，要妥善規畫購物清單，透過飲食規畫，煮食恰到好處的份量。並且透過文宣，鼓勵居民「愛自已的剩食」，並對各種食物的保鮮與存放，提出精確的建議。根據該組織的統計，避免食物浪費不僅可以保護環境、減少垃圾的掩埋，同時，每個月還可幫每個家庭節省五十英鎊的支出。

在英國政府的教育與推動下，二〇一一年英國的家戶食物剩餘減少了一百一十萬噸，幾乎等於每年減少三百六十萬噸的碳排放與一億公噸的水。

超市從漠視到積極回應

至於英國超市又是如何面對食物浪費問題呢？一開始，超市怕影響形象，不敢公開食物丟棄的總數，又擔心捐贈過期食物會惹來額外的食安麻煩，因此要跟超市募捐食物非常不易。經過民間團體的多年遊說與監督，現在英國超市架上的滯銷或是快過期食品，會以一種更正面的方式回歸到健康的社會循環裡。

像是亞非學院門口的印度 Radha Krishna 教徒，他所發放的食物來自英國連鎖超市聖斯博里（Sainsbury）的捐贈。另外一家連鎖超市特易購，在精準的計算下，每天將快要過期的商品直接折價促銷，以減少食品的丟棄量。許多超市也開始將快過期的食品捐贈給社福機構，發放到遊民或弱勢家庭的手中。

此外，店家改變行銷策略，不刺激消費者過度購買，也有助於避免剩食的發生。例如在丹麥，非營利組織「停止浪費食物」（Stop Wasting Food）協助丹麥最大的超市REMA1000改變行銷手法，調整過去常用的買一送一、買多折扣的促銷方式，不再玩「鼓勵衝動消費」的遊戲。

REMA1000在官方網站上聲明，若鼓勵消費者買三送一，以肉品來說，他們知道最終消費者只會使用到一塊肉，其他兩塊很可能因為放到過期而被丟棄，這是丹麥人每年平均每人丟棄六十三公斤食物的原因之一。因此REMA1000拋棄這樣的促銷方式，以後無論消費者購買多少數量，每件都是一樣的價格或是一樣的折扣。

消除浪費也能帶來價值，而這正是許多先進國家努力發掘的商機！

食物行動

七種行動，解決剩食好有創意！

小至個人，大至國際區域，解決剩食問題正夯，連帶也激發出下列各種創意因應方式。

1. 國際團結，共謀解決剩食的創新之道

由歐盟支持，歐洲部分國家與印度共同合作的專案「NAMASTE」，新增列了打擊食物浪費的計畫，主要是利用食物的副產品，例如麥麩、米糠或是芒果、番石榴的副產物，研發出具有提高生理功能、變身環保材質，或是高營養價值的食品成分來源。透過國際合作，應用在食品與飲料產業中，將廢棄的食品副產品，有效地變成具經濟價值的原料，降低食物浪費。[15]

2. 行動社群，透過 APP 分享剩食

美國西雅圖一家新創公司開發了「LeftoverSwap APP」，讓剩食交換也能變成社群。只要用戶下載 APP，不但可以輕鬆地把家裡的菜分享給附近鄰居，當附近用戶也要分享食物時，就能馬上知道。該 APP 用戶目前已經突破萬人，也許很多人對於分享剩菜覺得噁心，但從現實看來，很多人都非常樂意分享多出的資

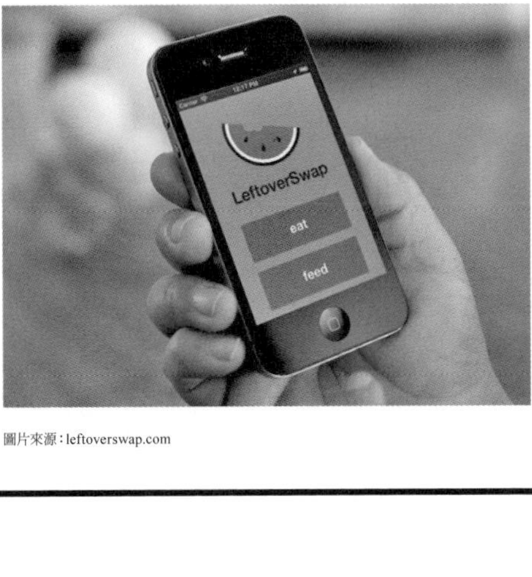

圖片來源：leftoverswap.com

15 資料來源：ec.europa.eu/programmes/horizon2020/en/news/achieving-food-waste-efficiencies-through-innovation-and-global-cooperation

源。[16]

3. 迪斯可濃湯，以共食打擊剩食

將食物瓶裝封存，是一個逐漸失傳、卻是保存食物的良方。法國「迪斯可濃湯」（Disco Soupe）是一個固定舉辦活動的團體，在每一次聚會中，除了傳授保存食物的技術，讓參與者學會保留食物美好滋味的方法外，還有好聽的音樂，希望透過固定的活動，讓人重新感受社群的美好，因為現代社會的疏離與獨食也是造成食物浪費的原因。[17]

4. 歐盟總動員，以社會創新取代食物浪費

由歐盟委員會發起，十三個會員國、學者專家、非營利組織、民間團體共同成立的 FUSIONS（Food Use for Social Innovation by Optimising Waste Prevention Strategies），於二〇一二年八月成立，希望到二〇一六年之前，協助歐盟二十七個會員國共同作出減少食物浪費的方針與政策。此外，FUSIONS 將鼓勵各種降低食物浪費的社會創新，讓減少食物浪費的觀念更為普及，希望到二〇二〇年前，歐盟的食物浪費將能減少百分之五十，投入食物生產的資源降低百分之二十。FUSIONS 官方網站上，羅列了會員國所有關於打擊食物浪費的社會創新案例。[18]

5. 用剩食點亮街燈

根據麻省理工學院二〇一二年的研究發現：在印度，食物生產後還未與消費者接觸之前，約有百分之二十到四十的食物已經被丟棄或是浪費掉。印度有一家新創企業「Gangotree」，專門將資源浪費轉換成能源，提出了一個把食物浪費轉換成能源的方式，並且已經與印度蒲那市（Pune）政府合作，將該市的剩食轉換成能源，發電使路燈能夠照明。預估在可見的未來，蒲那市將會沒有剩食，而這樣的模式也將推廣到更多的城市去。[19]

6. 傳統中創新，印度草紙延長食物保存

印度一個年輕的女性卡薇塔．舒克拉（Kavita Shukla），因為研發出一種可以延長食物在常溫保存的「紙」，成立了葫蘆巴（Fenugreek）公司，而這種紙的研發靈感，完全來自印度的傳統知識，添加了萃取自香料與藥草的紙張，可以抑

16 資料來源：leftoverswap.com

17 資料來源：www.discosoupe.org

18 資料來源：www.eu-fusions.org

19 資料來源：newsoffice.mit.edu/2012/sustainable-approaches-to-reducing-food-waste-in-indiaCommittee, House of Commons, UK。

制細菌與黴菌的生長，還可以延緩造成水果過熟的酵素產生，當與新鮮的蔬菜水果放在一起，在室溫下維持兩到三週都不腐敗，成為天然的保鮮劑，並且受到許多農夫的熱愛。目前這項產品已經在全美知名的健全食品超市（Whole Foods Market）熱銷，卡薇塔．舒克拉也希望能夠推廣到更多地方去，尤其是她自己的故鄉印度。[20]

7. 餐廳零浪費，開業兩年即賺錢

美國人平均一年產生超過三千六百萬噸的食物浪費，其中百分之九十六都去做了掩埋，而餐廳業者的食物浪費，一向眾所耳聞，但是芝加哥一家叫「Sandwich Me In」的餐廳，以零食物浪費為號召，成為一家帶頭打擊食物浪費的先驅餐廳。老闆賈斯汀．維瑞尼（Justin Vrany）說，他只採購餐廳方圓兩百英里內小農的食材，嚴格執行「重複使用」（reuse），不浪費食材的任何部位，如有垃圾也會仔細分類，如有剩食會拿去堆肥。開業兩年來所產生的垃圾約八磅重，等於一家普通餐廳一個小時的垃圾量。零浪費讓餐廳的成本極低，開業兩年開始賺錢，並且以理念吸引許多食客，重要的是，所有的餐點依然新鮮美味。[21]

六個動作減少食物浪費[22]

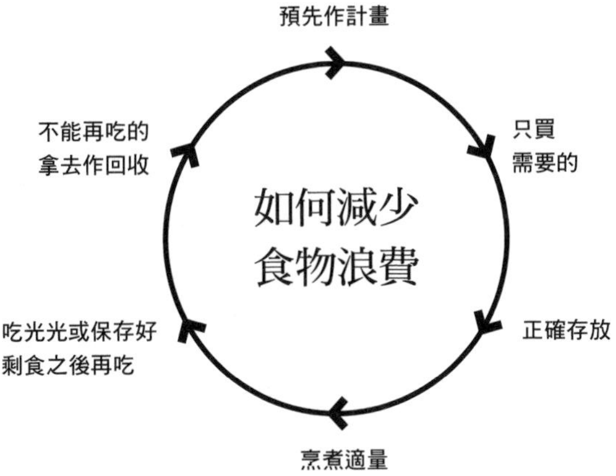
如何減少
食物浪費
預先作計畫
只買
需要的
正確存放
烹煮適量
吃光光或保存好
剩食之後再吃
不能再吃的
拿去作回收

20 資料來源：www.fenugreen.com

21 資料來源：chicagotonight.wttw.com/2014/03/27/sandwich-me

22 資料來源：www.recycleforoxfordshire.org.uk/cms/content/love-food-hate-waste

09 不賣咖啡的倫敦咖啡節

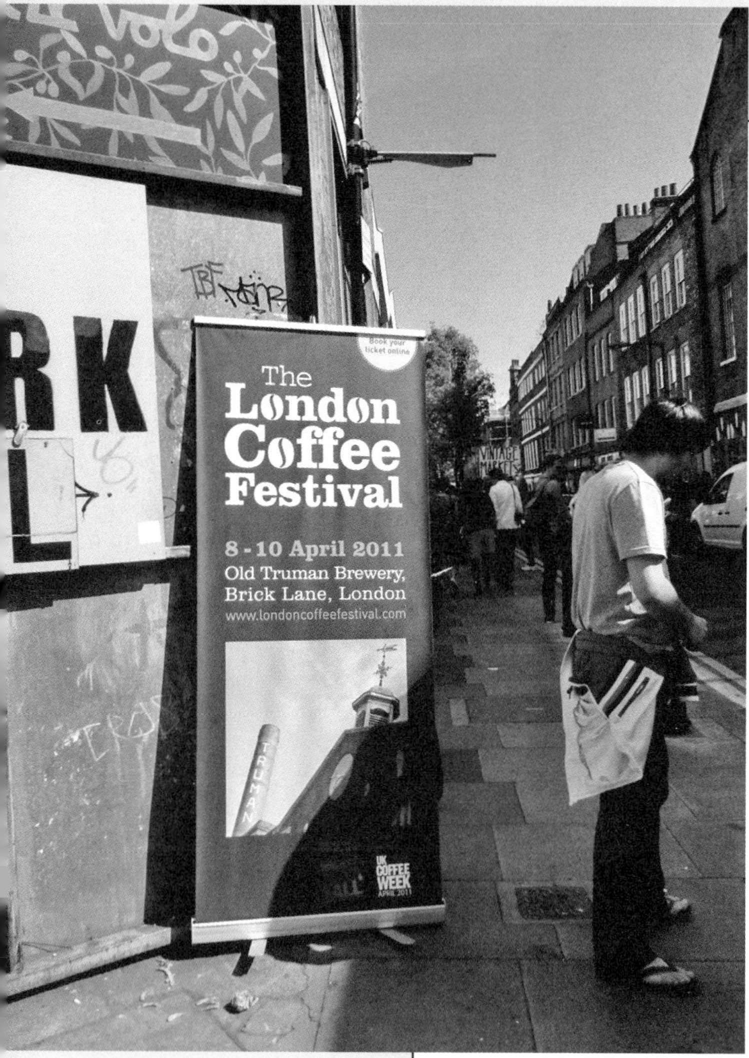

一杯咖啡，號召市民熱情與公益

倫敦咖啡節秉持英國善盡社會責任的節慶文化，觀眾玩得愉快，企業達到廣告效益，慈善機構也募到資金，人人都獲益。

第一次挺進倫敦老咖啡館，就讓我感受到「沒錢沒人情、沒消費沒殷勤」的資本主義精神。我帶了一本書，吃了一頓英式早餐，吃完準備看書享受咖啡與早晨時，服務生開始三不五時的問我要不要再點些什麼。剛開始，我以為這是他們的服務方式，後來連老闆都來問我要不要再點什麼時，我才恍然大悟：原來在趕我走，以英國人的禮貌來看，其實是暗示你不要占著熱門茅坑不拉屎。

當然這不是倫敦咖啡館普遍的真理，我在倫敦期間，與第一屆倫敦咖啡節相遇了，發現其實倫敦咖啡文化真的很有趣……

不賣咖啡還送你馬殺雞

買了票引頸期盼多時，終於進了倫敦咖啡節（www.londoncoffeefestival.com）的會場，各個咖啡館的黑白照片懸掛在入口處，光與影交織出一幅幅人文畫面，彷彿逼問著來客：「你愛咖啡的什麼？咖啡的香氣？咖啡的滋味？咖啡師的專注？還是在咖啡館裡一次又一次的生命風景？」而咖啡香氣早已經飄散又凝結在空氣中，與各種思緒纏繞在一起。

咖啡節的場地，選在具有歷史意義的老釀酒場裡。屋頂灑進陽光，攤位退到兩旁，場地的主人是咖啡節的觀眾，人人都可肆意坐在人工草皮上，拿著一杯杯的咖啡享受舞台上不斷放送的英式搖滾樂。

在咖啡節裡，你一樣可以感受到倫敦的區域差異，並因此而得到興味。在蘇活（SOHO）

咖啡區，掛著霓虹燈管，陳列著重型機車，四散著慵懶而頹廢的破舊沙發，並列著數家強調工匠精神與專業的小型店家。在咖啡實驗區，有公平貿易、雨林保護等全球熱門的咖啡議題，也展示新進的咖啡機器與萃取技術，還重複播放關於咖啡產業剝削第三世界國家的紀錄片《咖非正義》（Black Gold），不管是技術還是概念，在細心的安排下傳播著最新訊息。

到了大企業專區，無論是星巴克還是咖世家（Costa），咖啡與糕點隨便你吃喝，都是門市實品大小，絕無偷工減料，一旁還提供頸肩按摩、指甲彩繪與快照等等，種種創意連結，將咖啡館的休閒功能發揮到極致，而這些全部都免費。有些攤位並提供各種遊戲，猜中就有大獎，讓我們這些觀眾玩得不亦樂乎。

善盡社會責任的節慶文化

不過，我更驚豔於英國善盡社會責任的節慶文化。倫敦咖啡節三天下來的門票收入共三萬九千二百八十英磅，全數捐給慈善機構阿萊格拉基金會（Allegra Fondation）的「瀑布專案」（Project Waterfall），協助非洲咖啡產國獲得乾淨的水源，預計第一階段會有七千人受益。

在倫敦咖啡節裡，觀眾玩得愉快，企業達到廣告效益，慈善機構也募到資金，人人都獲益。在台灣，要享受一個不鼓勵消費而讓人體驗咖啡業者熱忱的活動，除非消費者有體悟，願意「使用者付費」，而主辦單位也不是以營利為目的，才有可能多贏。

英國連鎖咖啡在海外也很強調社會責任，像是英國最大的連鎖咖啡店咖世家，就標榜使用「雨林保護認證」（www.rainforest-alliance.org）的咖啡豆，大大的認證標籤貼在顯眼的地方，很容易辨識。二〇一〇年，英國的星巴克在民眾的呼籲之下，義式咖啡系列全面改用有「公平貿易認證」的咖啡豆，並在他們的大門入口處，很驕傲的告訴所有人：「我們的義式咖啡是百分百公平貿易認證的」。但在台灣、香港、韓國、中國等地，星巴克並未採用英國的做法，台灣的星巴克更糟，不僅現在架上完全沒有銷售公平貿易認證的咖啡，卻在文宣上繼續做公平貿易咖啡的宣傳，講一套做一套，反讓我對英國企業實踐社會責任的進步性印象深刻。

不僅倫敦咖啡節如此，倫敦馬拉松大賽也是這樣的模式：企業贊助所有活動支出，賺到廣告曝光與品牌公益好感，活動總收益捐給特定慈善團體。

使用者付費的公民參與

當然，具有高公民素質的參與者，是促成英國節慶活動皆大歡喜的主要原因。在英國，「使用者付費」的觀念根植在公民社會中，而且付費還要「公平」。在參加一些非營利組織舉辦的活動後，英國民眾通常也會捐獻出相對的金額，讓這些社會組織可以「永續」經營下去。像是倫敦咖啡節，為了讓活動可以更有品質、持續地舉辦，同時又能為慈善工作募到資金，民眾入場是要買門票的。

而在倫敦馬拉松大賽裡，「歡樂組」的參賽者更往往為慈善而跑。他們會跟親朋好友打賭，如果他們「穿著奇裝異服」或是「整場跑完」便可以贏得賭金，而這些賭金都捐到慈善機構去了，這也許是為什麼我們常看到瘋狂的英國人穿著奇裝異服在街上跑步的原因之一吧。活動現場也有許多義工，拿著小募款桶賣力為慈善團體募款，大型活動整場下來募得的金額相當可觀，為社會事業注入源源不絕的活水。許多小型慈善機構往往只是由一個家庭單位發起，沒有能力宣傳，如果參加馬拉松大賽，BBC還會特意報導，讓這些小慈善團體得到全國曝光。

以慈善為目的的活動，英國人似乎特別樂意參加。英國資本家從中世紀開始，商人與地主就有照顧社會與弱勢的傳統，大地主要拿出免費的公田，讓社會弱勢的人耕種自己的糧食，企業家要捐出百分之十的所得回饋社會、照顧員工；現今企業贊助的慈善活動，不但可以抵稅，企業主還有機會得到皇室表揚，獲得社會聲望。而一般的英國民眾，除了以行動監督企業的社會責任，參加活動獲得樂趣，為了慈善多花一點心力或金錢都覺得甘願。

英國這種重視「社會責任」、「公平回饋、公平分擔」的社會精神，也反應在咖啡的飲用上，進一步掀起了英倫的第三波咖啡革命。

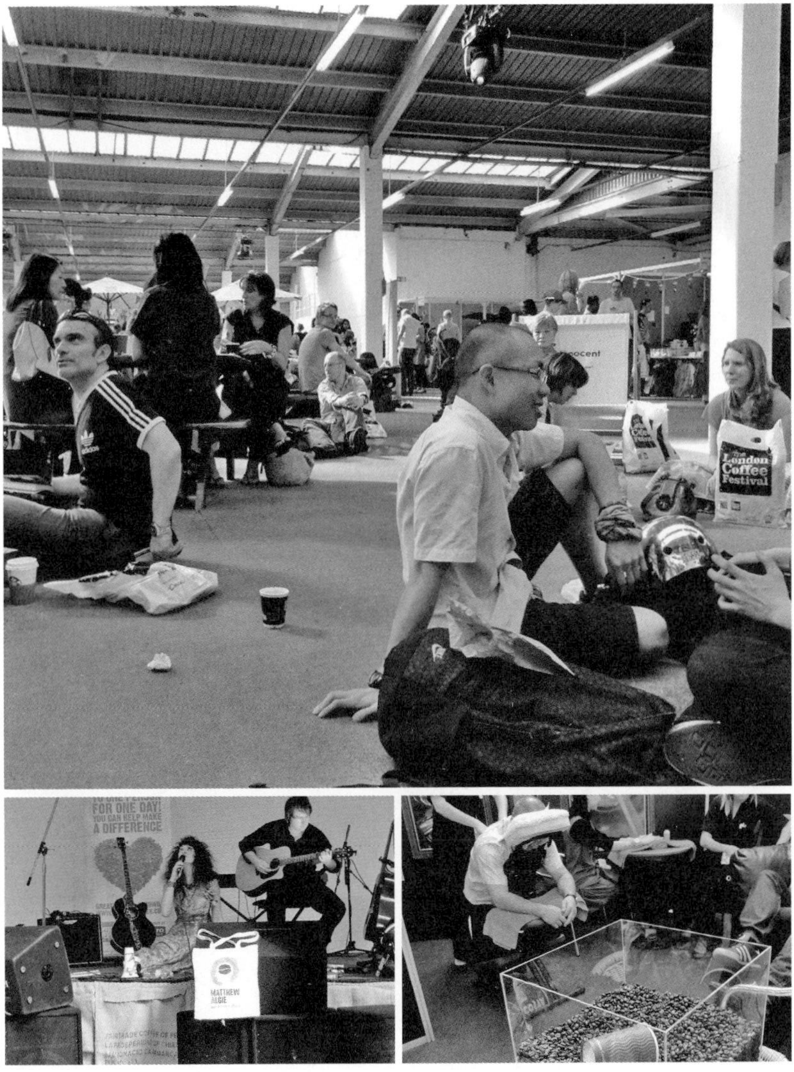

在倫敦咖啡節裡，觀眾輕鬆坐在人工草地，享受現場演唱的英式搖滾，還可以順便來一節馬殺雞！

食物行動

黑金的真相：《咖非正義》挺小農

跨國咖啡公司現在支配著購物賣場和超市販售的咖啡，控制超過八百億的產業，將咖啡變成僅次於石油的黑金，成為世界上最有價值的交易商品。但是在我們繼續付錢買拿鐵和卡布奇諾咖啡時，付給咖啡農的價格卻依然十分低，一度迫使他們放棄咖啡田。

這麼自相矛盾的事，再也沒有任何地方比咖啡誕生地衣索比亞更為明顯了。當地的歐拉米（Oromia）咖啡農合作社經理塔德錫．梅斯柯拉（Tadesse Meskela）肩負任務，要拯救合作社七萬四千名咖啡農免於破產。當合作社農民努力採收國際市場上最高級的咖啡豆時，塔德錫行遍世界，試圖找到願意支付公平價格的買家。

《咖非正義》（Black Gold）這部紀錄片的故事場景，以塔德錫前往倫敦和西雅圖的旅程為背景，呈現他為了突破血汗咖啡的剝削與壓榨，所面臨來自消費者、消費產國、全球咖啡期貨市場、知名咖啡品牌商以及世界貿易組織的種種挑戰。

拍攝動機

二〇〇二年底，英國導演尼克．法蘭西斯（Nick Francis）和馬克．法蘭西斯（Marc Francis）眼見衣索比亞面臨又一次飢荒，引發他們拍攝紀錄片《咖非正義》。衣索比亞在一九八四年時，也曾發生過嚴重的飢荒，世界各地的人一呼百諾，紛紛提供援助，然而二〇〇二年的不同之處，在於陷入這場新糧食危機的是咖啡農，但全球的咖啡產品卻正是景氣大好。

尼克與馬克心急地想提醒觀眾，透過一杯咖啡，我們勢必就與世界百萬人的生計緊緊相連，而這些人正在為生存奮鬥。因為每天全球有數十億人享受咖啡的香醇，這只是咖啡產業年產值八百億美元的一部分，然而產品背後的人，卻是數百萬面臨破產的咖啡農民，這樣的生存困境，相對於產業的興旺，顯得更加矛盾而諷刺。尼克與馬克希望藉由製作《咖非正義》這部影片，迫使身為消費者的我們，對於一些習以為常的基本假設，像是消費者的生活型態，以及與其他世界的相互影響等，提出質疑與反思。

迴響

影片推出後，入選日舞影展競賽片，從多倫多的 Hot Docs 國際紀錄片影展，到紐約、紐西蘭和澳洲，《咖非正義》在每個影展的戲院都滿座，並榮獲英國獨立製片獎最佳成就大獎。

這部紀錄片在民間激起廣大的迴響。有些當地咖啡公司在電影院排隊的隊伍提供公平貿易的咖啡，有些開始配合影片，要將利潤送回給農民，也有的在當地報紙購買廣告，鼓勵大家去看片，而且憑電影票根可以換一杯免費咖啡。

在日舞影展，有觀眾在Q&A時間開了一張一萬美金的支票，直接交給塔德錫·梅斯柯拉，要幫助他的咖啡農完成興建一所學校。也有人乾脆賣掉大型跨國公司的股份，重新投資在更有道德的貿易公司。

10 英倫咖啡革命第三波

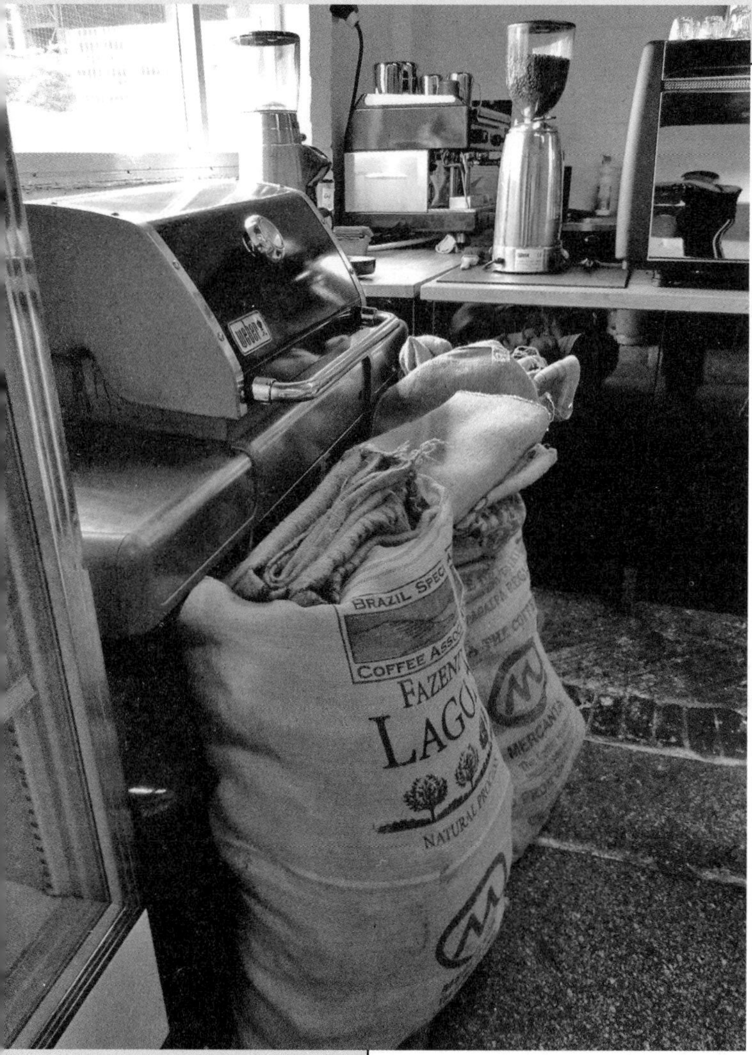

超越風味與等級的咖啡正義

英國咖啡文化正在進行第三波革命：強調產地風土、種植技術、萃取知識、拉花藝術、可追溯生產源頭，並直接跟生產者採購。

倫敦的咖啡火花，可不是一直燦爛。

在十七、十八世紀時，倫敦咖啡館曾經曇花一現；隨著歐陸殖民地爭奪戰起，全球勢力版圖重新洗牌，英國變成茶葉殖民與貿易大國，從此咖啡飲用文化沒落，咖啡館紛紛關閉。

從即溶咖啡到連鎖咖啡館

直到二十世紀初世界大戰，即溶咖啡的發明，以及因應戰時社會所需，即溶咖啡成為打入英國第一波的咖啡文化，到現在跟歐陸他國相比，英國即溶咖啡的銷量比例還是頗高。

在戰後的同時期，義式咖啡機發明，義式咖啡經由義大利人的介紹進入英國，咖啡館逐漸死灰復燃，但是卻拚不過英國的酒吧文化。此外，因為義式咖啡太苦，初期很多人無法接受，一直到咖啡加牛奶被推廣，喝義式咖啡才逐漸融入到生活中。

這時期的英國咖啡館，成為藝術家與表演者愛好的空間。直到美國星巴克在一九九〇年代快速崛起，英國連鎖咖啡店品牌咖世家也跟著打起對台，分店遍布英國，更外擴到中國，英國咖啡文化開始改變，英國人離開酒吧，走進咖啡館，愛上一杯有濃濃奶香的拿鐵咖啡。

在這第二波的咖啡文化，咖啡吧檯師的專業、強調社會責任的認證咖啡豆、咖啡館的社交氛圍，都融為咖世家等咖啡館的元素，並逐漸成為英國生活的一部分。

傳奇咖啡師掀開第三波革命

二〇〇七年，詹姆士・霍夫曼（James Hoffmann）代表英國拿下第一座世界咖啡師大賽冠軍，成為英國咖啡界的傳奇人物，為倫敦咖啡業界培養出許多好手。二〇〇九年，在東倫敦經營多年咖啡推車生意的威林・戴維斯（Gwilym Davies）從草根人物變英雄，一舉拿下世界咖啡師大賽冠軍。從此，英國咖啡文化正式宣告第三波革命到來：強調產地風土、種植技術、萃取知識、拉花藝術、可追溯生產源頭，以及與生產者小批量的直接貿易。而這種咖啡風氣在過去幾年，在咖啡改革先鋒霍夫曼的推動下，隨著倫敦獨立咖啡館數目快速增加，遍地開花。

霍夫曼的妻子是咖啡杯測專家[23]，他們成立了一家烘焙廠，專注於發掘具有特殊風味的咖啡豆。遇到好的咖啡豆，他們會直接跟農民採購，並且給予不錯的價格。不論是在東倫敦、蘇活，還是倫敦市中心，你都能找到和霍夫曼合作的獨立咖啡館。

霍夫曼所推出的咖啡豆，通常是中淺烘焙，清楚標示咖啡豆產地、豆子比例、鮮豆與沖泡後的風味，還會推出「季節配方豆」，像是夏季的暢銷配方帶點薑糖味、無花果與葡萄味，不僅讓消費者期待每季不同的特色，對特殊的配方充滿了驚喜，同時也教育了消費者，把咖啡當成農產品，而不再是大量生產的工業速食食品。

霍夫曼認為，第三波咖啡革命會在全世界蔓延。過去人們用義式咖啡機做出每杯一樣的

23 Coffee Cupper，咖啡杯測師，類似茶或是葡萄酒品鑑的專業人員，必須透過訓練並取得認證，為咖啡品質把關，並評比咖啡給予等級。

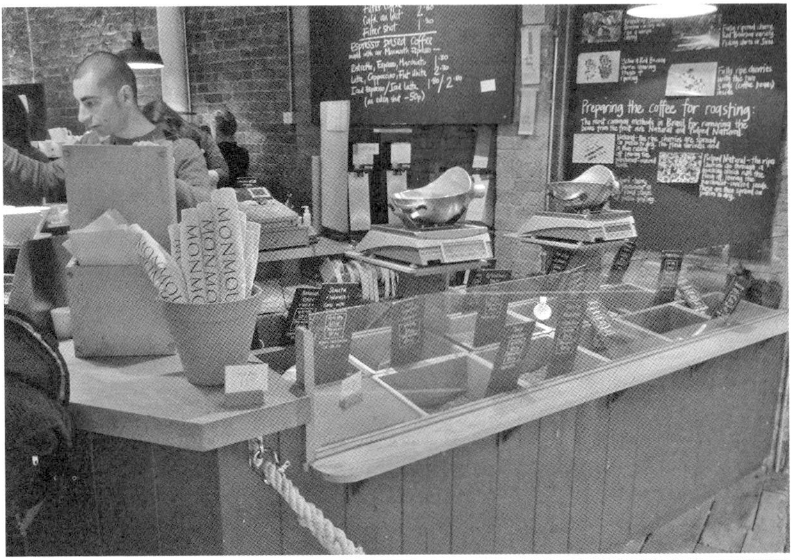

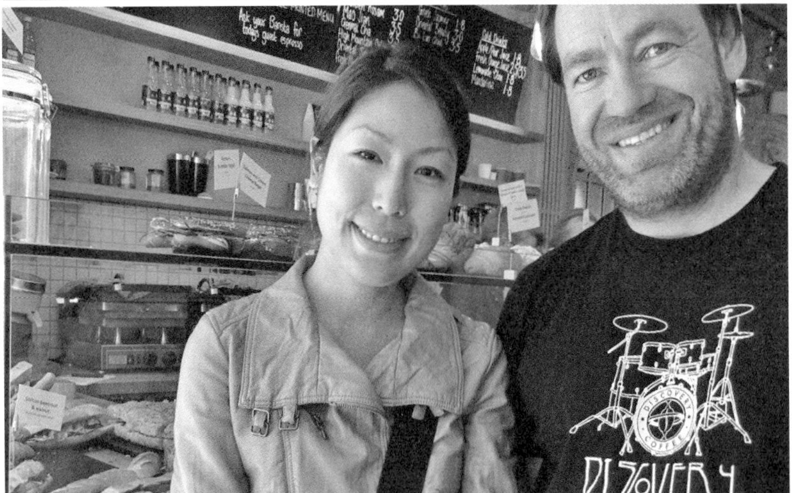

上：倫敦老牌咖啡館，Monmouth。
下：曾獲世界咖啡師大賽冠軍的威林．戴維斯擁有自己的烘焙廠。

咖啡，現在，最大的挑戰是要用義式咖啡機，重現每種咖啡獨特的風土之味。

美國精品咖啡文化異於英倫

在大西洋彼端的美國，八〇年代後期興起精品咖啡（Specialty Coffee，亦稱特種咖啡）文化，雖然一樣打著風土之名，但它的傳播路徑與內涵，其實不同於英國第三波咖啡革命的脈絡。

美國精品咖啡的推動，起源於口岸城市的咖啡商與烘焙商，為了抵制咖啡巨人廉價的即溶咖啡，因而不斷強調「產地風味」與「生活風格」，精準的開發了都市雅痞的消費市場。但太過注重風味與風格的發展，最後卻埋葬了原本的產地精神。

因為咖啡豆終究是農產品，每批的風味未必一致，消費者的喜好又不一樣，而且獨立咖啡商通常規模小，進口的咖啡豆很難滿足各種需求，進口過多賣不掉又容易造成損失。為了促進銷售上的靈活，當時精品咖啡業者主推「藍山」、「摩卡」等強調「風味」的咖啡，搭配強調「風格」的雅痞裝潢，討好了喜用消費品味區隔社會地位的中產階級消費者。

然而，不論藍山或摩卡，雖然是地名，但這些風味其實是用不同的咖啡豆混合出來的。像是摩卡，根本只是個出口港，既非咖啡產地，也不是咖啡品種。這些被塑造出來的風味，早已失去了原本產地來源的透明性。

大咖啡公司當然不是省油的燈，很快地也以咖啡風味的策略切入，紛紛在貨架上推出標榜各種風味、產地的咖啡，收割逐漸成長的咖啡風味市場。

事實上，真正可供消費者選擇的咖啡產地、咖啡風味都是被控制的、有限的，這樣的市場操作方式，看似把生產端與消費端連結在一起，其實一刀割裂了產地與消費市場的連結。

英倫風潮更重咖啡正義

相較於美國，英國第三波咖啡革命興起是近幾年的事情，而且或許來得更有「人」味。根據英國記者克絲丁[24]的觀察，這種彰顯生產者與風土的第三波咖啡風潮，部分歸功於過去幾年在英國快速成長的公平貿易運動[25]，喝公平貿易咖啡變成英國全民社會運動之一：遍及學校、廉價便利商店、廉價航空線、連鎖超市等，連英國地區的星巴克跟咖世家咖啡連鎖集團也難敵強大的消費者壓力，前者採用對社會負責的「公平貿易認證」咖啡豆，後者採用「國際雨林聯盟認證」咖啡豆；此外，有機咖啡豆的需求也大幅成長。

因為公平貿易運動，帶領英國消費者改變對咖啡的認識，深入觸及生產者、產地、生產過程，並促使連鎖咖啡商改變供應鏈上的人權與勞動標準。

直接貿易與公平貿易，誰比較公平？

同樣強調追溯產地，由霍夫曼所代表的「直接貿易」咖啡，與「公平貿易認證」咖啡之間，存在一些爭論。

支持「直接貿易」咖啡者認為，公平貿易的價格不夠高，無法鼓勵生產者種出更好的咖啡，亦無法公平地獎勵優質咖啡的生產者。

但有一些事在這樣的立論下被忽略了。多與直接貿易有關的精品咖啡市場，事實上已經形成另外一種產銷體系；精品咖啡莊園大者橫大，有資金投資技術與設備的，就能經常獲獎，所以獎項常被知名咖啡莊園壟斷，大部分的小農因為資源不足，沒有能力自我提升，也無法自行進行直接貿易，更沒有能力直接與這個市場接軌，因此仍然遭受跨國企業的剝削與市場價格波動的風險。咖啡產地的問題太過複雜，無法以是非題的二分法來簡單處理，換句話說，直接貿易的咖啡商救不了所有的小農，咖啡產國的政府也一樣，在僧多粥少下，無法照顧所有的農民，因此更需要公平貿易認證體系，來促使更多小農得到改變的機會。

至於「直接貿易」咖啡商抨擊加入「公平貿易」的農民得不到相對報酬之說，絕對是一個誤會。畢竟直接貿易商從未加入過公平貿易的認證體系，難免只能自己想像。事實上，公平貿易是創造一個系統，從源頭培養出好的產品，農民因此而獲得更好的報酬。根據國際公平貿易組織的報告，農民平均使用百分之二十五的公平貿易的社區發展金，投資在生產技術

24 資料來源：Kuhn, Kerstin/ Caterer & Hotelkeeper; 3/29/2007, Vol. 197 Issue 4469, p96-96, lp。

25 公平貿易運動旨在為市場邊緣的弱勢小農，創造一個更公平進入市場的機會，並培力其經濟獨立。以保障收購價降低市場價格波動對農民的衝擊，同時提供社區發展金，促進社區群體的社會發展，穩定社會。公平貿易運動並設定許多社會標準，例如保障女性的就業機會與社會地位、保障兒童福利，以及永續的農法。

與設備的提升上，因此公平貿易體系其實也培養出一些獲得國際精品咖啡獎項的合作社，像是尼加拉瓜的 ALDEA GLOBAL 與祕魯的 CECOVASA 合作社，咖啡的銷售價格當然水漲船高。

農民如果因為公平貿易的扶助而提升品質，也有選擇銷往價格較高的市場的自由。所以公平貿易所規範的保障收購價，並非壓低售價的天花板線，而是讓農民向上跳躍的保護傘。再從環境與社會條件來看，不論是合理的勞動條件還是生態永續，公平貿易都有第三單位的稽核與公開報告來加以監督，但直接貿易咖啡卻沒有，不免讓人擔心，直接貿易會不會又回到傳統產銷不透明的老問題。

說起來，無論是直接貿易還是公平貿易，都有各自存在的需求，公平貿易有它要處理的社會問題，以及特殊市場。不過，這場為了「咖啡正義」到底誰的咖啡比較公平、比較正義而起的論爭，在英倫咖啡第三波革命中，暫時還見不到停火的跡象。

食物行動

Cafedirect 和二十八萬名咖啡小農並肩作戰

走進英國小鄉村的教會裡，來杯咖啡喚醒世人實踐上帝對子民的愛，這杯咖啡不是雀巢，而是英國公平貿易咖啡的先驅企業：Cafedirect。

Cafedirect 的成立背景，是在國際咖啡價格崩盤的時代。一九八九年，因為美蘇冷戰結束，國際咖啡消費大國美國因為反共因素不再，原先為了避免中南美洲咖啡產國赤化而簽署的一紙咖啡價格協定因而取消，造成國際咖啡價格暴跌，連帶引發更嚴重的社會不安。例如衣索比亞咖啡產國，飢荒與貧窮更加嚴重；南美洲咖啡產國，農民無法維生，改種大麻與古柯鹼等等，使得毒品交易金額再度升高，社會問題增加。

四家國際機構聯手成立 Cafedirect

咖啡價格崩盤，影響所及高達兩千五百萬名咖啡農。一九九一年，國際間四家推廣公平貿易的機構樂施會[26]、雙子貿易（Twin Trading）、平等交流（Equal Exchange）與 Traidcraft 攜手面對危機，成立了 Cafedirect 公平貿易咖啡公司。

26 Oxfam，一個致力於消除貧窮及人道救援的國際性非政府組織，最為人知的是開設慈善商店販售二手貨物來募集經費。

Cafedirect 的核心理念，就是與生產者一起工作，真正知道生產者需要什麼，持續協助農民合作社改善營運效率、提升產品品質，甚至解決氣候暖化造成的減產問題，而不只是捐錢而已。

Cafedirect 是英國第一間掛上公平貿易認證標籤的企業，然而除了以公平貿易保障的收購價購買咖啡，以及額外提撥一筆改變社區的發展基金外，Cafedirect 成立了生產者合夥計畫（Producer Partnership Program，簡稱 PPP）專案，將公司盈餘的三分之一，甚至是一半，投入 PPP 專案，解決生產者的問題。從輔導農民育種、咖啡精製、杯測品管、出口、倉儲等各種知識，培養農民的能力，Cafedirect 也獲得高品質的回報，取得許多獎項，價格也因此高出競品許多。

一直以來，Cafedirect 從沒做過廣告，他們透過街頭的宣傳、教會體系志工的動員、與英國公平貿易基金會合辦的「公平貿易雙週」活動，以及公關操作，來強調咖啡農民遇到的問題，成功地成為英國第六大咖啡品牌。在包裝上，除了農民與產地的照片外，Cafedirect 將農民遇到的困境，甚至把咖啡的海拔高度與緯度，都變成產品資訊。隨著 Cafedirect 逐漸成長到十五億英鎊的市占率，他們的社會影響也成長到三十八個生產者團體，包含二十八萬名小農和他的家人。

維持生產品質，持續商業創新

二〇〇四年，Cafedirect 跨出新的一步，走到公開市場向大眾募資。Cafedirect 的 CEO 佩妮．紐曼（Penny Newman）說：「未來在你們的手裡（The future in your hand）。」對投資社會企業日趨成熟的英國市場溫情喊話，一舉募到了五百萬英鎊，成為 Cafedirect 持續成長的關鍵資金。然而二〇〇九年因金融海嘯引發的消費緊縮，以及茶葉品項的銷售金額不如預期，Cafedirect 挑戰一波接著一波。而 Cafedirect 的公開上市，也帶出了許多英國公平貿易企業所面臨的問題。當超市零售通路、知名大品牌紛紛模仿搶入，伴隨著低價廝殺與一流的行銷策略，不但削弱了 Cafedirect 公平貿易的光環，也瓜分了既有的市場。不過，Cafedirct 仍然堅信，努力維持高品質，是他們克服挑戰的關鍵，而持續創新解決生產者所面臨問題的方式，是他們不變的核心。

11 市井小民打造公平貿易城鎮

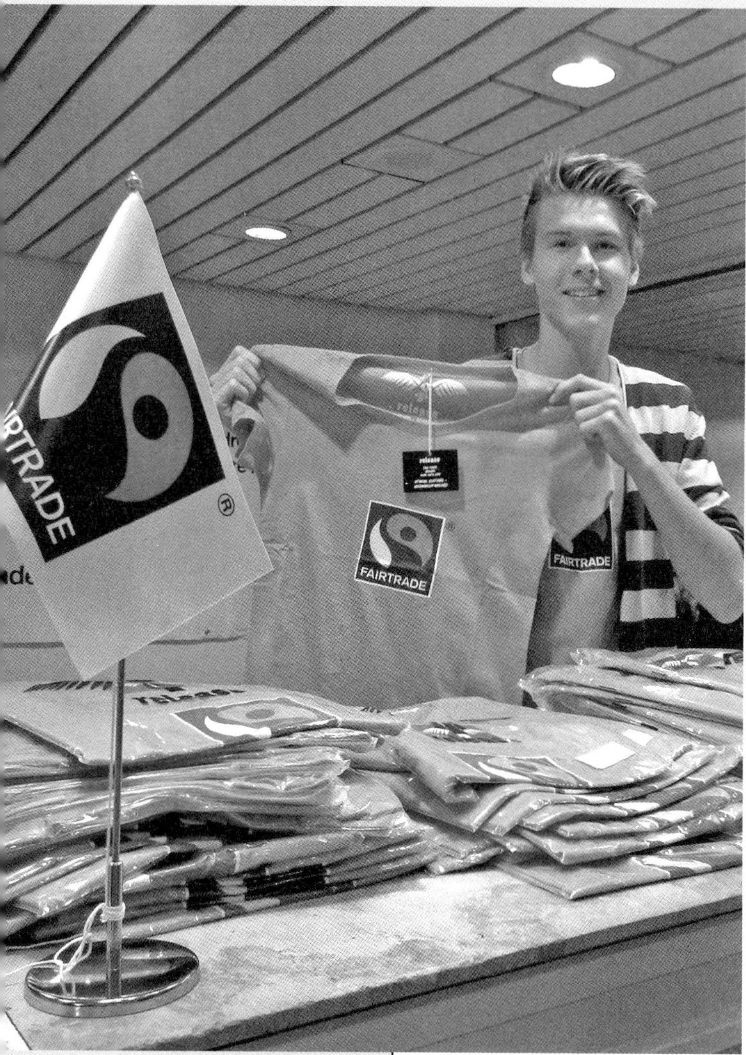

另類的城市更新運動

公平貿易城鎮這波大規模城市運動，從社區的角落包圍世界中心，訴求一個更公平正義的城市願景，讓公平貿易在生活中扎根。

近年來，國際社會上出現了許多關於城市的口號，像是「生態城市」（如美國舊金山）、「智慧城市」（如台北市），企圖為未來城市的發展凝聚一個方向，前者是聯合國推行的城市計畫，後者是IBM提出的科技城市願景。不過，全世界最大規模的城市運動，可能是世界各個角落的小市民正在打造的公平貿易城鎮（Fairtrade Town）。這個城市創新的願景，凝聚了公平貿易運動六十幾年來的歷史能量與社會資本，在世界各地持續成長，從社區的角落包圍世界中心，把地球村真正圈在一起，訴求一個更人道、更正義的社會。

到二〇二〇年為止，全球公平貿易城鎮的數量已超過二千個。要成為其中一員，必須達到五大目標：

一、地區議會要通過決議支持公平貿易，並同意在議會開會時，以及在其辦公室和餐廳供應公平貿易茶和咖啡。

二、公平貿易商品（至少兩種），容易在該地區的零售商店和咖啡店或餐廳買到。

三、公平貿易商品被一些辦公場所和社區組織使用。

四、吸引媒體報導相關活動，並爭取公眾的支持。

五、成立一個推動公平貿易的組織，專責推動公平貿易城市的落實。

而有些國家，如比利時，甚至提出第六個要點：支持在地有機作物。

嘉斯唐小鎮：全球第一個公平貿易城鎮

全世界第一個公平貿易城鎮，是英國西北部一個人口不到五千人的小鎮嘉斯唐（Garstang）。在這裡，美髮店與商店會在玻璃窗上貼著「我們支持公平貿易與在地食物」的貼紙，咖啡店提供公平貿易的咖啡與茶點，許多居民都曾身體力行，將發票退還給超商，要求他們販售公平貿易的商品。在嘉斯唐，你可以感受到居民迫切想要改善世界的熱情。推動公平貿易城鎮，發起人布魯斯・克勞瑟（Bruce Crowther）也不是一開始就成功，就像在二〇一四年第八屆國際公平貿易城鎮會議上，他對來自世界各地的公平貿易支持者說：「一開始我們只有三個人：我、我太太，跟我的狗，誰都不知道我們今天會走到這裡。」

嘉斯唐成為公平貿易城鎮的過程並不順利。發起人布魯斯在一九九四年促成樂施會嘉斯唐分會的設立，開始以公平貿易標籤作為推廣的工具，推動公平貿易概念。「一開始支持公平貿易標籤，因為我們認為公平貿易標籤是個工具，長遠來說，將能夠使公平貿易變得更通俗、並更容易走進主流。」然而得到的回應不外乎是「謝謝，我對我現在喝的咖啡很滿意」，或是「這並不會影響什麼」，相當令他沮喪。當時鎮上的教堂，雖然週日的早上會舉辦「早安咖啡活動」，用公平貿易咖啡為第三世界國家的貧窮者募款，但一般老百姓生活裡，喝的還是大品牌企業的咖啡，使得公平貿易過於政治性，淪於工具。

對布魯斯而言，過去當人們意識到他們的日常用品是剝削奴隸生產出來的產品，人們做出了選擇，廢除奴隸制度而改變世界，現今所謂的「血汗工廠」也是一樣道理：「既然我們

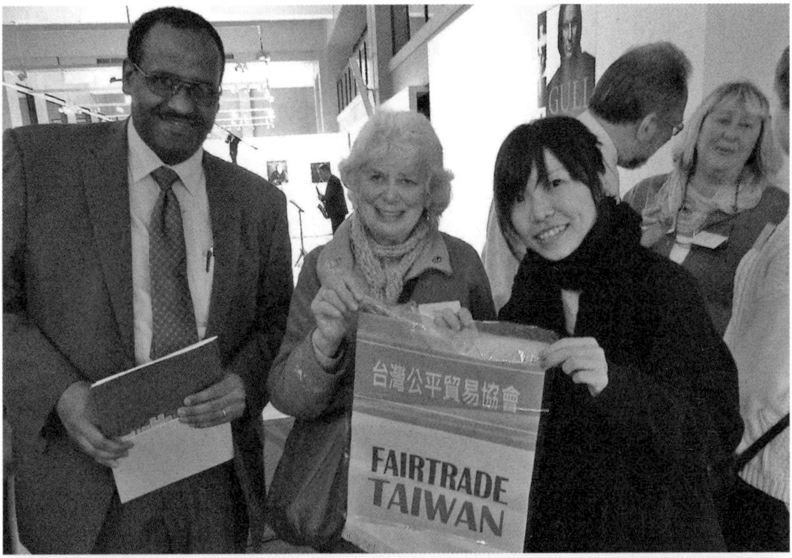
台灣公平貿易協會
FAIRTRADE
TAIWAN

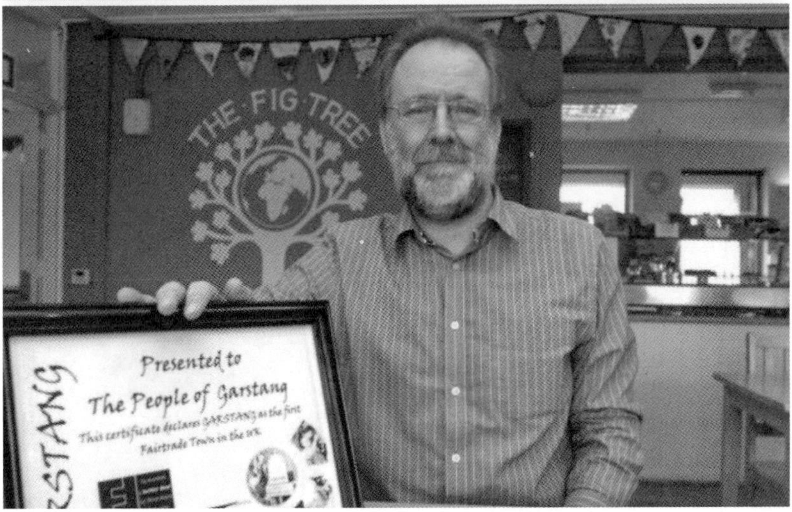
THE·FIG·TREE
Presented to
The People of Garstang
This certificate declares GARSTANG as the first
Fairtrade Town in the UK.

上：二〇一三年挪威公平貿易城鎮國際會議現場，台灣公平貿易協會祕書長詹慧珍和與會人士交流。
下：公平貿易城鎮發起人布魯斯·克勞瑟。圖片來源：www.blackpoolgazette.co.uk

知道一味追求高額利潤而剝削勞動者的貿易體制是錯的，為什麼仍無視於錯誤的存在？」

公平貿易提供了選擇，每當消費者購買一樣公平貿易商品時，同時也在發出一個訊息，代表他們不認同現在錯誤的商業體系。經過多年的努力，二〇〇〇年四月，布魯斯在一次公平貿易晚宴中，原本只想讓更多人透過晚宴認識公平貿易，不料卻意外地取得嘉斯唐鎮的居民支持，鎮民以投票的方式，「自行決定」成為公平貿易城鎮。

用公平貿易城鎮推動城市轉型

二〇〇一年，英國公平貿易基金會努力追趕上這個公民自主的運動，正式認證嘉斯唐成為全球第一個公平貿易城鎮，同時擬定一套「公平貿易城鎮目標」和行動指南，鼓勵更多的城鎮參與。二〇〇一年至〇六年期間，有二百零九個英國城鎮，被英國公平貿易基金會授與公平貿易城鎮的地位。為了將英國推動公平貿易城鎮的經驗推動到其他歐洲國家，一項由歐洲委員會部分資助的「公平貿易城鎮在歐洲」計畫，由歐洲幾個公平貿易標籤組織聯手展開，整理與蒐集了各個公平貿易城鎮的案例分享、公平貿易城鎮的五個標準，以及一個官方網站等。二〇〇六年十一月，首屆歐洲公平貿易城鎮會議在倫敦南岸大學舉行，確認公平貿易城鎮的模式適用於世界各國。

除了鼓勵新血加入，也有很多公平貿易城鎮的先驅，持續進行更新與深化的運動。像是比利時，雖然已有城鎮早已取得認證，例如布魯日（Bruges），但仍然有很多居民不知道自已住在公平貿易城鎮。為了持續深化公平貿易的意識，比利時公平貿易城鎮推動小組在二〇一三年提出「公平貿易城鎮2.0」方案，從既有的公平貿易城鎮裡選拔三位公平貿易城鎮大使，授與許多配飾，讓他們出門時可以佩戴，像是寫有公平貿易城鎮字樣的腳踏車座墊等等。

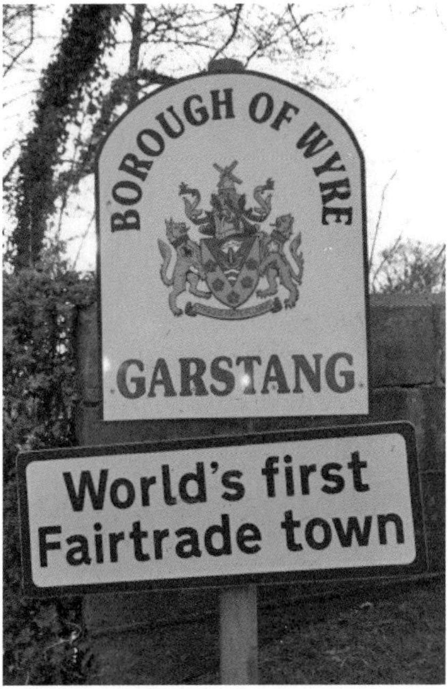

嘉斯唐的路牌標明它是全球第一個公平貿易城鎮。
圖片來源：fairtrade.inhead.pl/o-nas/fairtrade-towns

有些歐盟後進像是捷克、愛沙尼亞、愛爾蘭等國家，也在二〇〇五、〇六年左右，開始用公平貿易城鎮推動城市轉型。這些歐洲國家不但編列預算，還有辦公室與專案人員。

除了歐美的公平貿易城鎮外，亞洲的日本、香港、韓國也接連提出「成為亞洲公平貿易城市」訴求。日本熊本市在二〇一一年取得亞洲第一個公平貿易城市的殊榮，成功的原因無他，全賴於當地居民對公平貿易的認知與支持是否達到一個水平，地方政府是否參與支持，私人機構是否加入而已。

在二〇一三年聯合國大會前，公平貿易倡議辦公室發起行動，邀請全球二百多個不同國家的市長，包括馬德里、首爾與巴黎的市長都加入聯署，要求聯合國以公平貿易作為「聯合國永續發展目標SDGs」的範本與框架，制定二〇一五年之後全球可持續發展的參考。

該連署內容主要強調永續的發展必須兼顧社會、經濟與環境，並且強調貿易正義；所有的國家都應該檢視現行的貿易措施與條約，將公平性置於核心；政府與各地行政部門，應動員企業、學校、所有公私立單位，一起行動，像是支持公平貿易，改善貧窮生產者的生計、尊重勞動標準、禁用童工以及保護環境。也因此公平貿易城鎮運動成為公平貿易在各地茁壯的重要手段，因為它不僅源自一個要求更公平正義的城市願景，更是由一群平凡人的決心與毅力驅動，在全球生根與成長。

食物行動

如何成為一個公平貿易城鎮？

國際公平貿易城鎮推進委員會在二〇一三年公布了一套具體的方針與相關定義如下，當達到下列方針時，可向國際委員會提出公平貿易城市的申請：

1. 關於公平貿易的定義（FINE 2004）[27]

「公平貿易是一個基於對話、透明及互相尊重的貿易活動夥伴關係，志在追求國際交易的更大公平性，以提供更公平的貿易條件，並確保那些被邊緣化的勞工及生產者的權益（特別是南半球）為基礎，致力於永續發展，公平貿易組織則積極的參與支持生產者、認知提升及志在改變傳統國際貿易習慣的專案活動。」

2. 公平貿易產品

公平貿易產品所指稱的是依照公平貿易標準，只要有可能通過可信賴的、獨立保證的認證體系，像是國際公平貿易組織（FLO）或是世界公平貿易組織（WFTO）所生產出來的商品或是服務，且所有公平貿易產品皆來自符合公平貿易標準的生產者或是工人。不過，在生產完後的供應鏈，公平貿易產品是在兩個不同或是互補的管道銷售：

a. 經整合的供應鏈路徑：如世界公平貿易組織認證的成員或世界商店（Worldshop）。產品的銷售與進出口，都是由以公平貿易標準為核心、以公平貿易為扶持弱勢生產者之發展工具以消弭貧窮的組織來完成，在行銷的過程

27 FINE 2004：最廣為人接受的公平貿易定義，由 FINE 所創。FINE 是指一個由國際公平貿易標籤組織（Fairtrade Labelling Organizations International）、國際公平貿易協會（International Fair Trade Association）、歐洲世界商店連線（Network of European Worldshops）及歐洲公平貿易協會（European Fair Trade Association）四個公平貿易的主要組織所組成的非正式連線。資料來源：www.fairtradetowns.org

內嵌了公平貿易的倡議與推動。

b. 產品認證的路徑：產品經公平貿易認證組織像是國際公平貿易組織（FLO）認證。經公平貿易認證的產品代表產品的生產、交易、處理與包裝都符合國際性的公平貿易標準。

3. 國際公平貿易城鎮運動的任務

提高參與者的認知與能力，以動員與促進公平貿易產品的銷售，主要任務為：

a. 激勵、學習與蒐集最佳的公平貿易城鎮運動的實踐方式，以協助各國（包含發展中國家，經濟地理上指的南方國家）建立強而有力的公平貿易城鎮運動。

b. 發展與保護公平貿易城鎮的概念，奠基於對五個創始目標的認同。

c. 建立國際公平貿易城鎮的全球運動，以支持有利於公平貿易與貿易正義的政策制定，特別是發展公部門的倫理採購，以及公平貿易的倡議。

4. 共識的形成

國際公平貿易城鎮委員會的建議是：

a. 運動的名稱：各國的運動不必一定要用同樣的名稱。

b. 運動的標誌：各國的標誌不必一定要一致，但如果有國家性的標誌，則必須與該國地方級運動分享。

c. 五個目標：雖然新興國家的公平貿易城鎮運動對象未必一樣，但委員會強烈建議新的公平貿易城鎮運動務必要遵守五個創始目標。委員會並沒有意圖要強迫或是懲罰不遵守的國家，只是希望新加入公平貿易城鎮的國家，公平貿易運動能真正深入社區裡，而不是只有政府流於形式的參與。新興運動可以隨意的加入五個創始目標，但委員會強烈建議不要任意地刪除其中任何一個。

d. 目標達成的順序：雖然五個創始目標來自英國，但是在各國境內的公平貿易城鎮運動不一定要遵守英國達成的順序，不過國際級的順序，還是必須依照英國。

e. 各個目標的國際標準：因為各國面對的情況不同，所以沒有國際的標準。

f. 運動中所使用到的「公平貿易」與「公平貿易的產品」：英國二〇〇〇年所成立的公平貿易城鎮，是為了要推廣具有「國際公平貿易認證」的產品。然而國際間的公平貿易城

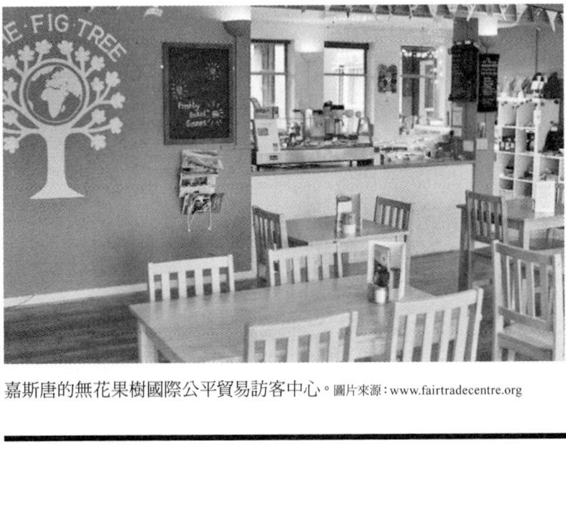

嘉斯唐的無花果樹國際公平貿易訪客中心。圖片來源：www.fairtradecentre.org

鎮運動如今推廣所有公平貿易的產品，並且也取名叫做「公平貿易城鎮」。各國境內的公平貿易城鎮運動，應該要將所有的公平貿易產品都包含進去，特別是有公平貿易認證的產品，包含是FLO或是WFTO，或是其他符合公平貿易標準、有透明獨立的監督機制以及可信賴的公平貿易認證。

g. 其他的基本準則

- 在國家層級的公平貿易城鎮運動，須有一個非黨派的協調組織，協調所有公平貿易推動組織（如WFTO的會員、FLO的會員），並有權利頒贈公平貿易城鎮的資格。
- 在國家層級的公平貿易城鎮運動，必須有一個協調員，參與國際層級的協調會議。
- 每二到三年，公平貿易城鎮的運動必須更新，以確保公平貿易運動的永續。

h. 公平貿易城鎮運動的所有權：公平貿易城鎮運動是來自市井小民的運動，所有權是屬於所有公民的。然而為了確保運動的合法性，國家級的公平貿易推進委員會的成員，必須是由各國境內組織代表組成、合議的方式運作。而國際級委員會協調員的任務不是管理，而是讓各國間的學習與交流可行。

i. 國際公平貿易城鎮推進委員會（FTT SC）：當具有公平貿易城鎮的國家數量達到二十四個時，國際公平貿易城鎮推進委員會由這二十四個國家遴選出協調員共同成立，以保持這二十四國家之間彼此學習與交流。主要任務為：

- 為組織者與倡議者強化國際公平貿易城鎮網絡：舉辦年度會議、定期召開推進委員會與協調員會議、維護公平貿易城鎮官網以及線上社群的問答。
- 帶領公平貿易城鎮網絡創造支持公平貿易與貿易正義的政策遊説運動。
- 發展國際級的組織，以協助與支持發展中國家的公平貿易城鎮運動。
- 發展與保護公平貿易城鎮的概念，奠基於對五個創始目標的認同。
- 與公平貿易運動（FLO、WFTO、Fair Trade USA、FTAO等等）內不同的利益關係人發展出參與式的對話。
- 募款

j. 國際公平貿易城鎮大使：英國嘉斯唐成為全球第一個公平貿易城市，而幕後推動者布魯斯也因此成為公平貿易城鎮大使，接待各地來拜訪嘉斯唐的客人，並且分享「嘉斯唐的故事」，以鼓舞與激勵各國公平貿易城鎮的推進委員會、國家級的運動或是新成形的運動。為了滿足這些需求，身為公平貿易城鎮大使的布魯斯在嘉斯唐開設了「無花果樹國際公平貿易訪客中心」（The FIG Tree Fair Trade Visitor Centre），以符合作為國際大使的基本角色：接待國際訪客、提供公平貿易教育、營運公平貿易咖啡店與小賣店。

k. 財務來源：國際公平貿易推進委員會與公平貿易大使都需要資源以確保運作的

永續。國際公平貿易城鎮推進委員會與各國公平貿易城鎮協調員因此有責任募集足夠的資源。國際公平貿易城鎮推進委員會需為相關的活動準備工作計畫與預算，並且在大會中通過。未來長期的可能資源來自：

- 推進委員會個人自願性的捐款
- 來自各國公平貿易城鎮運動的捐款
- 來自公平貿易運動主要利益相關團體的支持（FLO、WFTO、Fair Trade USA 與其他）
- 參與其他國際專案
- 其他

12 奧林匹克的良心

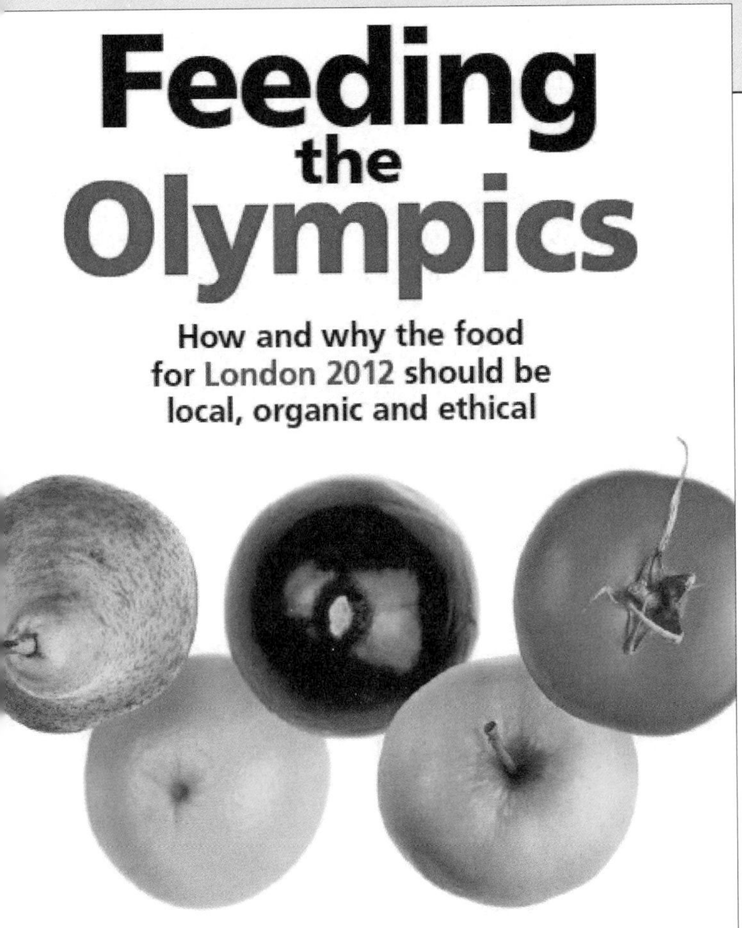
Feeding
the
Olympics
How and why the food
for London 2012 should be
local, organic and ethical
nef
sustain
Soil Association

圖片來源：www.soilassociation.org

激情之後，倫敦以食物重塑城市魅力

英國政府於倫敦奧運時提出「食物願景」：促進英國糧食生產的品種和品質，激發餐飲、飯店業積極改變，打造城市全新魅力。

奧運的舉辦，往往被視為國家行銷與宣揚國威的大好時刻，但同時也被譏為浪費國家資源、賠錢不環保的活動。二〇一二年的倫敦奧運，英國政府以食物政策，證明憑著創意、決心、動員、管理、策略，大型賽事活動也能不浪費、響應環保，甚至是幫助飲食文化變得更好的契機，將正面效益延伸下去。

呈現英國飲食的傳承與多元風貌

早在二〇〇七年，英國民間食物運動團體英國土壤協會（Soil Association）就提出「填飽奧運」（Feeding the Olympics），呼籲透過食物，讓即將到來的倫敦奧運成為最環保、最健康的賽事。二〇一二年，倫敦第三次舉辦奧運，英國政府史無前例提出「食物願景」（Food Vision）：運用奧運會所帶來的改變力量，慶祝與促進英國糧食生產的品種和品質，以激發奧運活動、餐飲業跟飯店業能夠持久、永續並積極地做出改變，讓健康的生活成為公眾議題。

也因此，倫敦奧運期間推出了「食物傳承」（Food Legacy）政策，動員的觸角深入到各種大小餐飲事業、餐飲服務人員、食材生產者、保全公司、廚師，還有各種國際級食物生產端與消費端的非營利組織，像是英國土壤協會、雨林保護聯盟、英國公平貿易基金會等的參與，而食物政策也顧及動物倫理與福利、環境保育等面向。

整個奧運比賽期間，供應一千四百萬頓飯，這個計畫不只是史上第一，也是全世界和

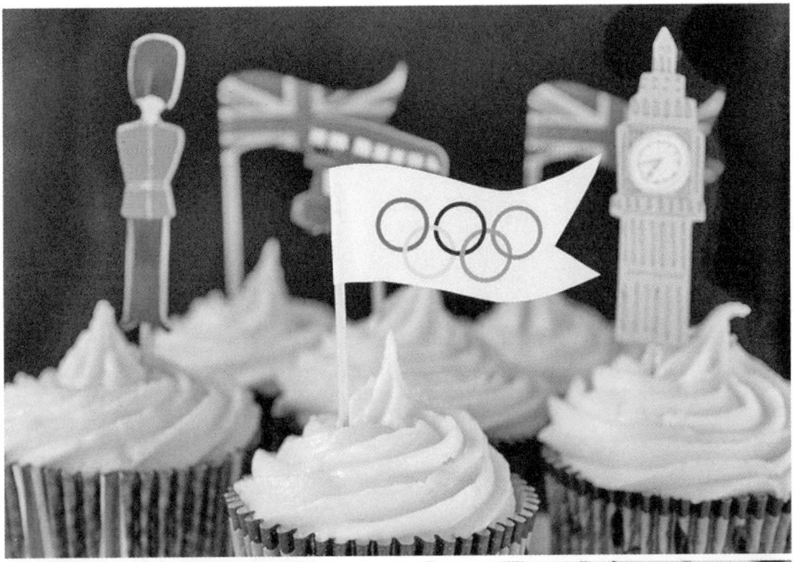

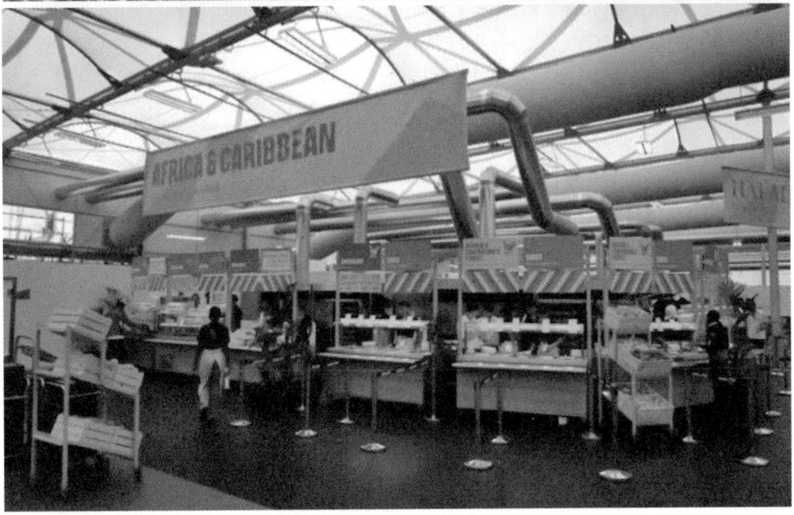

上：倫敦奧運期間的「食物傳承」政策為英國飲食文化帶來正面改變契機。圖片來源：www.flickr.com/photos/thegreenalbum

下：選手村餐廳。圖片來源：www.bonappetit.com（credit: Garrett Weber-Gale）

平時期以來，最大規模執行的食物政策。光是運動員，就將吃下一百二十萬頓飯，其中包括一千三百種不同的菜色。而奧運期間特許觀察員的用餐區，將會陳列一百五十多道不同的菜餚，不僅都是來自永續農法生產的食品，更意圖展示英國食品的多樣性與品質。

「食物傳承」政策的推動是為了呈現英國食物文化的多元性，用英國當地食材的風味與特色，呈現義大利菜、印度咖哩、炸魚薯條、英式肉派等特色佳餚，慶祝英國各地的產品與烹調方式。而為了表現倫敦的國際化，奧運場內一百九十五個國家的展示區，將供應從加勒比海風味到非洲烤肉、地中海料理到街頭小吃，呈現英國境內豐富的食材與烹飪廚藝。不過仍有亞洲的選手，認為選手村的食物不合胃口，導致表現不佳。

用公平貿易為城市打造新品牌

每屆奧運，理所當然地成為國際盛事，無論是富裕國家還是發展中國家的選手與眼光都會集中在這場賽事上，為了避免外界產生奧運浮誇奢華的印象蓋過奧運真正倡議的公平精神，讓國際能夠對英國更有好感，倫敦奧運委員會與英國公平貿易基金會合作，用公平貿易打造新的城市品牌。具體做法包含設立了標準，要求合作的餐廳與食物廠商，盡可能採用公平貿易的原物料，也明定用餐區，一定要提供咖啡、茶、香蕉等明確的公平貿易產品。

不過，英國公平貿易基金會的主席哈里．蘭姆特（Harriet Lamb）並不滿足於此，希望能夠持續推動，讓奧運甚至以後英國所有的賽事，無論是工作人員衣服、選手的毛巾、頒獎典禮用的鮮花，都優先採用公平貿易的產品，以利影響更深化。而哈里．蘭姆特也希望藉由奧運盛事，讓更多人認識公平貿易。

堅守環保永續的承諾

除了飲食多樣化外，為了滿足永續承諾，倫敦奧運的食物願景政策規定，所有供應的蔬菜與水果都有「紅牽引機」（Red Tractor，生產過程滿足環境保育、衛生、動物倫理與福利的認證）標章；野生魚類（烏賊除外）都遵守海洋保育協會（MCS）規定，不食用有生存危機的魚類，並且符合永續漁業的規範。所有香蕉、茶、咖啡、糖、紅酒跟白酒，都採用符合道德採購的公平貿易產品。另外一個政策野心，是推動「零浪費的奧運」，除了對包裝材質有規定，也對回收分類費了許多苦心。

但是，國際賽事難以避免麥當勞、可口可樂、寶橋、吉百利等大企業的贊助，尤其麥當勞從一九六八年就開始贊助奧運，造成許多人質疑倫敦奧運委員會的食物政策是否能夠達成。「食物傳承」的執行單位表示，經過努力協商，麥當勞在奧運期間所用的雞肉都是英國本地生產，同時也提供有機牛奶，兒童餐也開始提供水果。此外，在選手村的麥當勞餐廳，不只採用可回收材質建造，店內陳設也貼出英國農產地的地圖，讓消費者藉由食物，更認識英國的土地與生產者。

小生產者亦蒙其益

另外值得一提的是，除了贊助商外，倫敦奧運期間所有的食物供應商，都不得有任何品牌行銷舉動，這樣是否真的能為小型食物生產者帶來好處？ＢＢＣ特別拜訪位在伯明罕的一家小食品供應商，該公司為一家社會企業教育與訓練失業青年製作糕點，負責供應這次奧運比賽的英式杯子蛋糕。公司負責人表示，儘管沒有品牌行銷與宣傳的效益，卻讓他節省更多宣傳經費，大量的採購量使他可以訓練更多失業青年。該公司的員工，同時也是一名原本失業的青年說：「找不到工作讓我很沒自信，現在我會烘焙了，我相信以後也能靠這項本領找到其他工作。」

倫敦奧運期間規畫與執行的「食物傳承」[28]政策，在激情褪去後，繼續以食物的生產、製造、運送、消費等面向，影響英國社會。例如倫敦奧運的主場館伊莉莎白女王奧運公園（Queen Elizabeth Olympic Park），在二〇一三年五月成立第一間咖啡館，仍然以高標準的食物規範，執行「食物傳承」政策，讓一向不怎麼強調吃的英國，繼續用食物傳遞出永續、文化、公平正義的新形象。

28 官網：www.sustainweb.org/foodlegacy

食物行動

奧運城市：食物願景的成就

根據英國奧運委員會食物部門的報告，二〇一二年推動的「食物願景」政策，達到了許多成果，我們不僅可以看到這些成果，也可以看到「食物願景」所兼顧到的層面：

公平貿易	以高標準大量採用公平貿易的產品，例如茶、可可、香蕉、巧克力、蔗糖、橘子與粉紅葡萄酒。
動物福利	使用百分百野放（free-range）雞蛋，也花費了一番努力，讓許多大廚與廚師們，確保肉類產品符合英國動物福利組織RSPCA有關動物福利的高標準。
英國農業	高度使用產自英國的在地與季節性的食材，並且都通過「紅牽引機」（Red Tractor）的認證，特別是牛奶、起司、新鮮肉品、季節性蔬菜與水果，以及麵包。
永續漁業	使用可持續野生捕撈的海鮮，以幫助珍貴的海洋生物復育，讓海洋生態可以留給下一代。
農法的環境標準	例如有機牛奶，搜羅來自高動物福利與環境標準的農莊。
公眾參與	成功地整合與動員民間組織，將想法落實到菜單上去，以喚起廣大參與民眾對食物重要性的認知。
更健康的飲食	在英國奧委會的協助下，運動會中最重要的水，可以在各個角落免費取得，非常多人自備水壺，以飲水取代飲料。
鼓勵產業改變	倫敦二〇一二年的食物願景標準，為各種活動與產業發展了標準典範與執行案例，以鼓勵未來的活動主辦單位與產業，都可以提供更健康與永續的食物選擇。

第二部

西歐、北歐、南歐

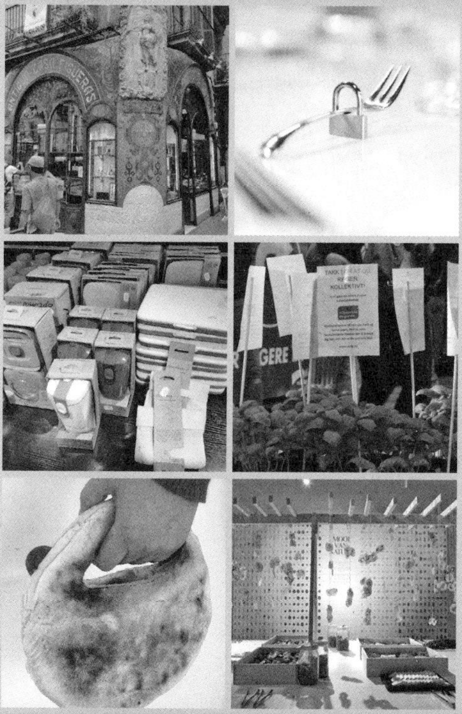

PART

TWO

13 巴塞隆納的美食漫步

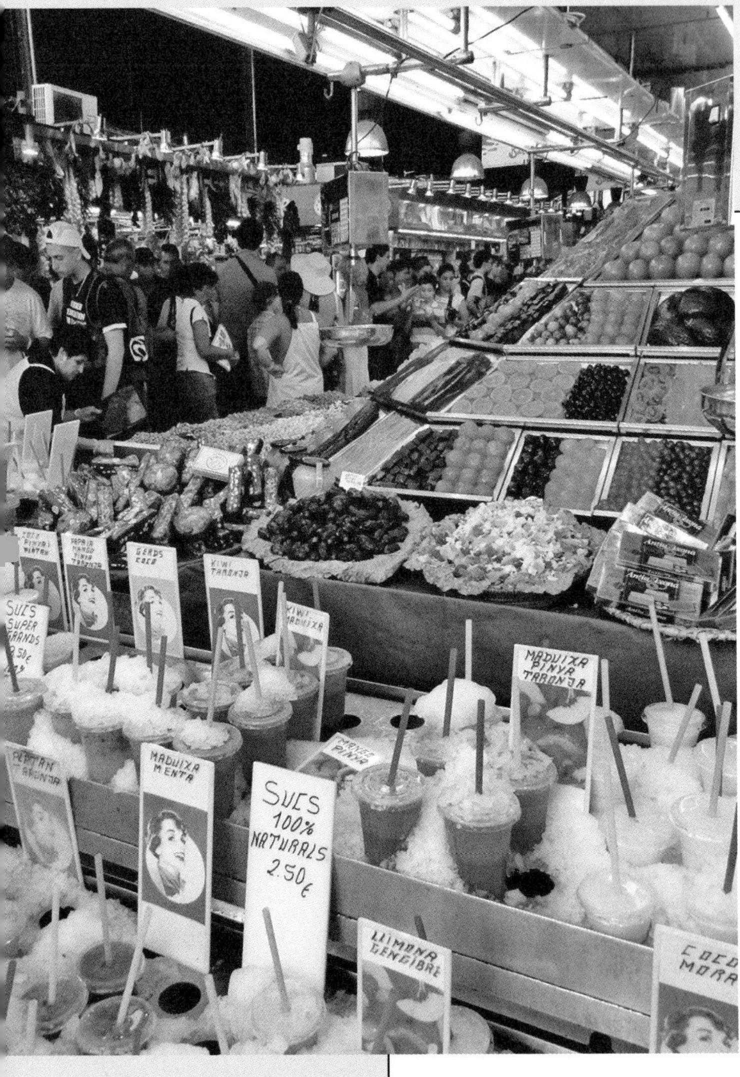

一口一步，品嘗獨特的風土

旅遊中的美食漫步行程，讓我們體驗到傳統的儀式與文化，也認識了該地風土與食物產業的美味歷史。

飲食與旅遊本來就密不可分。在旅途中吃到一頓美味食物，能夠慰勞身心的疲憊，旅者也往往透過食物來認識當地。

不論是抱著朝聖心情去探訪異地的食物，接觸一個文化最真實的樣貌，還是透過食物來降低文化衝擊，甚至透過食物，讓觀光客來述說一個他者的文化，形成本身文化認同的過程……我們身上都還流著對食物崇敬的血液，用食物來連結過去與現在，連結土地與環境。飲食行為與觀光旅遊的關係密切，因而不能不認真看待。打造成一種儀式，傳遞出一種訊息，體驗到一種文化，遠比為了促銷而辦節慶，來得更重要。

食物旅行親炙當代活遺產

在歐洲，各種食物博物館讓人大開眼界，有些是政府的，有些是私人的。像是位在愛爾蘭第三大都市科克的奶油博物館，陳列著小鎮奶油產業的過往；或是隱身巴黎巷弄裡的紅酒博物館，娓娓道來紅酒與法蘭西的親密關係，展示著各時代釀製紅酒的器具，這些都不是倉促旅人可以占領的景點。

有些地方則推出了食物旅行，傳授活的食物資產，例如紅酒之旅、起司之旅或是烹飪之旅等等，帶著你到產地，或者逛當地的菜市場，認識在地食材的過去與現在，同時，在旅程中學習行家的知識、製作的過程，讓你走完一趟也能成為專家，充滿成就感。這些特別的旅程，往往需要好幾天，甚至好幾個禮拜的時間才能看完，有些還所費不貲。

我到西班牙巴塞隆納的時候，意外發現了一個很適合背包客參加的食物旅行。這個行程並非官方規畫，而是由當地「布格利亞商業發展協會」所支持的專案。這個食物行程隱藏在「巴塞隆納漫步導覽行程」（Barcelona Walking Tours Guide）的宣傳手冊裡，主要是引導背包客規畫在老城區的觀光行程，項目包含哥德建築、現代主義、畢卡索、海洋歷史與美食，透過一連串的食物體驗之旅來感受一個城市。

美食漫步行程的文案是這樣寫的：「在舊城區中，發現巴塞隆納的美食文化與享受一場充滿香氣的旅程。在這段步行的旅程裡，你不但會了解巴塞隆納烹飪的歷史、參觀一些有歷史的美食商店，還能得到一些樣品！吃個飽吧！」看了就非常吸引人前往。一天之內，會有導覽員帶著你參觀舊城區內知名的美食老店，品嘗在地人吃的東西，以及逛逛巴塞隆納知名的百年老市場布格利亞（La Boqueria）。不過這行程只在週六、日出團，一天是英語導覽，一天是加泰隆尼亞語[29]、西班牙語導覽，最好能事先預約。

我沒能跟上這個行程，但靠著旅遊中心人員的指引和美食導覽地圖，我展開了個人版的巴塞隆納美食漫步之旅。

百年老店與市場活出飲食歲月

巴塞隆納舊城區的老店，大致分布在蘭布拉斯大道上。第一家體驗的是歌劇咖啡館（Cafe de l'Opera），可追溯到十八世紀，當時是一家小酒館，以華麗的現代派裝飾、新古典主義裝飾細節為特色。十九世紀時改建成一間巧克力館，增添了維也納風格的家具，光是店內的擺設裝潢，已經讓人有置身時光隧道的感覺。來到這裡絕對不能錯過的，是品嘗西班牙獨有的超甜超濃「熱巧克力沾油條」——油條其實就是原味吉拿棒，口感有點像炸麻糬。

另一側的布格利亞市場始於十三世紀，充滿了光與絢麗的色彩，販售從世界各地來的水果、香料、肉品、海鮮，還有熟食小販。巴塞隆納人好似很知道怎麼呈現出自家食材的美感，菜市場的氛圍有著媲美藝術的境界，斑斕耀眼。我在市場裡走著，攤位上的食材新鮮可人，屋頂透進來的光線隨著我的步伐移動而改變，好像走在林布蘭的畫裡。

接著往派崔克索街（Calle Petritxol），這條古老街道記錄了巴塞隆納的百年風華，一進到路口，就被街道兩旁的磁磚畫吸引。過去在巴塞隆納，每一個店家的職業都會用磁磚來記錄，如果你是屠戶，磁磚上會畫著一個人宰豬的圖案，貼在你家門口。特別的是，派崔克索街的磁磚畫記錄的是發生在這條小街上的故事，好像漫畫一樣，每隔幾戶就有。有人叫這條街「巧克力街」或「甜品街」，因為街上林立了許多這類的百年老店。我找了家老店坐下來，點了知名的「加泰隆尼亞烤布丁」。這個烤布丁不僅有布丁可烤，還有歷史可「考」，據說由北非傳入，已經流傳數世紀，是當地慶祝父親節的甜點。

29　巴塞隆納是西班牙的加泰隆尼亞自治區首府，加泰隆尼亞一直處在爭取獨立的狀態，希望脫離西班牙，他們也試圖用文化認同的方式，傳達加泰隆尼亞的自主性與獨特性，好跟西班牙區分。

吃完布丁，意猶未盡，於是又點了一杯我路上一直看到的飲料「Chufa Milk」，一種西班牙獨有的飲品。Chufa，中文翻譯為油莎草，又叫鐵荸薺、老虎果（Tigernuts），最有價值的部分是它的塊莖，富含油脂與礦物質，營養價值非常高。最早使用油莎草的是埃及人，在尼羅河沿岸種植，隨後傳到各地去，目前唯一有商業種植的是在西班牙的瓦倫西亞地區。瓦倫西亞人最早把油莎草的塊莖做成一種叫做歐洽塔（Horchata）的飲品，通常加了水和糖，也有人加扁桃、米飯或大麥，喝起來很像椰奶，但味道沒有那麼重。真好玩，喝一杯飲料，我又認識了一種植物跟食物的文化。

這份巴塞隆納的美食漫步地圖上，

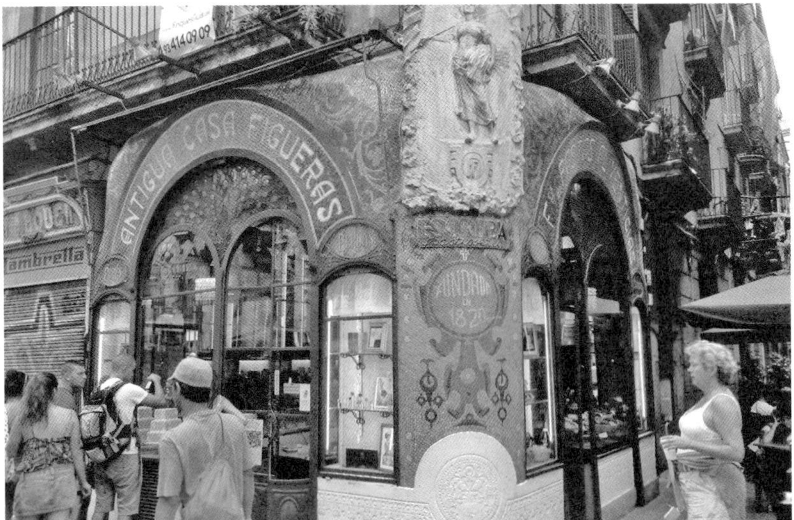

循著巴賽隆納的美食漫步行程路線，一路上，體驗此地繽紛、多彩的美食歷史與文化，感受豐富的人文活力。

還有百年的老咖啡店、傳統食品雜貨店、傳統的聖誕節慶甜點店、香腸店、葡萄酒店與巧克力博物館等等，也特別使用不同顏色的符號，把新銳的創新料理放了進去。跟著地圖漫遊品嘗，還能得到深度的知識，深切感受巴塞隆納人生活的繽紛。

入境隨俗，享受 Tapas 文化

除了這個美食漫步導覽行程，熱愛巴塞隆納的市民，也自己開辦各種美食旅程，像是「Tapas 之旅，大約在二到三小時間，由導遊帶領你吃遍巴塞隆納四間最好吃的 Tapas 店；還有號稱「讓你吃得像個道地巴塞隆納人」的食物旅行團。來到這裡，不妨參加「高第早餐行程」，告別英式火腿、煎蛋、鬆餅與楓糖漿，來頓西班牙的油條早餐。

來到加泰隆尼亞，若要享用一頓聞名遐邇的「分子料理」[30]，也許要提前好幾個月預約，價格更是不菲。比較起來，西班牙傳統食物非常美味且價格可親，像是伊比利火腿、橄欖油、海鮮飯與雪莉酒，以及獨特的飲食文化 Tapas，一定不可錯過。

Tapas 可以翻譯成小菜。在西班牙，男男女女都喜歡在小酒館裡交際聊天，喝著酒，吃著 Tapas。有時候當成正餐，有時候下午休息時間跟三五好友聚會時吃一點，或當作下班後、晚餐前跟友人社交的小點。從吃 Tapas 的習慣，就看得出來西班牙人的隨性與愛好社交的性

30 掀起世界分子廚藝浪潮的名廚阿德里亞（Ferran Adrià）就是來自加泰隆尼亞，他經營的鬥牛犬（El Bulli）餐廳也位在此區，曾有全球最佳餐廳美譽，已於二〇一一年停業。

格。而一個小小的酒館，往往能夠拿出數十種不同的 Tapas，顯見西班牙人對菜色變化要求的高度，也看得出當地創意活潑的文化。

我在巴塞隆納追逐傳統 Tapas 的過程中，意外感到一種鄉愁：傳統西班牙棕色陶盤裝盛的 Tapas，在市區的蹤影逐漸減少，傳統的味道和菜色也不再那麼普及了。相對地，融合了法式精緻料理風格與技法的創意 Tapas，吸引了更多人的目光，加上近年 Tapas 餐廳的經營，也逐漸從獨立小酒館往連鎖店發展。我走進當地當紅的 Tapa Tapa 連鎖酒館，琳琅滿目的 Tapas 迎面而來，用料新穎、創意新奇，味道當然好吃極了，卻沒有我想像中傳統小酒館的人情味與家鄉味，也讓我生出一種「沒有辦法與當地拉近距離」的失落。

這趟背包客的食物旅行，不過一個禮拜，卻讓我覺得自己「很巴塞隆納」。巴塞隆納的人情世故、繽紛色彩、熱情奔放，以及獨特的風土，都濃縮在這追逐美食的漫步裡。

14 挪威大選，綠黨以剩食出奇招

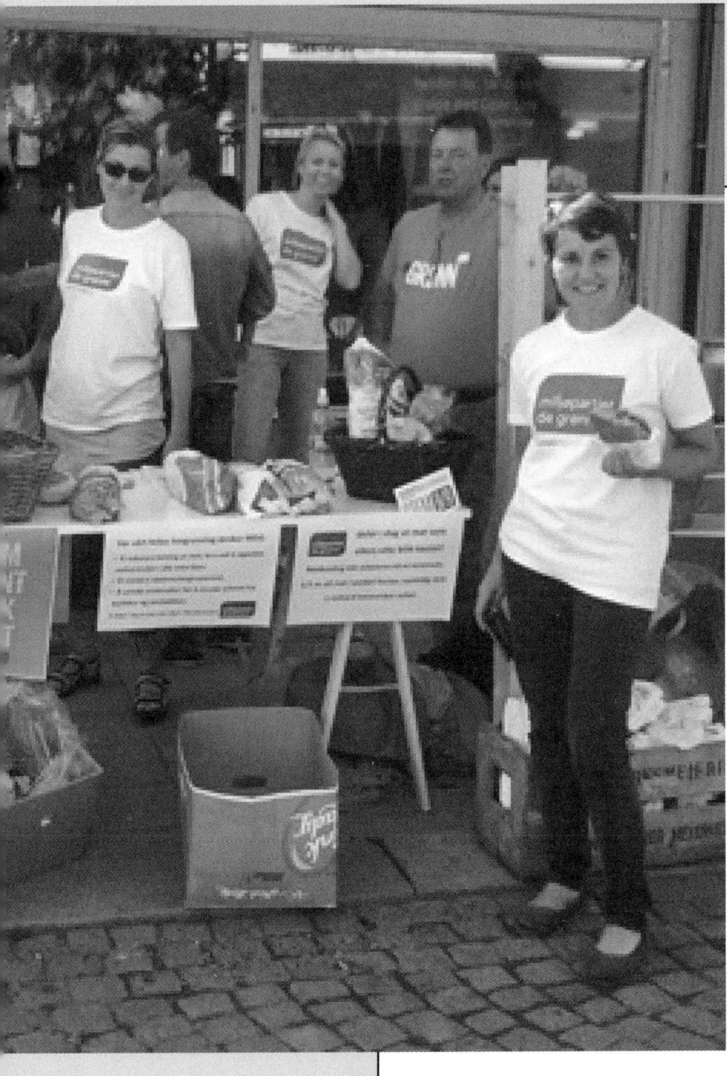

北歐國家以打擊剩食、環保訴求吸引新選民

白食族以行動打擊剩食，拒絕再以金錢繼續支持錯誤的糧食體系；綠黨則以充滿創意的食物策略，打出綠色訴求。

挪威，因為天然資源與石油產業帶來龐大的外匯收入，成為全球第二富裕的國家。各種漁獲，不僅是挪威珍貴的海洋資源，也是許多人對挪威美食的第一印象。不過，挪威因為宗教的關係，從來不鼓勵在食物上奢侈享受，雖然現在國家富裕，但一般人早餐通常是麵包配起司，或塗上奶油抹醬等等，相當簡單。事實上，挪威的食物之貴，連其他歐洲人都大嘆吃不消，一向習慣廉價食物的美國人，來到挪威自助旅行，也只能繼續啃冷凍比薩，為荷包把關。

不過，近年挪威人似乎對食物的興趣越來越高。走在挪威北部知名的極光勝地特羅姆瑟（Tromsø），市中心掛滿了美食節的路燈旗，在市府前的各種美食攤位，免費分送各式美味佳餚的小樣品給居民與遊客品嘗。隨著民眾對食物的關注增加，挪威綠黨在二〇一二年國會議員的選戰裡，打出了充滿創意的選戰策略，用食物來吸引民眾對綠黨的興趣。

靠食物議題拉抬綠色訴求

綠黨，是一個以「綠色政治」為訴求的國際政黨，它更像是國際性的環境運動，在世界各地深耕並逐漸開花結果。像是德國綠黨、澳洲綠黨等等，在國會都有席次，有助於改善當地永續發展的進程。挪威綠黨成立了二十五年，經過長期慘澹經營，終於在二〇一三年取得一席國會席次，此次選戰策略議題緊扣著氣候變遷，以及要求更好的生活品質。

挪威因為地形關係，水力充沛，所有的電力都來自水力發電，沒有任何石油與火力發電的汙染問題，也因此，挪威政府對自己的永續政策十分滿意，不過挪威綠黨可不這麼認為！挪威每年來自石油產業的高額收益，高達四點五兆挪威克朗，為了避免高額的收入在石油與天然氣用罄後消失，挪威成立了國家石油基金，將石油的收益用於投資海外國家，過去曾投資巴西的大壩，結果逼迫當地四萬人遷徙，並且毀掉部分的亞馬遜雨林。

因此挪威綠黨主張，在未來二十年內要消除挪威所有的石油產業，並把所有油元的收入，用在提升人類健康與生活品質上。他們說：「如果世界最富裕的國家都沒辦法達到必要的改變，那有誰能領導改變呢？」

而隨著肉食人口增加，挪威在巴西種了很多黃豆，以餵食牲畜，但這些肉的代價卻是砍掉巴西雨林換來的。挪威綠黨認為這樣的食物供應鏈並不永續，政府也應該負起責任。

為了打贏這次選戰，挪威綠黨使出創意妙招，用食物議題來提高知名度，突顯政黨主張。例如，挪威雖然所有的電力都來自水力發電，但是許多私家小轎車仍是使用石油，因此綠黨將自己栽種的羅勒葉，贈送給搭乘公車與騎腳踏車的民眾，鼓勵市民多多使用大眾交通工具，也支持在地食材、鼓勵減少食物里程。此外，為了突顯國家的剩食問題，競選團隊洽詢超市或餐廳將到期或是快過期的食物捐給他們，再由他們發送給路過的民眾，很多挪威民眾都反應真的很喜歡這個點子。

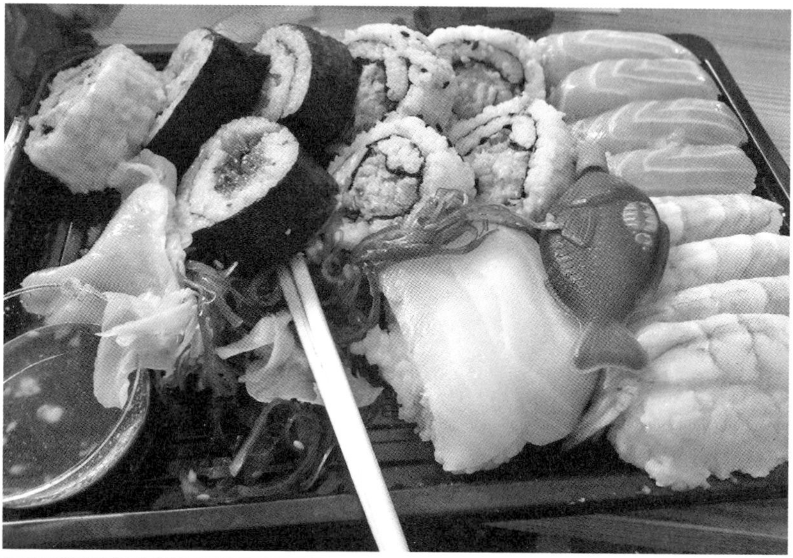

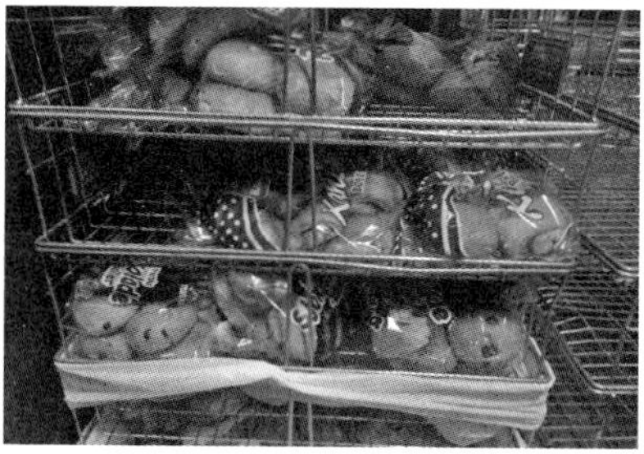

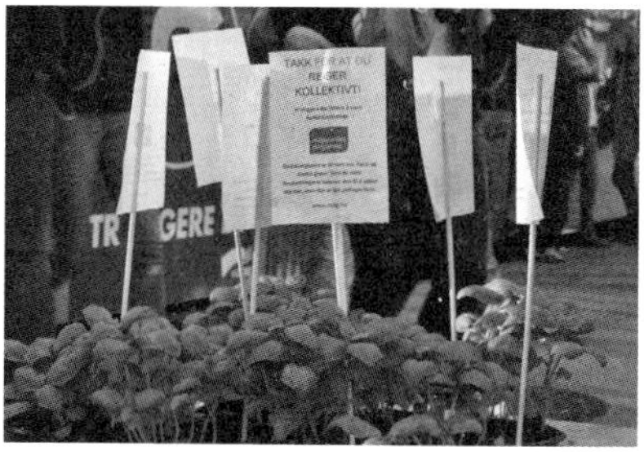

上：白食族在挪威超市的垃圾箱不難找到乾淨完整的各種食物。
下右：挪威綠黨送小盆栽來突顯政黨綠色主張。
下左：跟業者募來即期食品發送給民眾，是挪威綠黨突顯國家剩食問題的一項選戰妙招。

剩食有理就該堅持

我到挪威時，特別拜訪了挪威綠黨辦公室，其中一位工作人員尼克（Nick，化名），同時也是忠貞的「白食族」（Freegan）——即「拒絕購買食物的剩食者」。七年來，他從未花過一毛錢在食物上，也從未開口向店家討過，因為超市後面總有拿不完的剩食，他只需主動去覓食便能有所收穫。他拿出他在超市與餐廳關門後拍到的剩食照片，真的讓我們非常吃驚：有乾淨完整的麵包、壽司、鮭魚、絞肉等等，被大量丟棄在暗巷與垃圾桶裡，而這些食物的產製不知道消耗了地球多少能源。

歐盟的食品管制，一向有非常嚴格的食品安全規範。像是歐盟國家所生產的雞蛋，因為有病毒的疑慮，依照規範，可能因為幾個禮拜的有效期限到了，就必須丟棄。挪威當地的雞蛋其實可以放上幾個月，雖然挪威不是歐盟國家，卻也遵守歐盟的食品規範，讓明明可食的挪威雞蛋到期了就被丟棄，尼克覺得非常荒謬：「其實靠我們天生的嗅覺，就可以辨別食物的可食性，我認為有效期限的標示方式應該要改變。」他認為，根本的解決方式，是將食物有效期限改成兩個標示：一個是最佳賞味期限，另一個期限才是過期了絕對不能吃。

為何他們會如此堅持以行動對抗剩食呢？尼克正色說：「我沒辦法花錢去支持錯誤的糧食體系。我們應該想想，為什麼這些商店有這麼多剩餘的食物？因為他們有很多的錢，我為什麼還要送錢給他們？我小時候去過非洲，看到很多人都吃不飽飯，這樣的糧食生產體系是錯誤的！」他強調：「丟掉這些食物造成很多成本浪費，我們應該要有政治手段來解決，例如對丟棄的食物課稅，或至少讓人可以免費取得這些被丟棄的食物。」

剩食的議題已逐漸在全球蔓延開來，像是在歐洲逐漸知名的剩食運動「要食物不要炸彈」（Food Not Bomb，見一七四頁），就鼓勵大家盡量用剩食當三餐，而挪威最近也出現了「食物銀行」（見七六頁），透過蒐集還未被人為丟棄的食物，分享給社會中需要溫飽的弱勢族群。

在食物價格高昂的挪威，綠黨憑食物策略於選戰出奇制勝，成功打動民心，更加令人好奇未來在食物相關議題上，他們又可能為挪威人民帶來什麼樣的改變。

食物行動

白食族：跟消費主義說掰掰

白食族（Freegan），可不是說那種到人家喜宴、記者會、各種聚會上「蹭飯」的白吃白喝族，而是指一群採用不同策略生活、盡可能不參與傳統經濟體系、盡可能不浪費地球資源的人。這樣的生活態度與意識，起自於一九九〇年代中期的反全球化運動以及環保運動。

成為白食族的人，從拒絕買食物開始，專門撿拾還能吃但被丟棄的食物養活自己。有些白食族不開車、不搭乘大眾交通工具、不租房不買房，甚至不工作。因為這樣激烈地拒絕消費，並與傳統經濟體系切割，白食族被視為一種反消費主義的社會運動，成為白食主義（Freeganism）。

這群人不是乞丐，至少我所認識的白食族，有些還是網路高手，選擇這樣的生活態度，其實來自於一種使命感。Freegan 是由 Free 與 Vagan 二字組合：素食者（Vagan）認為肉食破壞地球、動物生命權被剝奪因而拒絕食肉；主流經濟體系鼓勵消費、製造浪費，物質欲望讓人變得自私貪婪，因此拒絕繼續參與由大企業操縱的消費社會，他們要從慣有的經濟體系中解放自己，因此自稱為 Freegan。白食族樂於分享資源、關心社會、參與社群，為了拒絕參與慣有經濟體系、減少不當消費，他們以另類的生活方式表達訴求：

1. 重新使用廢棄物

在歐洲看到有人在翻垃圾筒，尤其是年輕人，可別以為是高失業率的關係，年輕人都來撿垃圾，這些人很可能就是白食族。無論是食物還是生活用品，慣有的經濟體系一直鼓勵消費新的、好的，並大量遺棄還可以用的、甚至是全新的物品。因此白食族要重新發掘、使用這些可吃、可用的廢棄物。

2. 減少浪費

白食族鼓勵大家以「交換」代替「購買」，將自己用不到的東西與別人交換，例如舉辦二手物交換活動，或是成立二手物交換網站，或是以物易物。

3. 對生態系友善的交通工具

以單車代替大眾交通工具或是自小客車，減少對環境的衝擊與影響。有些白食族成立了社區的單車社團，不僅共享單車，也分享停車空間、修理技巧，創造新的社群文化。

4. 免費的住房

白食族認為，居住是人的基本權利，不應該花錢才能居住。因此有些白食族將毀壞、被遺棄的住房重新修繕，以無償的方式分享給其他人，甚至還形成旅行性質的社團，讓全球白食族在各地移動時，都有落腳的地點。

5. 綠化食物生產鏈

白食族除了拒絕消費食品工業外，更鼓勵自己動手種植自己吃的蔬菜。而另外一種對抗，是拒絕大量使用化肥農藥、基改作物導致地球物種消失，寧可自己在野外採集食物的方式。

6. 減少為了金錢的工作

以上五種生活方式，都可以減少對工作的需求，逐步從被金錢操控的經濟體系裡解放，轉而有更多時間投入到以家庭成員、鄰居、社區為主的「核心經濟」。白食族鼓勵大家使用「時間銀行」（Time Banking），那是一個交換勞務的網站，當你貢獻出你的時間為社群勞動某件事時，你就儲蓄那段勞動時間，當你請社群成員花時間為你貢獻勞務時，你所儲蓄的勞動時間就會被扣除，但那個成員的儲蓄時間就會增加。

很多人可能會被白食族的做法嚇到退避三舍，但是靜下心想，很多做法已經或多或少的被不同的團體執行與實現，而這群人其實是非常和平親切的人，讓我們的地球變得更好而已。

15 歐洲「食物再設計」新浪朝

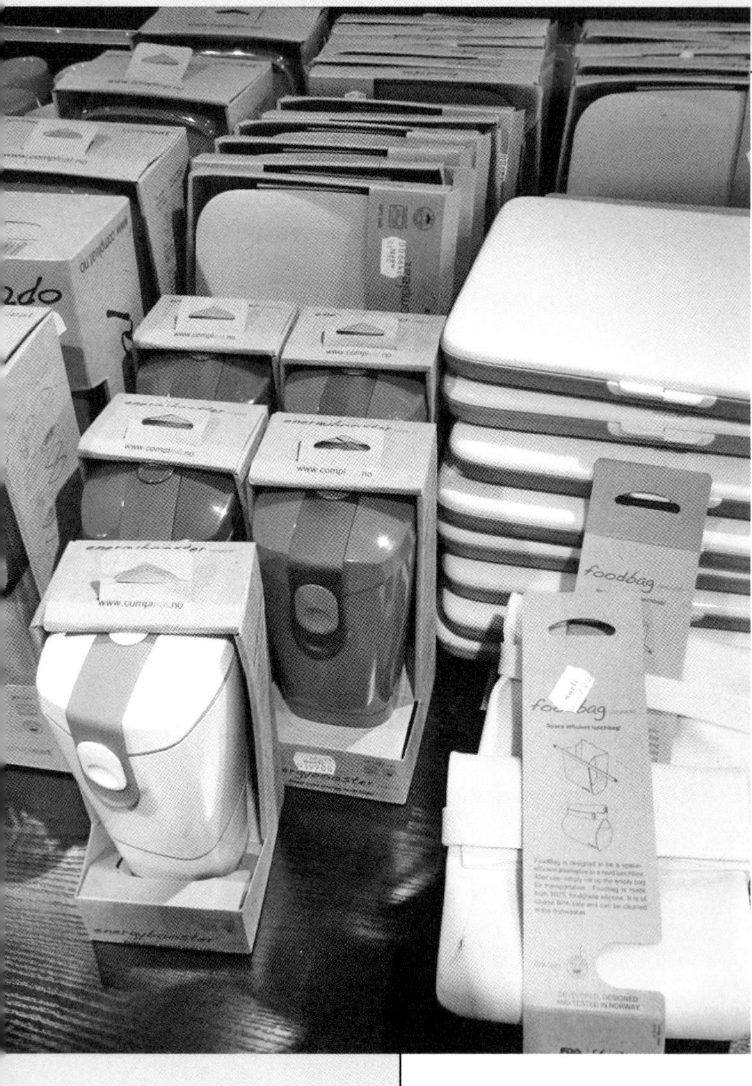

為食物而設計、用食物來設計

食物的再設計，在歐洲掀起新的浪潮。它探索食物與社會的關係，將食物作為社會訊息的載具，發展出六大新的食物設計領域。

每一種食物的背後，總是有許多文化與社會訊息可解讀。譬如，你有想過食物本身的形狀嗎？為什麼魚排是長形或是方形？你有沒有發現，越來越多的食物外觀，已經變成一種固定的樣式，甚至食物的香氣、顏色、口感、咬起來的聲音等等，都可能被設計過。

人類設計食物，已經有上千年的歷史，綜觀我們身邊的食物，都有人類文明發展的痕跡。近年來許多新銳設計師在食物上大作文章，從食物的設計，延伸到對社會及文化領域的探索，激發我們思考食物背後所傳達的訊息。

自一九九七年以來，食物設計開始在歐洲掀起了新的浪潮，然而對台灣來說依然是很陌生的領域。新興的食物設計，不圍繞著烹飪的方式，而是開始探索食物與社會的關係，將食物作為社會訊息的載具，逐漸發展出六大食物設計領域：為食物而設計（design for food）、用食物來設計（design with food）、擺盤設計（dish design）、食品設計（food production design）、與食物有關的設計（design about food）、飲食空間設計（food space design）。

改變食物形體，傳達社會訊息

西班牙設計師馬帝．古克斯（Martí Guixé），拋棄食物的製作傳統，提出食物「再設計」的可能性。他不談廚藝，不談工具，也不談食物的口味與質地，而是談食物的社會性。

馬帝．古克斯原本以室內設計與工業設計的作品聞名，他長期與鞋類品牌 Camper 合作，為其設計店面與形象。一九九七年，他開始用不同以往的方式來創作，以食物為主題來表現設計概念。二〇〇一年以後，他自稱為「前設計師」（ex-designer），以定義他所從事的設計活動，跟傳統概念下的設計師不一樣，他不是要使事物變得有型有樣，而是要用創新的概念打破設計框架，用設計去質疑、顯現、影響當今人們的行為。

古克斯試著探索食物在人體工學或功能性的潛力，或是成為傳遞訊息的載體，他的「再設計」改變了食物舊有的功能與外貌。他認為，在傳統飲食轉變成工業生產食品的過程中，不僅成分改變，更遠離健康，因此他把巧克力設計成工業零件，透過手工組合，可以變成一把立體手槍，讓人動手玩得不亦樂乎的同時，也讓人思考「工業食物也可能是殺人凶器」。他把有機青豆畫上二十世紀婦女的臉孔，讓青豆變成訊息的載具，推崇自然飲食的價值。

食物設計與城市的對話

跳脫傳統食物製作範疇的，還有英國建築師兼《飢餓城市》（*Hungry City*）一書作者凱洛琳・史蒂（Carolyn Steel），她從古羅馬得到靈感，將食物導入都市規畫領域。

她認為食物和城市的發展息息相關，羅馬帝國的崩毀，其實來自於國內食物運輸的失敗，羅馬政治家及歷史家卡西奧多拉斯（Cassiodorus）就說過：「誰控制了城市食品供應的運輸鏈，誰就控制了城市的生命線！」現在倫敦的街名，像是牛越街（Cowcross Street）、雞巷（Chicken Lane）等等，不僅仍沿用古街名，仍可隱約追蹤古城市的食物空間，看得出食物成為都市與自然的直接聯繫，也看見食物的社交功能。

然而工業化後，都市無限擴張，食物的生產移到都市外，拉開了生產與消費之間的距離，人和城市自此跟大自然失去聯繫。於是凱洛琳提出「食物烏托邦」的構想，希望人跟自然透過食物重新連結起來，地產地銷，讓食物的生產再度回歸都市的風景。

烏托邦的夢想、都市居民回歸自然的渴望，帶動了城市與農村的新探索，透過食物這個聯繫，許多建築師、都市規畫師甚至是一般常民，已經在各地實踐，驅使著都市空間改變。越來越多的都市農園如雨後春筍出現，有些只是單純的在住家後院或是天台種植食用蔬菜。例如在北倫敦，有一家超市克勞奇恩（Crouch End）推行「來自天空的食物」（Food from the Sky）計畫，把超市樓頂變成農園種植有機蔬菜，他們說：「這是最短的碳足跡。」有機農園裡的肥料，全來自超市的剩餘食物，而頂樓種出來的有機蔬菜在銷售後變成超市的收益，是一種搖籃到搖籃的循環。

而目前很夯、利用ＬＥＤ燈與營養液打造的室內農園，也是擷取自建築師對都市農園的想像。例如比利時建築鬼才建築師文森．嘉勒保（Vincent Callebaut）曾規畫出高六百公尺、共一百三十二層的複合式建築，不僅可以當做住家、辦公室，還可以使用太陽能與風力發電，依照四季種植不同的蔬菜與飼養家禽，打造都市中的垂直農場，雖然還停留在紙上階段，但也激發了許多城市的發展想像。

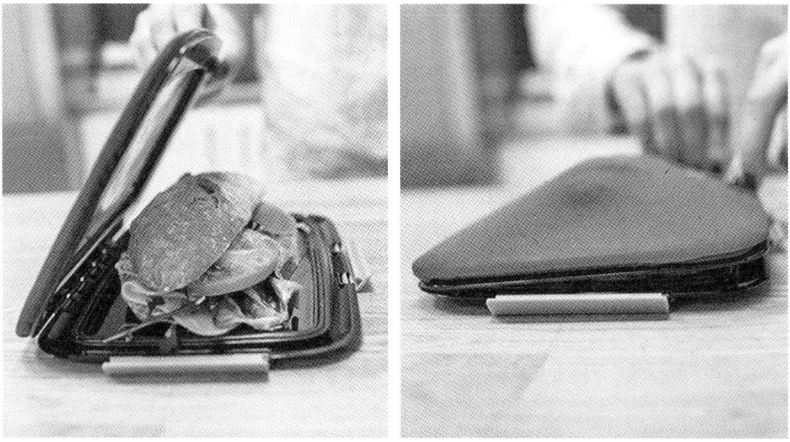

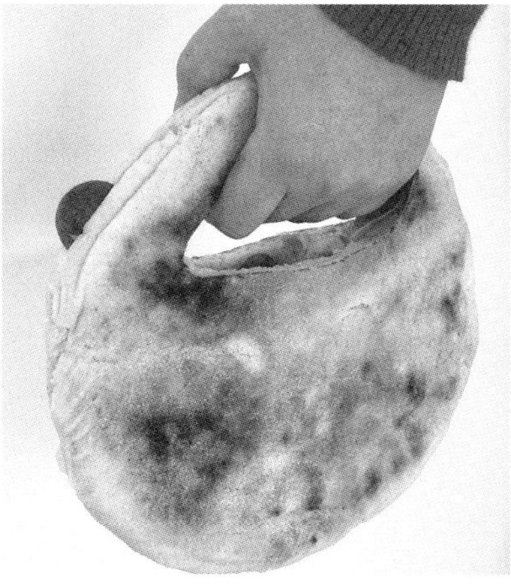

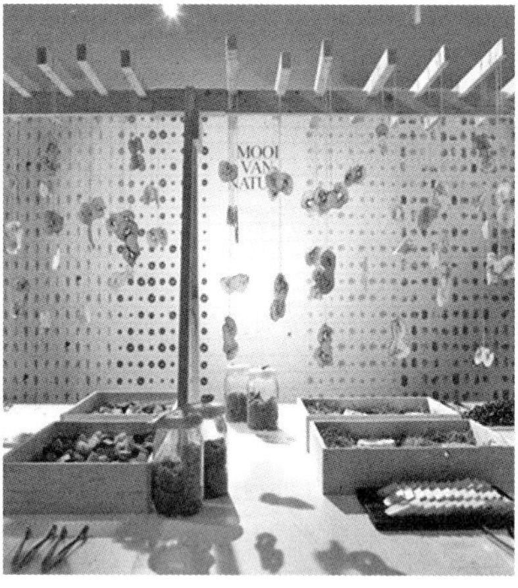

上：可依食物塑形的三明治盒。圖片來源：gizmodo.com

下右：凱夏·古萊特斯在阿姆斯特丹市立博物館的展覽「Beautiful by Nature」。

圖片來源：www.essentaste.com/copertina/katja-gruijters

下左：食物設計師凱夏·古萊特斯作品「麵包袋」。圖片來源：www.forbes.com

呈現食物的自然美學

食物設計師凱夏．古萊特斯（Katja Gruijters），則是以「零浪費」的精神，關注人與食物和環境的關係。她於一九九八年畢業於安多芬設計學院（Design Academy Eindhoven），在校時就對食物有濃厚的興趣，後來成為荷蘭食物設計的開路先鋒。

對凱夏．古萊特斯而言，吃這件事不只是放進嘴裡感受，背後的渴望才是驅動人飲食的動機。探究飲食背後的渴望，透過改變食物形體、風味、口感、進食順序、進食方式等，呈現食物的自然美學，讓人們對飲食習慣產生反思。例如她開設食物設計工作坊，讓老人用做麵團的方式呈現人生故事，透過食物呈現記憶；她改變餐桌的結構、上菜與食材烹煮的方式，在用餐同時帶給人四季變遷的體驗。

經過多年實驗，凱夏．古萊特斯推出了「零浪費食物設計工作坊」。她解構餐廳的營運模式，發現食材在挑選、儲存、烹飪與用餐的過程中，都會造成食物的浪費；透過「從搖籃到搖籃」的思考方式——從生產開始就思考產品的結局，而產品的出現是為了變成養分而不是垃圾——她規畫出「零浪費餐廳」的營運模組，將食物從自然生產到變成廚餘的階段，劃分成九塊設計領域，每塊領域都值得專門研究，進一步打擊食物浪費。在凱夏．古萊特斯的帶領下，天然的樹葉可能變成食器，蔬菜的碎屑可能變成可口的濃湯，路邊不經意的野草可能成為食材或食器，唯一不變的是自然的美感。

挪威午餐盒的食器再設計

挪威雖是社會福利國家，但到目前為止，學校沒有供應營養午餐，因此不論是上班族還是學生，自備午餐便當一直是挪威傳統，不過他們走「寒食」風格，通常就是冷三明治，沒有蒸便當這回事。而盛裝三明治的午餐盒，已成為挪威飲食的文化符碼。

最近在挪威城市街頭，出現了一系列創新的午餐盒，引爆一股食器新風潮。推陳出新的是挪威一家設計公司 Compleat，鑑於市面上的午餐盒相當占用空間，而三明治紙袋用過即丟不環保、使用不方便，食物在通勤中也容易壓壞，Compleat 結合創新的矽膠材質，推出十種午餐盒產品。有柔軟可摺疊的午餐袋、摺起來厚度跟筆電一樣薄的「筆電餐盒」、極有彈力可依食物塑形的三明治盒等等。這些午餐盒的設計解決食物攜帶不變的問題，還試著提高食物的保鮮度，同時兼顧美感，好用又時尚，真不愧是北歐設計。

食物行動

設計師打造「零浪費」餐廳

你可曾想過你的食物到底如何來的？為什麼馬鈴薯都長得一樣大？為什麼超市的蘋果一眼可辨認？水果與蔬菜看起來像什麼？我們真的知道我們吃進什麼了嗎？到底為什麼我們要丟掉這麼多食物？我們擁有太多食物了嗎？

荷蘭食物設計師凱夏・古萊特斯提出一連串的問題，彷佛要把人的思緒逼到牆角，努力去反思關於食物的社會問題。凱夏・古萊特斯看到，在荷蘭有高達四十億公斤食物直接被丟棄，於是從食物與社會的關係著眼，以「來自自然的美麗」（Beautiful by Nature）設計了一套零食物浪費的循環（見圖表），打造零浪費餐廳。

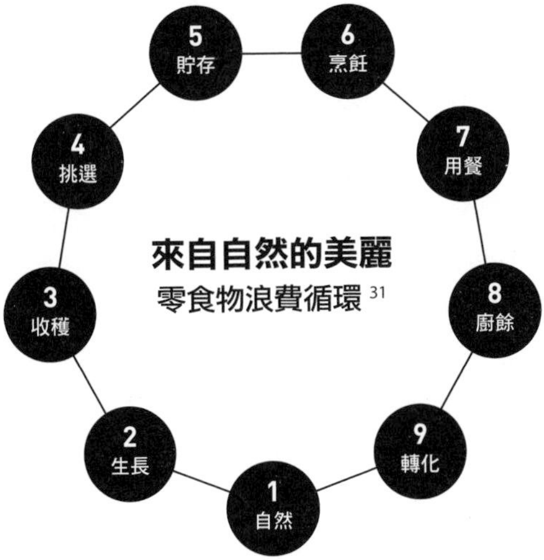

31 資料提供：詹慧珍（台灣零浪費食物設計工作坊推動者、生態綠股份有限公司業務經理）。

「來自自然的美麗」試圖反映食物的本質：本來就自然！自然本身就是一個解決模式——自然之中沒有食物浪費，所有的東西都是大自然循環中的一部分。在這套循環裡，不僅解決食物浪費的問題，同時也能享受食物的美麗與美味。

例如，假設超市的蘋果回到①自然的生長狀態，那麼超市的蘋果還會都長得一樣嗎？都一樣甜嗎？如果不一樣，那麼到底發生了什麼事？那些長得不一樣、甜度不一樣的蘋果到哪去了？是不是在還沒送到超市前，就被丟棄了？再舉⑧為例，如果所有的廚餘都能夠轉化成能量，回到自然裡去，就沒有浪費了。

凱夏．古萊特斯運用這九大項目，舉辦過許多個展與工作坊，刺激社會大眾思考。

例如「來自海洋的蔬菜」設計展，展示了許多不同尺寸、顏色與來源的海藻，告訴大眾：「是誰說我們吃的蔬菜一定要來自土壤？」鼓勵大家善用不同的食材來源。

這樣有趣好玩的零浪費食物設計工作坊，事實上已經有人在台灣推動，就是師承自凱夏．古萊特斯的詹慧珍女士，二〇一二年從法國布瓦布樹暑期設計工作坊回國後，陸續舉辦工作坊。也許稍微注意一下，你也能親身體會零浪費設計的魔力與樂趣。

16 不是廚師，我是食物設計師！

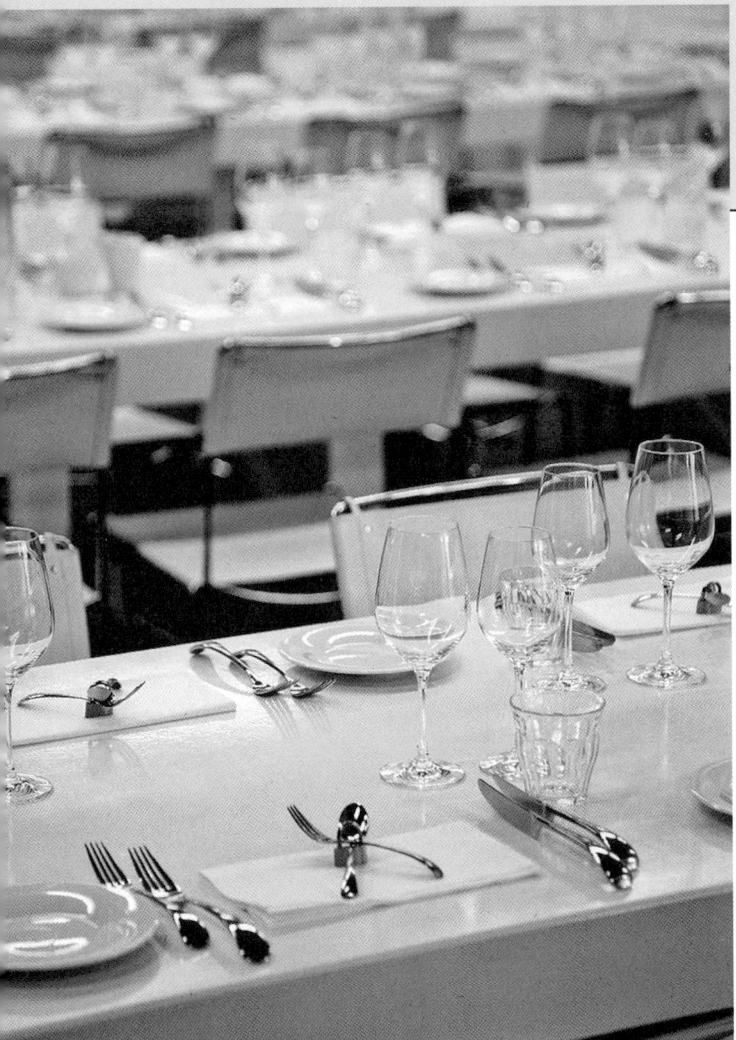

圖片來源：Annelies 提供，Lotte Stekelenurg 攝影

一星米其林主廚之女的跨界探索

食物設計師透過食材、食器、用餐氛圍以及味覺、嗅覺、視覺的探索，引發人們各種情緒、記憶和聯想。

印象中荷蘭最有名的食物，大概就是高達起司了，其他的食物，在整個歐洲來說，算不上美味，而且荷蘭人的飲食習慣也不好，愛吃速食，懶得動手，不愛問食物從哪裡來。但是在這樣的環境與氛圍內，荷蘭近年來卻培育出許多食物設計師，成為全球食物設計領域的探索先驅，而其中一位新銳就是安娜麗絲・何姆森（Annelies Hermsen）。

闖蕩與父親不一樣的江湖

安娜麗絲的父親托尼・何姆森（Toine Hermsen）是主廚，在美麗的城市馬斯垂特擁有一家一星米其林餐廳，頗富盛名。從小在父親的薰陶下，安娜麗絲跟弟弟就學會認識食材，無論是食材的質地、味道還是處理方式，為她奠定良好的基礎。但是當安娜麗絲在思考未來職業時，並不想成為一名廚師，因為她看到廚師辛苦的一面：當大家都在節慶放假時，廚師反而最忙；後場因為壓力太大，經常發生口角，出現互相咆哮的場面。

僵硬、勞累的生活方式，讓安娜麗絲裹足不前，於是選擇了前往她嚮往的荷蘭知名安多芬設計學院的工業設計系發展職涯。當時的安多芬，在荷蘭趨勢觀察專家艾德爾庫特（Lidewij Edelkoort）帶領下，校務蒸蒸日上，為學院奠定了良好的國際名聲，也培養出許多創新的設計師。安娜麗絲在摸索中，因為對食物有特殊的情感與專長，受到師長鼓勵，嘗試以食物作為材料，設計作品。在二〇〇五年畢業的同年，成立了自己的一人工作室，正式成為食物設計師。

我是食物設計師，不是廚師

從二〇〇五年到現在，即使在荷蘭，食物設計師這樣的職業頭銜與領域，也屬非常的前衛與新奇，安娜麗絲最常被問到的問題是：「食物設計師跟廚師有什麼不同？」她會解釋說：「通常廚師看到生魚片，就會想要做成美味的壽司，但是設計師看到生魚片，可能會把它設計成美麗的項鍊。食物設計師用食物作為材料，設計出揚起人類各種情緒（emotion）的作品，就像傢俱設計師，會用木頭設計出好看的椅子一樣。」食物設計師也不是食物造型師（Food stylist），後者偏重在食物的風格表現，透過擺盤、配色、打光等創造出吸引人的「視覺」效果，為食物增添光彩。

剛開始起步的確不易，但安娜麗絲因為有一個米其林主廚的爸爸，姓氏關係帶來「根正苗紅」的第一眼印象，讓她更具優勢與說服力。走入食物設計師這個職業，安娜麗絲站在一個仍待探索的全新領域，為了讓食物設計的方向更清晰，她試著問了自己一些問題，也為食物設計下了幾個定義：

一、食物設計是與食物玩遊戲：她舉一個設計實例，設計師為了要引起兒童對用餐的專注及興趣，將普通的叉子設計成鮮艷的藍色飛機，餐盤設計成尋寶圖，把食物料理呈小小口沿著地圖上的路線擺放，讓小朋友在吃飯時，也能有開心玩遊戲的感覺。

二、食物設計不受教條的侷限：廚師必須要遵守很多嚴格的規定，有時為了端出同樣的

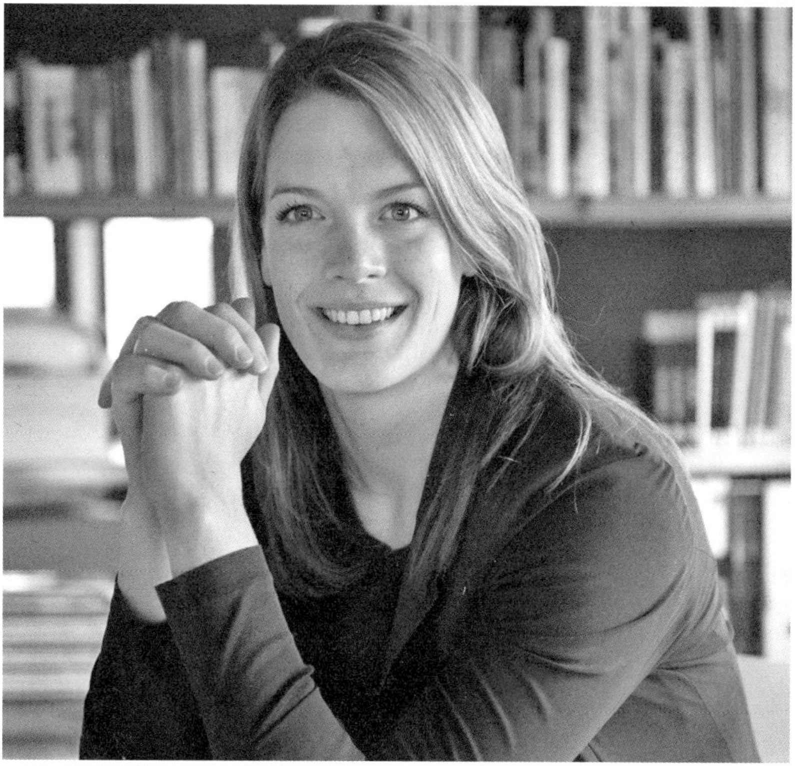

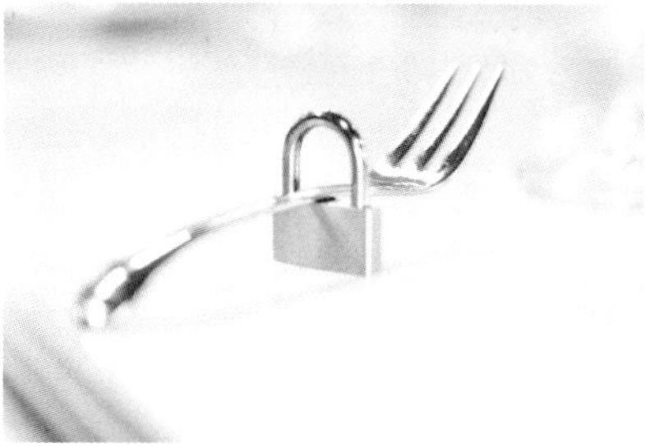

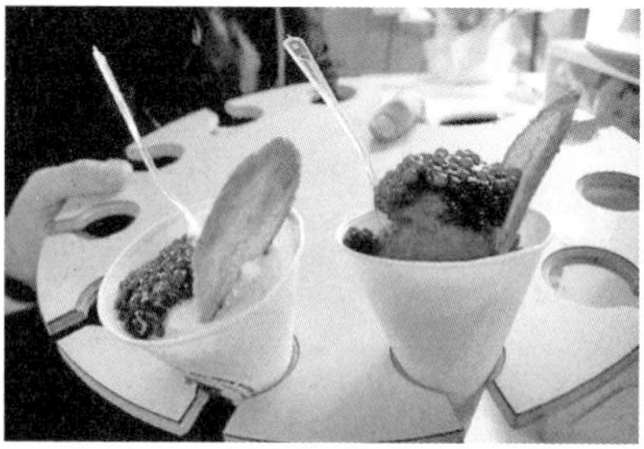

上：食物設計師安娜麗絲・何姆森。圖片來源：Annelies 提供，Lotte Stekelenurg 攝影
下右：安娜麗絲在二〇〇八年米蘭設計週的食物設計作品。圖片來源：www.core77.com/gallery
下左：受到受刑人照片的啟發，安娜麗絲在一場實驗性的宴會上，以鎖裝飾餐具。

菜色，就算食材不是當季的也無所謂。但是食物設計師不需要困在廚師的侷限裡。

三、食物設計要嚴肅的探討環境問題：例如歐盟對於食材的外觀有嚴格規範，造成食物浪費的問題，也是能源的浪費。荷蘭另外一名食物設計師凱夏．古萊特斯，就開辦了零浪費食物設計工作坊，用設計喚起大家對食物浪費的意識，並試圖用設計來解決食物浪費的問題。

四、食物設計要探索味覺：工業化的生產方式、加工食品的氾濫，讓大眾的味覺被「設計」過的口感與口味所蒙蔽，因而變得遲鈍。安娜麗絲曾經做過一個展覽，桌上擺滿許多試管，像是一個科學實驗室，但是觀眾可以直接拿起來喝，猜猜看試管裡放的是什麼蔬菜或是水果的果汁，讓味覺重新被喚起。

五、食物設計要把食物當成材料：安娜麗絲秀出一個巧克力做成的蕾絲，設計師覺得蕾絲很美麗，於是把蕾絲的花樣做成模具，把融化的巧克力倒進模具裡，製作出有著蕾絲複雜編織花紋的巧克力。

六、食物設計要勇於叛逆：有設計師曾經試著挑戰「食物一定要有形體」的概念，做了一個像是煙囪的管子，放在室內冒著馬丁尼的氣味，走進室內的觀眾雖然沒有喝到馬丁尼，但都像是已經喝到一樣。

食材、食器、情感、記憶的設計

問起安娜麗絲到目前為止最滿意的作品為何？她提起一件為青年背包客旅館規畫自助餐菜單的例子。這件案子預算不多，客戶的要求卻很多：食物要看起來豐富可口，但食物採購的預算不能增加太多，偏偏安娜麗絲又是一個喜歡使用新鮮食材的人。不過，安娜麗絲也跟許多歐洲的設計師一樣，越是大家看小、不願意接的案子，她反而覺得是一個很好的挑戰，因為限制越多，越能夠激發創意。

她試著在預算內，把一半的食材換成新鮮而且好準備的食物，因為青年背包客旅館沒有專門的廚師，都是工讀生在準備，必須簡單。而另一半的食物是以半成品的方式保存，簡單加熱即可。最後成果，不僅保留了安娜麗絲的堅持，也讓過去看了令人倒胃口的自助餐區煥然一新，視覺與嗅覺上都芳香可口，客戶的工作人員都很滿意工作流程的規畫，而旅館顧客的反應也都很熱烈，自動幫忙宣傳，成為口碑。

這不過是安娜麗絲在食物設計「概念」類的其中一個作品而已。她把她主要的作品分成五個領域，分別是「外燴」、「概念」、「藝術」、「產品」與「食物」。關於「外燴」，她最滿意的一個作品，是被一張「死刑犯最後一餐」的照片啟發的。我們通常會認為，一個人在告別人世之前，很可能會想吃的食物是豐盛的一餐，在台灣可能是排骨飯、雞腿飯，在歐美可能是漢堡、炸雞等等。不過那張照片讓人印象深刻，因為那個死刑犯想吃的東西是酸黃瓜。死刑前的最後一餐，透過食物傳達了很多的訊息，一根酸黃瓜，可能帶有那個死刑犯很深的情感與記憶。

於是安娜麗絲策劃了一個宴會，宴會上不見豐盛的佳餚，而是死刑犯在告別世界前，想要吃到的食物。她用監獄裡的餐具盛裝，試著對用餐的人提出問題：「你的最後一餐最想吃什麼？」喚起用餐者對於食物的特殊回憶。

二〇一三年，荷蘭爆發了一樁食物醜聞，在市場流通的豬肉被發現其實是馬肉，當下許多荷蘭人不敢買豬肉，造成許多肉販門可羅雀，生意清淡。安娜麗絲便發起了一個豬肉試吃的「藝術」活動，活動前期，她邀請一些當地的肉販當她的模特兒，這些肉販的共同點都是很用心地在飼養與處理豬肉，賣給客戶安心與好品質的產品。她請來專業攝影師，拍攝這些肉販拿著豬肉最好部位的照片，然後展覽在試吃會場，她希望告訴民眾，就算你因為醜聞不吃豬肉，也不應該抹煞其他良心肉販的用心與努力。

另外一個讓她到現在都還在探索的案子，是幫醫院病患重新開發三餐的「食物」。荷蘭醫院的餐飲有很多問題，像是份量很大，看起來也不太可口。安娜麗絲考量病人沒有心情與胃口吃飯，於是設計出一份有三十樣食物可以選擇的新食譜，上面的每一道食物，除了可口之外，量都很小很精緻，但是蛋白質與熱量都比較高，以補充病患需要的營養。而病患從一天三餐，變成一天五餐，每餐的份量都縮小，以利進食。安娜麗絲問了我一些關於台灣人用中藥食療的現象與方式，就是希望繼續探索這個領域。

除了以上的案例，她也曾協助用甘蔗渣做成食器的公司，設計給廚師使用的可拋式餐盤，有雨滴與荷葉狀兩種造型選擇，不論正面或是背面都可以裝菜擺盤，減少廚師的煩惱。

對安娜麗絲來說，作為一個食物設計師，不一定要像她一樣有廚藝訓練的背景，因為這些都可以靠後天學習，但必須要很有創意，才能夠繼續走下去。

食物行動

吃的設計師：荷蘭的食物設計驚艷全球

隨著設計師的自發腳步，食物設計不僅在全球成為一個新的探索領域，在發源地荷蘭也是，而荷蘭迎接這樣的轉變，不意外地採取了更積極的行動，在食物設計領域發展約十年之後，將食物設計的探索學院化，透過學術教育，繼續深化與散播的工作。

在荷蘭登博斯應用科技大學（HAS den Bosch University），就有「食物設計與創新」（Food Design & Innovation）中心。該校向來以教育是為了與商業接軌為訴求，因此開設了食物設計與創新的大學部科系，也是看好食物設計在商業應用的價值，以食物的文創產業為例，畢業生可以在廚藝雜誌裡就業，或是在食品公司裡的行銷或食品開發部門工作，或是繼續往碩士課程深造。該科系是荷蘭最早的食物設計相關科系，食物設計師凱夏．古萊特斯與安娜麗絲．何姆森都曾經或是現今該系的講師。

二〇一四年，荷蘭知名的安多芬設計學院，有感於社會各界以及學術殿堂對於食物設計領域的興趣越來越濃厚，也宣布在二〇一四至二〇一五的這學期，首度設立「食物非食物」（Food Non Food）設計學程，提供食物設計的學士學位。該學系設立在新成立的「公私學系」（Public Private Department）之下，成立原因是著眼於人類日常生活中公領域與私領域的重疊性越來越高，因此鼓勵設計師多多探索這樣的發展，而「食物非食物」設計學程言下之意，似乎是透過食物這樣的媒介，來探索人類外顯的社會現象，以及內在心靈的情欲展現。

「食物非食物」設計學程由「吃的設計師」（Eating Designer）瑪萊雅．弗赫桑（Marije Vogelzang）領軍，她於二〇〇〇年畢業於安多芬設計學院，把自己定義為吃的設計師，她說：「我的行為其實是在測試與驗證對於食物相關議題越來越多的創造性思維的需求，這個創新的範圍涵蓋了食物的創新、食物的探索、食物的定義、對傳統食物的質疑，或是以詩意或藝術性的方式接觸食物。畢業生畢業後，可以在食物產業工作、無論是在飯店或餐廳、活動設計、零售通路，或是為農業或運輸部門設計更好的品牌經驗，機會是無窮盡的。」

誠如食物設計領域人士所言，當代需要對傳統食物的各種相關認知，做出叛逆而大膽的批判，同時提供創意的解決方案，而食物設計也因此開展出了一條新的道路，繼續對食物議題有所發展與貢獻。

第三部

北美洲、中美洲、南美洲

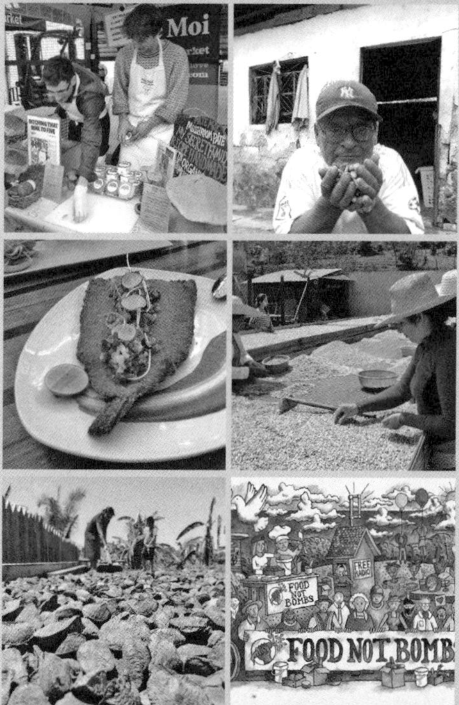

PART

THREE

17 重新設計你的飲食指南

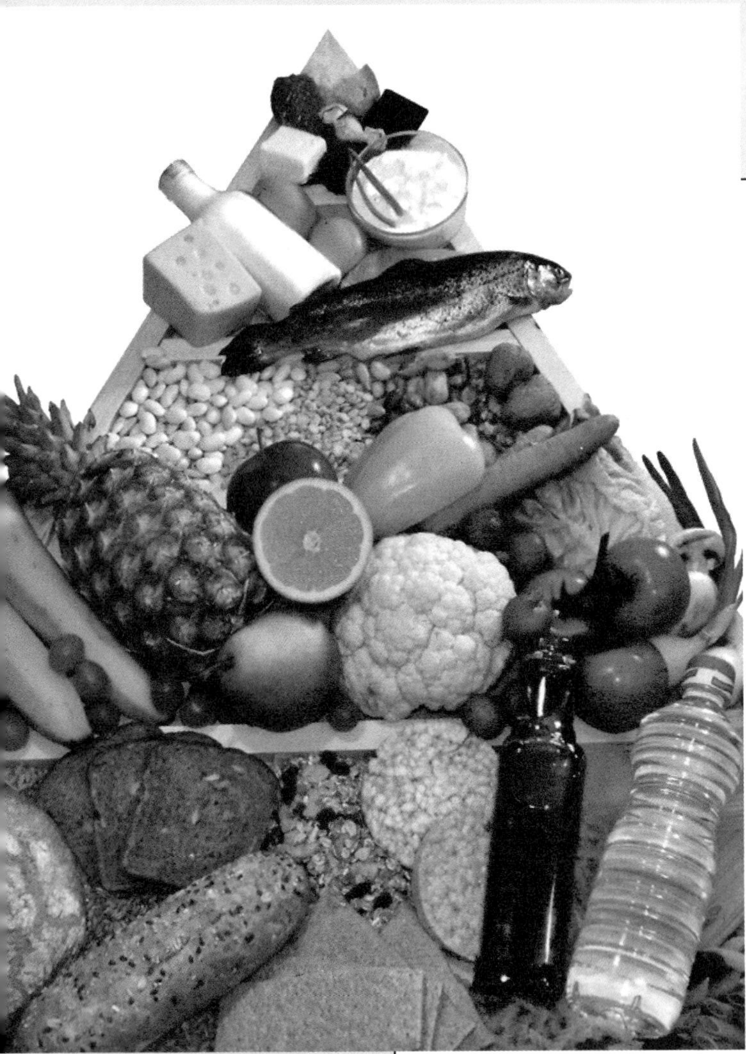

圖片來源：www.lifebridgeblogs.org

誰控制了你的飲食潛意識？

重新檢視我們的飲食指南！「減碳飲食金字塔」，教我們如何選擇一日三餐，吃出美味、健康，也兼顧環境永續。

很多人可能跟我一樣，大略知道並遵守一種飲食潛規則，就是「飲食金字塔」：澱粉類的雜糧與米飯，是維持生命與基本能量來源；蔬菜水果含有許多維生素，可以讓人更健康；肉類與奶類含有很多蛋白質，是高級的營養來源；脂肪的熱量很高，所以奶油等油類食物，只要攝取少少的即可。

從一九九〇年代開始，在美國政府與營養學界的背書下，這樣的飲食概念影響深遠。但推崇食物金字塔的美國人，為什麼非但沒有越來越健康，反而更多肥胖與病痛？除了想知道問題出在哪裡外，你可曾想過這個飲食金字塔是如何被「設計」的？

營養指南背後的利益算計

在一九九〇年代，美國政府有鑒於美國人越來越富裕，伴隨來的心血管疾病問題越來越多，於是在一九九二年，參考瑞典政府的營養飲食指南，由美國農業部推出家喻戶曉的傳統「飲食金字塔」，作為國民每日的飲食指南。不過，為了避免踩到食品與相關產業的痛腳，在商業利益的周旋下，這份被發表的指南，事實上沒有更明確告訴你應該少吃什麼，或不能吃什麼。

舉例來說，真正會提高血管中膽固醇含量、增加罹患心血管疾病風險的凶手，其實是飽和脂肪，飽和脂肪的來源是紅肉與乳製品，當時美國農業部如果鼓勵美國民眾少吃牛肉與起司，將會引起美國勢力龐大的畜牧業的抗議，所以農業部只能鼓勵民眾多食用不飽和脂肪以取代飽和脂肪。但是對民眾來說，「不飽和脂肪」與「飽和脂肪」很難分辨，最後農業部只能改成「脂肪有害」並勸導民眾少吃脂肪，結果大家以為「低卡」會比較健康。

真相不明，美國人越吃越肥

美國政府沒有把話說清楚的勇氣，貽害無窮。在飲食金字塔推出後，美國人的腰圍沒有比較小，反而因為錯誤飲食引起的肥胖與相關的疾病問題越來越嚴重。飲食金字塔最被人批評的是其「少肉少油，多吃碳水化合物」的籠統勸導。許多研究發現，適量食用橄欖油與堅果類的食物，有益於心臟血管，但是「畏懼脂肪」的觀念已經根深柢固在許多人的腦海裡，轉而以碳水化合物取代脂肪。美國哈佛大學公共衛生學院流行病學與營養學教授魏勒特（Walter Willett）認為，過度食用碳水化合物，才是導致美國人肥胖的主因。

魏勒特指出，美國農業部過度推銷乳製品，但研究顯示大量食用乳製品，不僅不會提高鈣質的吸取量，反而容易過度攝取熱量與脂肪，所以他建議降低乳製品的食用量。二〇〇二年時，他推出了一份「健康飲食金字塔」，把碳水化合物的主要來源區分為「精緻穀類」與「全穀類」，因為人體吸收不同精緻過程的食物，儘管熱量可能標示一樣或是更少，但精緻過的食物，人體的吸收率更高，更容易儲存脂肪，造成各種飲食疾病。此外，油脂也被區分為健康油脂與不健康油脂，蛋白質也被區分為植物性蛋白與動物性蛋白。

「我的餐盤」提出每餐理想的攝食比率

在各方激烈的批評與輿論壓力下，美國農業部在二〇〇五年依照哈佛大學的建議，提出了新的「健康飲食金字塔」，依照每人每日的活動量建議營養的攝取量，還鼓勵大家多運動。不過，這個金字塔形的營養建議指南，對美國家庭來說太難理解。於是二〇一一年，美國農業部又公布新的飲食指南「我的餐盤」（My Plate），並邀請總統歐巴馬家庭代言。

「我的餐盤」把圓形的餐盤劃分成四個區域，簡單提出每餐理想的攝食比率：紅色代表水果，綠色代表蔬菜，橘色是穀類，而紫色代表蛋白質，盤子外的藍色小區塊則是乳製品，讓人一目了然。這個計畫的野心比「健康飲食金字塔」更大，過去的金字塔只是提供營養進食的資訊，「我的餐盤」則企圖改變美國人的飲食習慣。

「減碳飲食金字塔」，吃得健康也要永續

關於個人飲食指南，除了美國最新提出的「我的餐盤」，現在還出現另一種「減碳飲食金字塔」（Eat Low and Healthy），呼籲個人必須兼顧飲食健康和環境永續。

二〇一三年十月，我在奧斯陸的諾貝爾和平紀念館欣賞了令人印象深刻的「飢餓星球」（Hungry Planet）攝影展，展出夫妻檔攝影師彼得．曼瑟（Peter Menzel）與費絲．德魯修（Faith D'Aluisio）的作品。從二〇〇〇年開始，他們拍攝了世界各地二十四個國家、三十多個家庭一週下來的飲食，透過照片讓大家看到食物不只是身體的燃料，也是認同與文化，

以及與社會互動的媒介。配上細膩的文字紀錄，還可以看到全球化如何發生在每個家庭的餐桌上。有趣的是，該展著重在揭露人們的飲食習慣對生態環境造成的影響，提出了「綠色飲食」（Green Eating）的七個方式，尤其是「減碳飲食金字塔」，挑戰我們過去對於「如何選擇食物」的認知。

「減碳飲食金字塔」，讓我們看見「食物」與「氣候變遷」的關係，例如跨國肉品公司採買了砍掉巴西雨林所栽種的大豆飼料，而密集飼養牲畜的環境代價與能源消耗也很高；如果能夠少吃這樣生產的肉品，對於環境保護也有幫助。同時，「減碳飲食金字塔」依據各種食物供應鏈的碳排放量，把食物分成三類：

一、金字塔底端：每公斤食物碳排放量少於二公斤。
二、中間一層：每公斤食物碳排放量在二到八公斤之間。
三、最頂層食物：每公斤碳排放量在八到二十公斤之間。

如果我們盡可能吃底層的食物，不僅對我們的健康有益，也對動物與環境有益，因為我們使用較少的資源與能量，並且產生較少的汙染。

如果我們希望自身的飲食能對地球的永續做出貢獻，攝影展的「綠色飲食指南」還鼓勵大家參考幾項原則：

一、買得少，吃得適量，利用剩食。
二、吃季節性的食物。
三、吃野生食物。
四、吃自己種的。
五、吃友善環境的永續魚類。
六、吃友善環境的肉類。

而美國的自然資源保護協會（NRDC），也倡導幾個簡單的綠色飲食小撇步：選擇對氣候友善的食物，購買有機或永續認證的農產品，不浪費食物，吃在地食物。

當我們越了解原來自己的營養認知是如何被左右的，我們才有能力對更多飲食行為提出反思，再次思考我們盤中的食物，同時也為自己設計一個讓地球永續、也讓自己更健康的飲食指南。

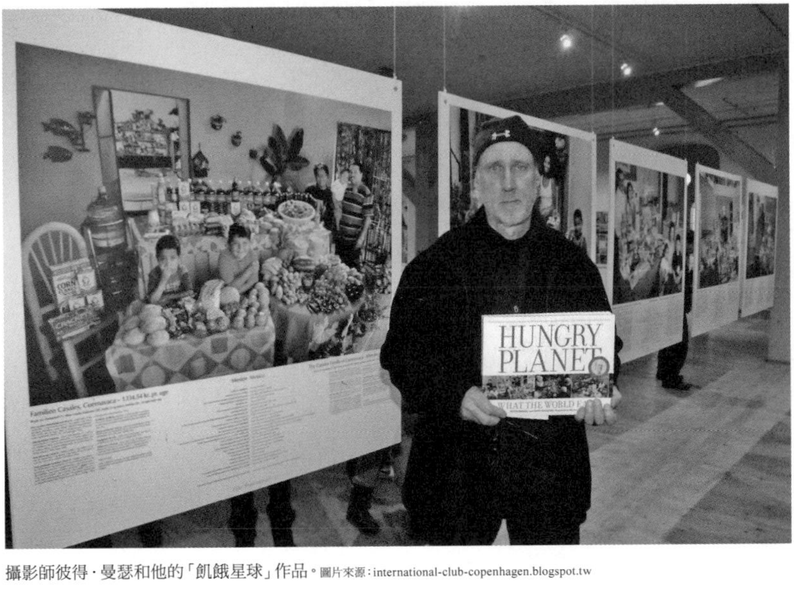

攝影師彼得·曼瑟和他的「飢餓星球」作品。圖片來源：international-club-copenhagen.blogspot.tw

18 要食物，不要炸彈！

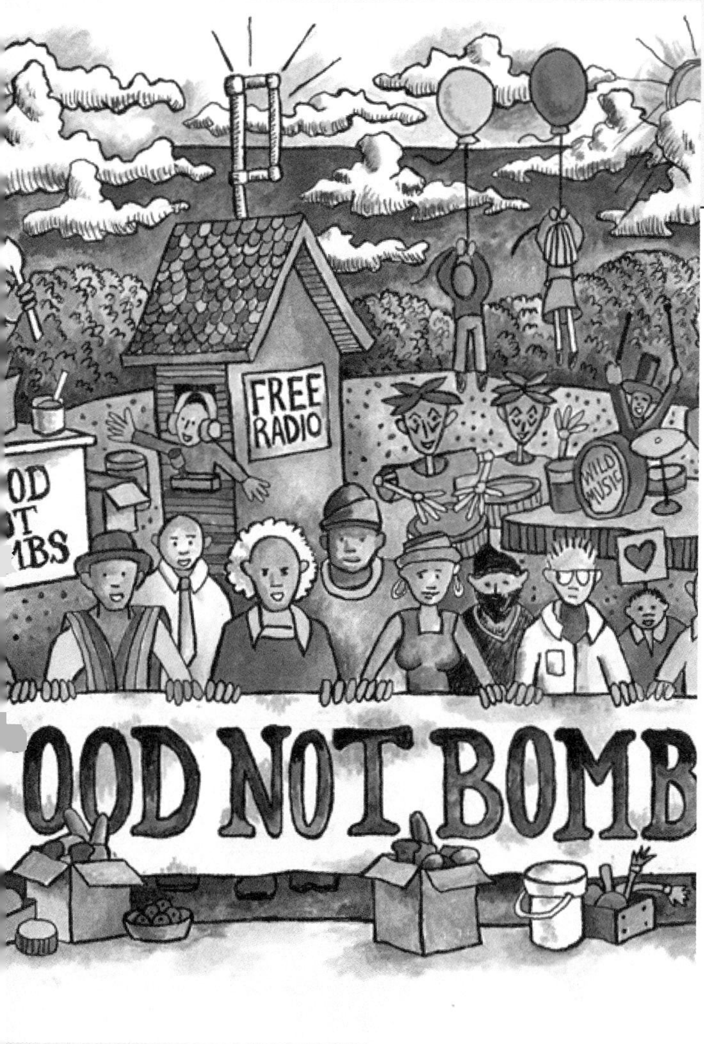

圖片來源：www.foodnotbombs.net

我們分享食物，我們反對戰爭和貧窮

「要食物不要炸彈」運動，把即將被丟棄的食物跟別人分享，並視此為一種反戰與對抗貧窮的表達，追求非暴力的社會改變。

一九八〇年代，全球環保運動風氣在集結了多年之後，逐漸在世界各地開花結果。一九八〇年五月二十四日，美國波士頓一群反對西布魯克核電站（Seabrook Nuclear Power Station）興建而發起占領運動的公民們遭到逮捕，其中一個叫做布萊恩（Brian Fieganbaulm）的人，他的朋友為了要保釋他出獄，不得不舉辦公開募款行動，以籌措法律訴訟的費用，但也不小心成就了「要食物不要炸彈」（Food Not Bombs）運動。

把食物當武器，創造社會改變

一開始，布萊恩的幾個朋友，在哈佛廣場上賣起餅乾，作為籌資的方式，然而結果卻差強人意。在一次偶然下看到一張海報，上面寫著：「如果哪一天，學校需要的東西都有了，而空軍卻要去賣麵包，才能買到一個炸彈，那該有多美好！」於是他們靈機一動，換上了軍服，繼續在廣場上賣著布朗尼和餅乾，但在攤車旁多了一張海報，告訴路過的人說：「我們需要你來買布朗尼與餅乾，這樣我們才能買炸彈！」雖然銷售仍然不如預期，但是吸引了很多人的支持。

一九八一年三月二十六日，為了阻止核電廠的興建，這群抗議人士決定要在南站的聯邦儲備銀行外，裝扮成無業遊民的樣子，烹煮剩菜做成的湯，分送給所有路過的人與流浪漢，表達不滿波士頓銀行收購西布魯克核電廠的舉動，傳達「這無異讓經濟大蕭條再次發生」的訊息。沒想到這個抗議行動，吸引了七十多位無家可歸的遊民前來，而往來的商業人士，也

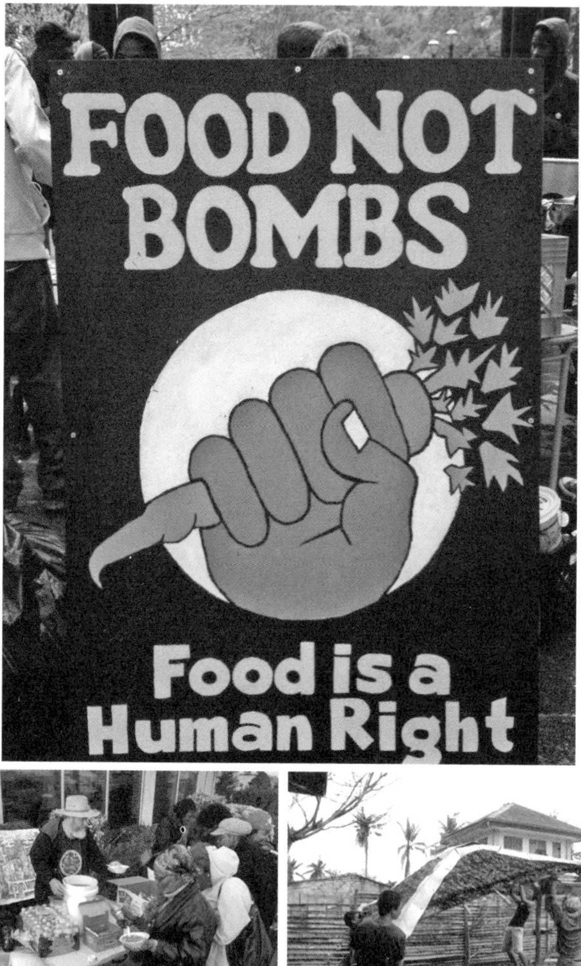

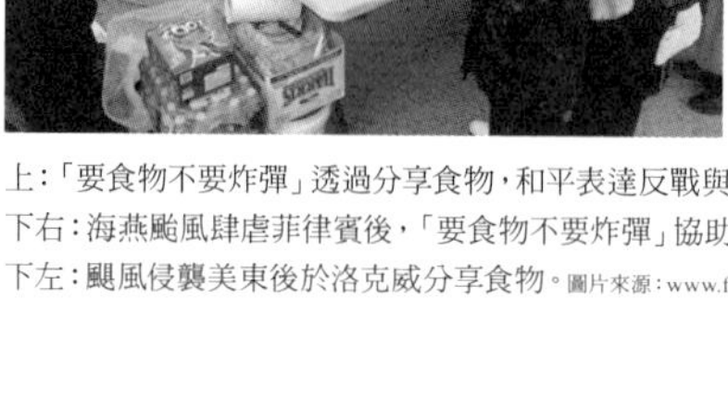

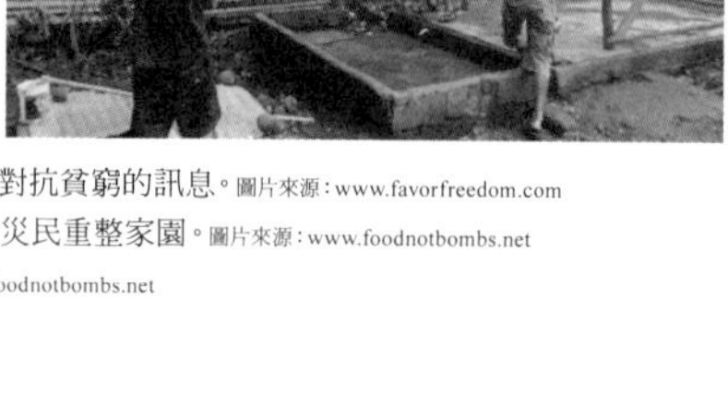

上：「要食物不要炸彈」透過分享食物，和平表達反戰與對抗貧窮的訊息。圖片來源：www.favorfreedom.com
下右：海燕颱風肆虐菲律賓後，「要食物不要炸彈」協助災民重整家園。圖片來源：www.foodnotbombs.net
下左：颶風侵襲美東後於洛克威分享食物。圖片來源：www.foodnotbombs.net

或多或少地分享了這鍋「熱湯」，並跟出席的遊民有了互動與交談，說出了市民對核電廠的威脅與恐懼。這是「要食物不要炸彈」第一次在社會運動中，與大眾分享食物。

連著兩次的經驗，「要食物不要炸彈」運動的八個共同創辦人，看到了食物的另一個面向。他們把即將被丟棄的食物跟別人分享，並視此為一種反戰與對抗貧窮的表達。「要食物不要炸彈」組織指出：以美國來說，每一元美金的聯邦所得稅，就有五毛用於軍事；而美國所生產的食物中，有百分之四十最後會被當成廚餘或是剩食丟棄掉，但仍有許多家庭是吃不飽飯的。「要食物不要炸彈」運動，希望能夠鼓舞公民行動，將使用於軍事上的花費，轉向用於滿足人類生命所需。換言之，他們追求的是和平非暴力的社會改變。

挑戰政府、企業，行動遭打壓

他們說：「每天有一億的人口餓著肚子入眠，我們怎麼還能花一美元在戰爭上？」因此「要食物不要炸彈」展開了長期性行動，他們開始減少食物的浪費，並且蒐集即將被丟棄的食物，煮成素食給到需要的、飢餓的人手上，而且分享一小段文字，以鼓勵大家改變這個社會。除此之外，他們也提供抗議示威者與罷工工人食物，如果遇到天災或是政治動亂，也會主動參與食物的分配與發放，以紓緩因飢餓引起的生理與社會問題。

儘管收集剩食做成素食，分送給貧窮與飢餓的人，是一項非常和平的行動，但是「要食物不要炸彈」也曾遭政治力量阻擾，甚至被美國政府視為恐怖分子，遭到逮捕。一九八八年秋天，冷戰結束的前一年，「要食物不要炸彈」在舊金山金門大橋公園發放素食餐點，反對舊金山政府一項不利遊民的法案，直到一九九七年，大約有一千人遭到美國政府逮捕。

美國政府說「要食物不要炸彈」社運團體是「美國最牛的恐怖團體」，只因為「要食物不要炸彈」聲稱自己有權利去餵飽飢餓的人，同時反對戰爭與對抗貧窮。而美國軍方也憂心「要食物不要炸彈」讓美國納稅人更了解，他們所繳納的稅金其實可以花在滿足人類所需，而不是投入在戰爭，這威脅到美國政府每年上億支出在軍事武裝的預算上。

事實上，「要食物不要炸彈」運動，不斷地分送食物到需要的人手中，卻威脅到美國宣稱用食物援助（Food Aid）專案解決飢餓現象的能力。美國運用「食物援助專案」，擴大國家的糧食出口與國際影響力，已經有很長的歷史，例如台灣在戰後接受美國的食物援助專案，大量進口美國生產過剩的小麥，而將米食的習慣逐漸取代。因為「要食物不要炸彈」運動規模不斷擴大，有可能真的讓貧窮與飢餓消失的盛況，讓美國政府開始緊張，怕失去得來不易的社會掌控力。

而除了政府外，企業也將「要食物不要炸彈」視為公敵，因為「要食物不要炸彈」所傳遞的訊息，是將用於軍事上的賦稅，改用於健康醫療與教育上，對於軍事工業的企業來說，直接挑戰他們的獲利與權利，而他們也擔心，這將引起社會大眾開始對政府施壓，改變現行的政治與經濟體系。

持續擴大的公民行動

儘管一度受到美國政府與軍火企業的打壓，透過「要食物不要炸彈」而喚起的公民意識仍不斷在成長，擴散到全美各大城市，甚至擴大到海外，例如英國倫敦、澳洲墨爾本等等。一九八九年，舊金山發生大地震，許多電源與交通都因為地震而中斷，員警們發現，他們唯一可以取得食物的管道，竟然只能來自「要食物不要炸彈」。

「要食物不要炸彈」經常扮演災難現場第一個救援的角色。像是美國九一一事件、印尼亞齊大海嘯，以及卡崔娜颶風等災難，「要食物不要炸彈」的志工快速組織救援聯盟，第一時間將熱騰騰的食物，送到倖存者的手上。除了災難現場外，「要食物不要炸彈」始終不離組織核心，對於全球化所造成的經濟與社會問題，保持高度關注。

例如因為WTO所引起的農業議題，富國補貼國內農產品出口，導致市場價格扭曲，重挫窮國的農產品商品價格，而使得小農無力反擊，引起貧窮與飢餓等國際社會議題，在西雅圖的WTO會議現場，「要食物不要炸彈」也前去聲援，透過分享食物，傳遞議題。

「要食物不要炸彈」的發展歷程，一直都不是順利的，他們使用食物結合社會立場，極力爭取一個更和平的社會，卻經常被阻攔。一直到二〇一一年前，都還有地區性的政府逮捕「要食物不要炸彈」的志工，禁止他們發放食物給飢餓的人。不過，全球迄今有六十國家，超過一千個自發性組織，在持續傳遞「要食物不要炸彈」的理念與行動。

食物行動

七個步驟，發起「要食物不要炸彈」行動

一個人很難獨立達成「要食物不要炸彈」的目標，但是一個人可以發起「要食物不要炸彈」的團體。以下是七個步驟，協助你成立「要食物不要炸彈」的分會，不過，所有步驟無需一次完成，可以依照時間與進度，逐漸達成。[32]

1. **建立自己的聯絡方式：**先建立自己的手機、電子郵箱以及網站網址，或是答錄機等等，當你建立好自己的聯絡方式時，可以寫信將你的聯絡方式放到「要食物不要炸彈」的官方網站，這樣一來，有興趣的人就可以聯繫到你，並盡可能的善用社群媒體。

2. **製作宣傳單並規律性舉辦聚會：**製作宣傳單，告知大家你已經建立了一個在地的「要食物不要炸彈」的社群，同時放上你的聯絡資訊，以及你計畫組織大家聚會的時間、地點。將這張傳單貼到社區的布告欄上，或是用電子郵件寄給你的同學、朋友或其他地區的組織，也許你將可以取得一些捐

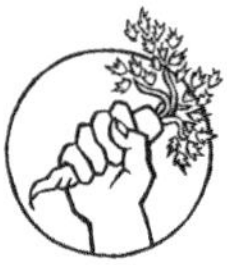

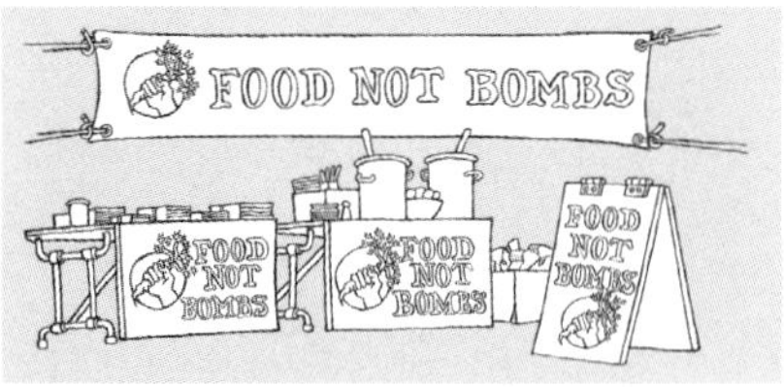

圖片來源：www.foodnotbombs.net

贈的食物與供給。

規律性舉辦每週或每月的聚會很有幫助，而且每次聚會結束後都可以知道下次聚會的時間。試著鼓勵非常依賴食物的人參加。持續將你聚會的時間與地點公布在官方網站上。

「要食物不要炸彈」的官方網站提供宣傳單的樣本可供下載，建議第一次聚會活動的資訊應該包含：收集食物、烹飪食物的地點、分發食物的地點、未來分享食物的地點、徵求志工與需要食物的人。

3. **備妥交通工具：**準備一輛汽車，可以由成員提供或向教會團體借用。或是舉辦募款募集足夠的資金購買一台貨車或卡車。也有人用腳踏車運送與分送食物，或是使用大眾運輸工具。

4. **尋找食物來源：**準備好宣傳單後，接下來要尋找食物的來源。通常是當地的食物合作社、生產工廠、農夫市集、有機商店與糕點烘焙坊。以上這類型的店家通常比較支持，也是實踐行動的最佳場域。

告訴他們你打算將食物分享給飢餓的人、將食物送到收容所，也希望建立一個「要食物不要炸彈」的分會，規律的提供食物給需要的人。如果他們有意願，

32 資料來源：「要食物不要炸彈」官網：www.foodnotbombs.net

可以安排一個固定的時間，讓你每週或是更常過去拿取食物。無論如何，記得留下說明「要食物不要炸彈」使命說明的傳單給他們參考。

5. **建立定期分送食物網絡：**開始分送你搜集來的食物，很重要的是要記得那些家庭、食物供應中心以及收容所的位置，知道他們在哪、他們服務的對象以及他們如何提供服務。這些資訊將會幫助你規畫分送路徑，而且分送正確的品項與數量給各個不同的單位或是專案。這也將有助於你的分會應該於何時、何地開始分享你定期提供的餐點。安排規律的分送路線到不同的地點，與不同的食物專案建立關係很重要。

6. **在大型集會與示威活動分送餐點：**當整個網路建立後，開始往街頭發展。將食材做成餐點，在街頭分送並發放「要食物不要炸彈」的傳單，以及相關的議題跟活動。在大型集會與示威活動中分送餐點最有幫助，不但有機會招募到志工，募到捐款，同時提高活動參與者的鬥志。在抗議活動中提供餐點，可以支持活動，還可以直接建立社群的關係。

7. **固定上街頭分送食物：**一旦志工的人數足夠時，可以考慮每週固定一天到街上去分發食物給遊民。烹飪與分送食物的過程雖然辛苦，但是可以建立社群關係，並能帶來極大的樂趣。選擇一個你能夠觸及到最多人的時間、日期與地點，永遠準時出現，挑選最顯眼的位置，能夠遇見最多的路人，讓他們接觸到你的食物與傳單。

「要食物不要炸彈」的任務之一，就是讓「看不見的貧窮」被看到。你如果沒有張貼口號或是看板，那麼你的食物就不是「要食物不要炸彈」的食物，因為路人很可能會認為你是一個宗教團體，或是認為我們的經濟與政治體系仍然很好。

「要食物不要炸彈」不是慈善團體，而是期待形成一股運動去終結經濟與政治體系的剝削。如果你對改變社會沒有興趣，建議你可以去當政府或是收容所食物專案的志工。我們期待終結飢餓與貧窮，而不光只是餵食而已。我們知道這個世界花在軍事上的錢，足夠讓世界變成無人需要排隊領取愛心食物的世界。

因此，餐點與文宣非常有力量地傳遞給社會一個訊息：「要食物不要炸彈」！

19 小農市集
與大型超市的形象戰

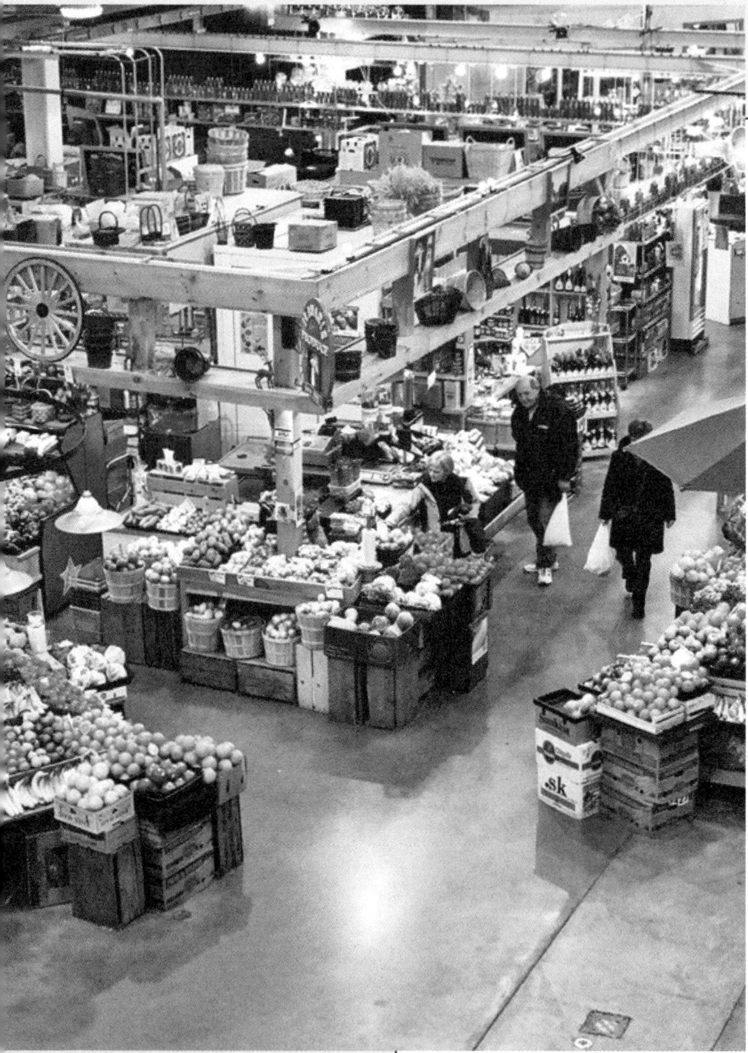

圖片來源：www.fotothing.com

夥伴關係、社群支持，才是最重要的資產

農民市集如果連教育性和原本夥伴關係的社群價值都消失，只剩下純粹交易的功能，也許農民市集的神話也就真的破滅了。

近二十年來在世界各地興起的小農市集，與連鎖超市的邊界，在雙方有意無意地靠近下，正逐漸模糊。

在倫敦的地鐵站裡，你會看到特易購超市的廣告文案這樣寫著：「這個季節，我們將儲存超過二十種英國的蘋果」、「像家鄉的味道」。

大型超市極盡所能的告訴你，他們很支持英國農民，英國的農產品很棒，他們賣的食品有手工味道，由達人調配，藉以彰顯企業對家鄉的愛護、對社會的責任。也有連鎖超市努力營造「吃得在地」、「支持農民」等形象，借用從小農市集考察來的消費者心理與行為分析，運用於無所不在的行銷宣傳戰裡，搶奪零售市場的大餅。

許多原本屬於小農市集、手創市集或是達人市集所強調的價值，現在都被超市吸收了。

市集的復興與變革

另一方面，在倫敦，傳統市場的復興為零售通路打開了新的戰局，促成百花齊放的局面。像是科芬園（Covent Garden）的傳統市場，早因為過度資本化、商業化，成為觀光客的旅遊天堂，多少失去了以人為本的價值，搖身變成「品牌的迪士尼樂園」。也有像博羅市場，變身成「食物的迪士尼樂園」，把市場的社會性與人文價值，再度帶回水泥化的都市空間，用食物連結農村與都市。而在同一時期，許多傳統市場紛紛開始轉型，加入了農民市集、達人市集的隊伍。

占有地利優勢又有歷史的倫敦傳統市場，例如教堂街市場（Chapel Market）、布里克斯頓市場（Brixton Market）等等，也開始在行銷宣傳上，展開改頭換面之路。像是倫敦農民市集（London Farmer's Market）等等，紛紛成立市集、市場的推廣網站，上面有每一個小販的故事，例如小販甲來自以色列，販賣某種商品已經兩代了，堅持提供給消費者最新鮮的某某物品。將個人攤販品牌化、商品故事化，不但讓消費者產生親切感，也督促了攤販自律，對自己的產品負責。此外，像是百老匯市場（Broadway Market）[33]，推出市集專屬的購物袋，強調市集的整體形象，都是傳統市場優化的策略。

小農市集與連鎖超市互相朝對方的價值與特色取經，異中求同，面對這樣的發展現象，或許可以從美國小農市集的現況得到一些反思。

小農市集的迷思

在美國，許多消費者在週末前往農民市集，所抱持的心理不外乎買到新鮮食物、支持在地小農、發展當地經濟或是降低食物里程。不過，一趟市集之旅，往往是消費者額外的開車活動，造成的碳排放量跟吃在地食材減少的量相比，或許還超出許多。因此，關於在農民市集購買產品可以減少碳排放量、減少食物里程的迷思，被許多人打上一個大問號。

而英國研究已經證實，食物里程並非唯一衡量碳足跡的指標，甚至並非衡量食物生產對環境影響的有效標準。有效的方式是把食物的整個生產體系都納入考量。例如：食材是否在溫室生長，因此帶來較多碳排放？這跟農民在農地施用的農法有關。又例如，英國人愛喝的錫蘭紅茶，遠從斯里蘭卡運到英國，一包茶包經由海運所產生的碳排放量幾乎微乎其微，一杯紅茶百分之八十五的碳排放量，其實是在煮開水時產生的。

那麼存在於農民市集的獨特誘因，諸如營造出社群歸屬感、支持在地農產品、支持小農等，是否還經得起檢驗？美國與英國的農民市集，在過去十年壯大許多，以英國為例，消費者平均一年在農民市集的總消費量高達二點五億英鎊；而美國在一九九四年時，全美有一千七百五十五個農民市集，到了二〇〇八年已經成長到四千六百八十五個。然而隨著農民市集的高速成長，農民市集的神話也開始破滅。

商業化與娛樂化抬頭

舉辦農民市集比推動有機農業門檻低了許多，成為執政者討好市民、取得政績的捷徑。有了政治力量的後援，有些農民市集與市鎮規畫如影隨形，如雨後春筍般冒出，導致快速商品化，跟原本純粹的理念有了出入。

知名雜誌《瓊斯媽媽》（*Mother Jones*）在二〇〇九年一篇由丹尼爾・杜安（Daniel

33 資料來源：www.broadwaymarket.co.uk

Duane）所撰寫的文章〈饕客們，注意了〉（Foodie, Beware）[34]提到，美國因為農民市集的蓬勃發展，不僅農民市集原本倡議的價值消失，市集經理人必須以更商業化的手法來經營市集，農民市集的商業化問題引起了全球的關注。

丹尼爾提到，在美國，有些熱門的市集攤商最後選擇離開市集，因為儘管每週末攤位前大排長龍，但營業額卻一年一年往下降，看熱鬧的人多，採買的人少；買熟食的多，買食材的少；觀光客多，當地人少。許多生產者不得不製作加工食品銷售，以增加營收與產品品項，於是市集越來越多加工品，而非新鮮的蔬果。至於那些不願意分心去維護營收的，乾脆選擇改變販售通路，直接將食材銷售給知名餐廳或是主廚，最後

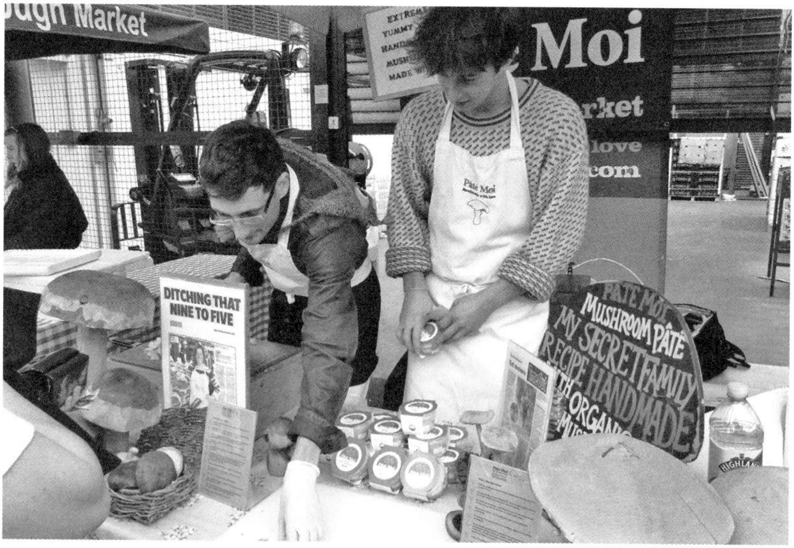

營造出社群歸屬感、支持在地農產品與小農，是農民市集的獨特誘因。

甚至退出了市集。

從現實面看，農民市集對部分消費者來說，只不過是另一個雜貨店，如果貨物品項不夠多樣、沒辦法一次購足，久了就不會想再去。丹尼爾的文中就提到一位農夫市集經理告白了一樁蘆筍事件，道出營運的兩難：「我們為了要提供蘆筍給顧客，以提升產品多樣性，不得不去找貨源。我只有兩個選項，一個是專門賣蘆筍給連鎖超市與全美五十多個農民市集的大盤商，另一個是當地農民，但是他單靠賣蘆筍收入有限，一定得兼賣番茄。可是這樣也不行啊，市集原本就有農民在賣番茄，會變成互相競爭。」最後這位經理的抉擇是什麼？「我選擇了大盤商，但是心裡七上八下，只能默默祈禱消費者不會發現，他在農民市集買到跟廉價超市一樣的蘆筍，而且價格還硬是貴了許多。」

為了維持高人氣與來客數，市集經理還必須招進咖啡攤車、各種熟食攤車，甚至是街頭藝人，以活絡買氣。然而熟食業者所使用的食材往往不是在地食材，並未遵守農民市集的理念。例如美國人喜好吃的熱狗或漢堡等美式食物，平均來源超過五個國家；而且在美國，新鮮農產品要到達市集平均需行駛一千五百公里或更多，跟降低食物里程的追求自相矛盾。

農民市集的觀光化、娛樂化，似乎是一條不可避免的道路，但如果連教育性和原本夥伴關係的社群價值都消失，只剩下純粹交易的功能，也許農民市集的神話也真的破滅了。為了

34 資料來源：www.motherjones.com/environment/2009/03/foodie-beware

修補民眾對於農民市集的觀感，以及確保農民市集是屬於真的農民，買的東西也是真的來自農民的農場而非大賣場，加州政府修改一九七七年推出的農民市集認證法規，將在二〇一五年一月實施一項關於農民市集的法案（Assembly Bill 1871），規範所有在農民市集的攤商，無論是農民、手工藝者還是熟食小販，都必須繳交每日二美元的稅金。

每年從農民市集徵收的稅金，預計會為加州政府帶來一百三十五萬美元的收益，政府將會雇用稽核專員，管理加州所有的農民市集與農民，並且定時繳交報告成為資料庫。加州政府並要求所有農民必須在自己的攤位上，標明自己農園的面積、地理位置與所種植作物，同時貼上「我們販售我們種植的產品」。未來也不允許農民在非農民市集裡販售新鮮的蔬果，以劃清界限；如有不遵守者，輕則罰二千五百美元，重則關六個月，以達到農民市集的真正效益與價值：促進在地農作物的多樣性、農業教育、健康飲食、屬於農民、透明生產鏈。

食物行動

歐盟 Farm to Fork 計畫，以行動支持小農

農民市集，簡單說是指農民聚集在某個地方，將他的產品直接銷售給消費者，通常是特別新鮮的農產品、家禽、手作食品，或是其他小規模栽種與生產的食品。

理想中的農民市集不僅應該讓農民能夠得到最好的報酬，也應該讓消費者取得最

好的品質，使生產者與消費者連結在一起，交換關於食物生產的知識與資訊。

農民市集是為了保存與推廣區域性的食材與飲食文化，同時保存農地，使消費者可以持續性取得新鮮、在地小規模生產的食物。因此也有農民市集規定，只有區域性的小生產者可以到農民市集銷售他們自製的食品，中間商、跟別人批貨銷售是不被允許的，這跟傳統市場裡允許菜販擺攤劃分出了區別。而農民市集的管理者，應該要經常訪視農民，確認他們所銷售的產品，來自自己的農園裡。

美國農民市集的興起，主要來自消費者意識的改變，越來越多消費者認為永續的農業來自小規模與有機的生產，因此前往農民市集採買，同時也是為了保存市區附近的小農與農地。

在英國，農民市集在一九九七年後快速興起，被視為是從傳統中創新。一方面是消費者意識抬頭，不願受大通路控制自由的消費意志，另外，消費者考量食物安全與品質，與意識到英國農民的困境、國家認同的心理作用，都促使消費者願意前往農民市集採購。

而歐盟更正式的以政策推動「從產地到餐桌」（Farm to Fork）計畫，鼓勵農民市集擴張，希望有助於降低食物安全的風險、鼓勵民眾從新鮮農產品攝食天然營養素、提高動物福利與健康、推動地球永續等等。

20 咖啡小農出頭天

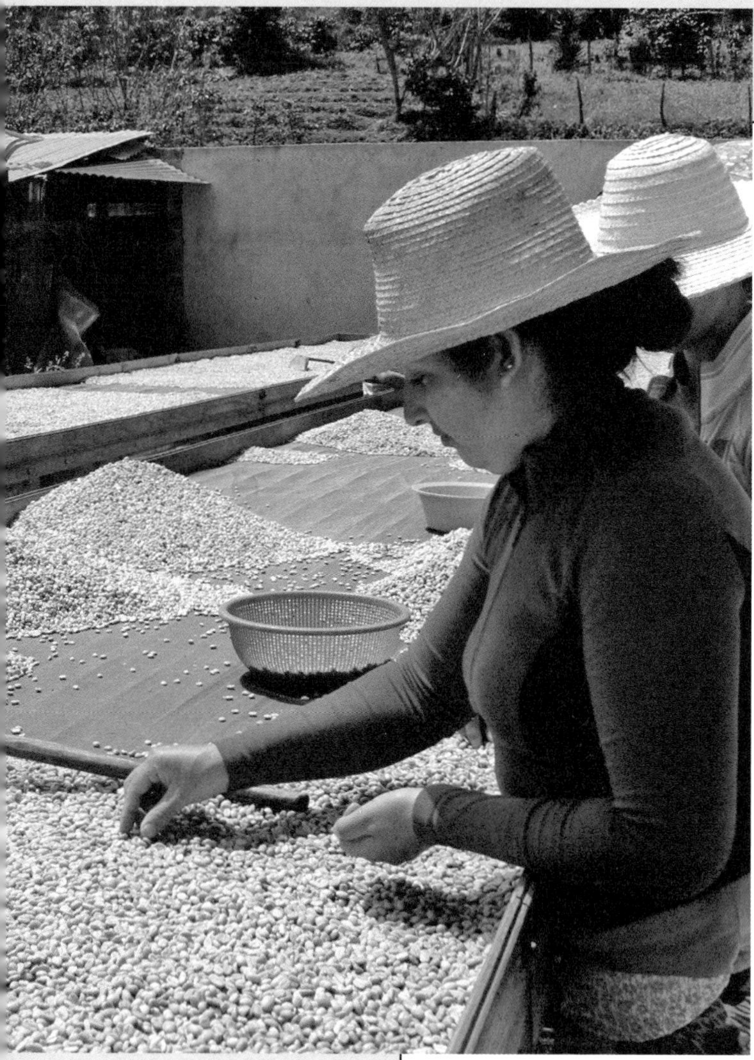

消費價值改變產銷體系的小革命

咖啡產業正在逐一打破大規模生產、標準單一化、產品一致化的發展方向，而咖啡小農也在這樣的改變中，看到更多的生機。

二十世紀中葉後期，美國以圍堵共產主義之名，插手拉美各國風起雲湧的獨立運動，施行貿易壁壘，造成社會動盪不安。在各地傳道的教會因不忍看著當地依賴咖啡為生的農民貧窮困苦，在游擊隊的威脅與重重困難下，透過不同的管道，將咖啡輸出到歐美國家銷售，催生國際公平貿易認證。

而隨著越南咖啡出口的崛起，加之世界銀行的貸款補助，不僅打亂了咖啡市場的價格，也讓擁有百年咖啡產業歷史的中美洲遭受嚴重打擊——咖啡對農民來說，不僅是收入，更是全部。面對市場價格破盤，咖啡品質下降，許多農民想要棄作，成為當地社會經濟安定的隱憂。咖啡產國的農民挑戰總是重重，不過轉機也在出現，當咖啡消費國家吹起了第三波咖啡革命——重視品種、生產履歷、地理位置、有機、公平貿易認證——的時候，產地又有什麼變革悄悄的催化？

咖啡就像葡萄酒

以中美洲各咖啡產國為例，都設置了形式不一的咖啡局或咖啡協會，來主導與協助該國的咖啡產業發展與輔導咖啡農。像是瓜地馬拉的 ANACAFE 咖啡局，彷彿綠建築一樣的辦公大樓與設備完善的咖啡實驗室，專業程度讓人相當驚豔。

ANACAFE 的副局長米格爾（Miguel）認為：「咖啡這種日常飲料將逐漸趨向產區化，未來就像是強調產地的葡萄酒一樣……」。也因此，ANACAFE 有許多借用葡萄酒做法的創意，以跟上全球趨勢，像是咖啡拍賣會，由買家競價爭逐得獎咖啡；咖啡包裝貼上 QR 碼，一掃就會呈現完整的生產履歷；嘗試推出「限量批次」，創造全球唯一的話題。

一九二〇年代的瓜地馬拉，生產的咖啡普遍品質低劣，在該局長期努力下，瓜地馬拉已經成為世界知名的精緻咖啡產國。瓜地馬拉咖啡局最早整理出境內八個微氣候產區的完整履歷，創立產地認證，買家如果購買這八大產地的咖啡豆，ANACAFE 會頒發證書，並且授權使用產地認證的標籤，以提升咖啡價值。產地認證機制，是將特殊地理與微氣候的產區以衛星定位，該區域內所產的咖啡，都可取得產地認證，而這八個產區的咖啡，風味截然不同，也創造出更多商機。此外，許多咖啡產國都把品質低劣的咖啡留在國內自己消費，但在該局的推動下，瓜地馬拉國境內的咖啡品質也大幅提升，給予觀光客美好印象。

育種做起，品種定江山

育種，是咖啡產業奠定基礎的苦工，育種的工作，往往要花上好多年時間。中美洲的百年咖啡產業比比皆是，許多私人莊園也擁有珍貴的育種技術與知識，並且樂於分享。

咖啡苗至少要生長三年，才會開始結果；若要採摘與評估，少說也要四或五年。育種人員將同一品種的咖啡樹用三種不同的遮蔭方式培育：直接日曬、半遮蔭、全遮蔭，觀察不同日照的落葉情況。而育種也要能適應當地的微氣候，所以最好的狀況是，一個微氣候區，能有自己的育苗環境但通常只有莊園主才有財力設自家育苗場。育種是影響咖啡品種多樣性的原因之一，每一種品種都有不同的風味與口感。因為咖啡消費市場逐漸精緻化，強調特殊的單一品種，以珍貴的稀少性與品質，提高市場售價，使得育種工作更顯重要。

宏都拉斯咖啡委員會 IHCAFE 在咖啡育種上下了許多功夫，不僅從咖啡的原生地衣索比亞取回新的品種，並試著以混種的方式，培育對葉鏽病較有抵抗力的新品種，同時還能兼具好的口感。而宏國所培育出來的品種，像是 Parainema、Icatu、IHCAFE-90 與 Lempiro 等等，因為育種有成，有些甚至已經引進到其他葉鏽病的受災國。

咖啡評比為咖啡分級定價，找到高端買家

過去咖啡的貿易，不分品種與風土，咖啡喝起來就像洗腳水。農民照父輩一代代傳下來的方式種植咖啡，採收後交給中間商收購，中間商或處理廠處理後，轉給出口商。咖啡是黑色黃金，不問幕後英雄。不過，這樣的狀況，因為咖啡卓越杯（Cup Of Excellent，簡稱COE）的出現，為咖啡產業創造了一個高端咖啡市場的區隔。

咖啡卓越杯的成立，是相信咖啡也因為風土與品種的不同，而擁有不同的風味，而且農民細心的處理，能創造出卓越的美味咖啡。也因此咖啡卓越杯是以一套杯測的標準，以及比賽方式，評定咖啡等級並給予定價，讓小農也能以脫離原本的國際市場咖啡期貨價格與交易方式。

COE 這套國際咖啡評比系統影響深遠，像中南美洲的咖啡產國紛紛加入，在國內培

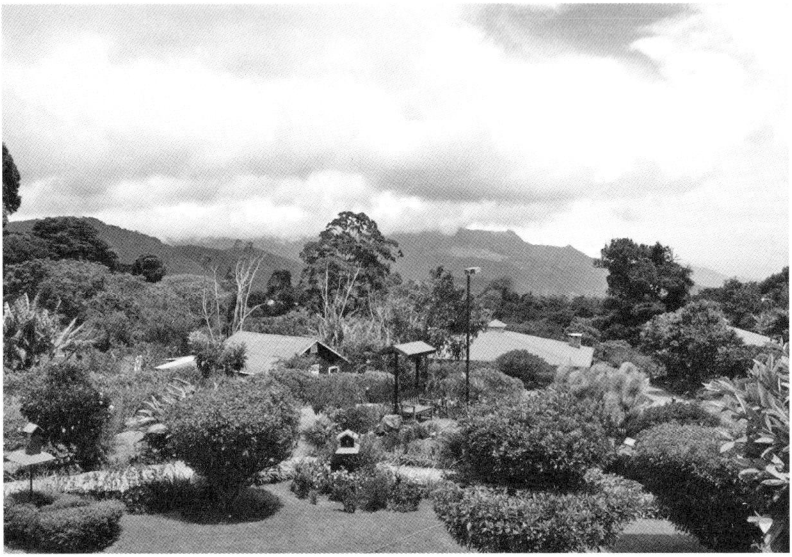

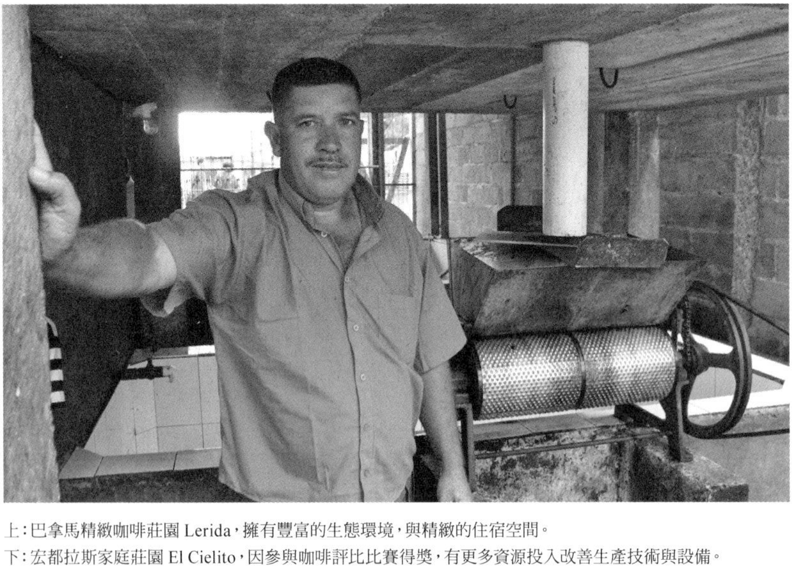

上:巴拿馬精緻咖啡莊園 Lerida,擁有豐富的生態環境,與精緻的住宿空間。
下:宏都拉斯家庭莊園 El Cielito,因參與咖啡評比比賽得獎,有更多資源投入改善生產技術與設備。

養出一批專業的咖啡杯測師，杯測咖啡的成熟度、處理過程、品種等，除了能夠挑選出優異的咖啡種植者，也能夠為咖啡產區的品質把關。而這套評鑑系統也發展出線上競標拍賣機制，得獎咖啡豆將能在國際市場上以高價賣出，名利雙收。這套體系雖然能讓好咖啡被看到，但也有一些缺點，許多財力較雄厚的咖啡莊園主，有能力在育種與精製的過程中下重本，造成不平等的競爭優勢，如果小農沒有完善的配套政策支持，仍然無法打破不公平的遊戲規則，進入市場。

環保、社會認證興起，打破權力不公平分配

在消費市場越來越注重企業社會責任與全球永續議題的情況下，雨林保護認證、ＵＴＺ認證[35]、有機認證與公平貿易認證等在產區逐漸普及，許多產國的咖啡局或是咖啡協會，也會主動推廣這些認證，每一種認證都有不同的訴求，參與的農民無非希望找到對的國際市場，或賣出更好的價格。

例如薩爾瓦多咖啡委員會的關注面向，就偏重社會與環境層面，主動推動有機認證、ＵＴＺ認證與公平貿易認證等，也展現了薩國咖啡的多樣性。薩爾瓦多的咖啡小農多，但是國家資源有限，透過國際公平貿易組織，讓小農可以獲得公平穩定的報酬，同時團結在一

35 全球性的咖啡認證，強調咖啡品質、友善生產者與環境。

起，以合作社的方式形成一個社會互助的機制。

基本上，參與公平貿易認證的，都是農地只有數公頃的小農。小農因為無能力外銷，也無能力單獨進入市場，所以共同組成合作社，有些合作社人數上千人，有些只有數十人，也因此，有些合作社又結合成聯盟，共同行銷。

加入公平貿易認證後，農民能夠拿到比期貨市場高的價格，並且能夠找到國際買家。此外，在公平貿易組織的幫助下，農民也能提升作物的品質，使用公平貿易認證所提供的社會發展金（Social Premium），建立校舍，讓孩子可以就學，讓下一代有機會為人生做出不同的選擇。

祕魯咖啡合作社靠公平貿易走出動盪歲月

以南美洲祕魯老牌的公平貿易咖啡合作社 CECOVASA 為例，成立於一九七〇年，至今已經有超過四十年的歷史。合作社經理告訴我它的緣起：「在我祖父那一代，許多買主開著車來跟他們收購咖啡，但是價格很差。當時有一個加拿大廠商在他們的鄉村裡成立合作社，提高了農民的收益，祖父他們看到了，所以才成立合作社，想幫農民們找到更好的市場。」

一九九〇年，當時一袋四十六公斤的咖啡豆只能賣二十五元美金，又有恐怖分子的活動，從產地運送到港口相當不容易，每年出口總量只有五千袋。到了一九九二年，CECOVASA 才知道公平貿易組織的存在，加入組織後，於一九九三年首次出口一個貨櫃到英國，逐漸找到穩定的市場。

如今CECOVASA共有五千個會員，咖啡產量有百分之八十已取得有機認證，九成五銷往歐美。咖啡依據產區來源與顧客要求，細分成八個品牌；合作社聘有二十二位支薪工作人員，都符合國際公平貿易組織與祕魯政府對薪資與勞動權益的規定。

一開始，CECOVASA只是單純加入公平貿易咖啡，後來在國際組織（如比利時的The Trade for Development Center）提供的技術指導下，改往有機發展。公平貿易的收購價中，至少每公斤有二十美分的溢價，提供生產者財務上的挹注，有助於他們取得有機認證。

合作社每年召開會員大會，決定公平貿易中「社區發展基金」的用途，主要投資在提升生產力上面，像是設立自有的咖啡實驗室以確保品質，聘請專業人士教導農民技術提升，同時也挹注當地的教育，讓上千個家庭獲益，能送他們的孩子上學。合作社在年末也會採購一些民生必需品，送給各個農民家庭，另外還有其他社會發展的投資。

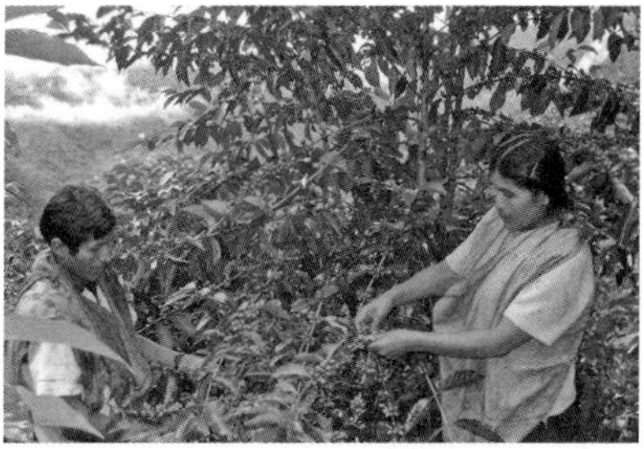

CECOVASA咖啡農合作社是高山精品咖啡的種植者。
圖片來源：punoculturaydesarrollo.blogspot.tw

合作社經理說：「我們因此得到許多幫助，能積極參與各項咖啡比賽，獲得更多的曝光，這樣就有機會拿到更高的報酬。而且公平貿易組織提供了教育訓練、改善作物品質的方法，讓咖啡可以賣出更好的價格。」他本人已去過瓜地馬拉、厄瓜多、哥倫比亞等咖啡產區參訪交流，也去上過專業杯測訓練；每年在公平貿易組織的安排下，生產者還有機會去德國、美國參加相關的商展，對一個貧窮地區的咖啡小農組織來說，這些是過去想都不敢想的機會。

大農莊與咖啡出口商開始關注社會責任

許多有歷史的咖啡莊園，因為使用農奴的傳統習慣，或是因為無法使用民主的合作社機制運作，不符合公平貿易認證保障人權的標準與價值，而無法取得這類社會認證，但仍有許多取得有機認證或是雨林聯盟保護認證。像是尼加拉瓜的黑森林莊園，雖然是老字號的莊園，但是很強調社會責任，不但為咖啡小農的子女建立學校，請來很好的老師為他們上課，也提供獎學金，鼓勵咖啡農的小孩念大學。另有莊園的主人在美國則是醫生，定期巡迴小農的鄉村，宣講個人衛生與婦科疾病防治等教育工作。

也有跨國的咖啡出口大集團成立基金會，深入偏鄉提供防治葉鏽病的知識與用藥，或是建立希望小學，改變自己的形象。這些例子可見到消費者力量的影響性，一旦消費者要求產業透明與社會責任，就能在改變不公平的貿易結構時，發揮莫大的助力。

微批次興起，打破傳統貿易的桎梏

談到咖啡貿易，過去是壟斷在咖啡大出口商手裡，買家也是一次至少以一個貨櫃為採購單位。隨著公平貿易與咖啡評比系統的市場成熟，許多咖啡小農可以直接接觸到買家，透過取得執照的小型咖啡出口商協助，將咖啡直接銷往咖啡消費國，打破傳統咖啡貿易的方式。

在咖啡消費國這一端，關於直接與小農採購，另有一個專有名詞，叫做「直接貿易」（Direct Trade）。直接貿易源自於一群咖啡烘焙商，採購的對象通常都是單一家庭式咖啡農莊，因為不是民主式運作的咖啡農合作社，因此無法取得公平貿易認證。採購的價格也很像契作，依照各採購商不同的標準與方式，直接跟小農購買，跳脫市場價格之外。直接貿易的價格由採購商與農民自行商議，與公平貿易認證不同之處，在於沒有任何一致性標準，也沒有任何第三單位獨立機關的監督。

在直接貿易逐漸提升的需求下，像是宏都拉斯的咖啡出口商 San Vicente，原本只是一個內銷的咖啡處理廠，如今轉做出口，不但生意好得不得了，組織化的作業流程，讓他們也開始賣起小批次的咖啡，讓更多種出好咖啡的小農，有機會透過他們直接出口，避免中間商的壓榨，而 San Vicente 在微批次出口這端，只酌收處理費，相當公道老實。

從咖啡產國的改變，明顯地看出過去一世紀以來，大規模生產、標準單一化、產品一致化的發展方向正逐一被打破。這種改變不僅面向多元，而且彼此不是競爭，而是互補，更需要方方面面的利害關係人加入，才有可能發生。以咖啡產業來說，政府力量、產業方向、農民團體、國際力量、消費者市場，並輔以物流體系等，創造了逐漸跳脫傳統產銷體系的新關係。而咖啡小農也在這樣的改變中，看到更多的生機。

食物行動

卓越杯：咖啡高端市場的射門員

卓越杯（Cup Of Ecellent，簡稱ＣＯＥ），類似台灣茶或是法國葡萄酒的競賽，是每年在許多咖啡產國舉辦的咖啡競賽，以辨別出品質優異的咖啡，主辦單位是卓越咖啡聯盟（Alliance for Coffee Excellence，簡稱ＡＣＥ）。卓越杯於一九九九年舉辦第一場比賽，到了二〇一三年，卓越杯的比賽在巴西、薩爾瓦多、哥斯大黎加、尼加拉瓜、瓜地馬拉、宏都拉斯、墨西哥、盧安達、蒲隆地、哥倫比亞與玻利維亞等國舉辦。

身為ＡＣＥ會員的各國咖啡局，先自行舉辦國內的咖啡競賽，農民需繳交一定數量的咖啡參賽，每支咖啡至少要經歷過五次杯測品評，評鑑的標準包含乾淨度、甜度、酸度、口感、風味、餘韻、均衡度與總體表現等八項，總分超過八十四分的，才被認可為ＣＯＥ咖啡豆。在評分過程裡，只要有一個裁判對咖啡品質稍有疑慮，咖啡就會被踢出比賽，最後的冠軍，會在網路上公開競標拍賣，並且能夠獲得極高的天價。

卓越杯的成功，在於為許多咖啡產國與咖啡莊園打開國際知名度，進而增加交易量，得獎的小農同時也獲得豐厚的報酬。不過，對咖啡產國像是中美洲國家來說，舉辦一次卓越杯的成本很高，因為國際裁判的車馬費與出席費都很驚人，但是為了取得國際公信力，必須邀請國際的裁判參與，也因此有產國退出過比賽網絡。

咖啡精品化帶動主題觀光商機

以巴拿馬為例，巴拿馬因為土地少、成本高，為了提高咖啡價值，推動著巴拿馬咖啡走向精品路線。巴拿馬舉辦自己的COE比賽，雖不是ACE的一分子，但為了公信力也邀請國際裁判參與，讓咖啡莊園百花齊放、百家爭鳴，促成巴拿馬藝妓咖啡豆在國際市場大放異彩，而巴拿馬咖啡莊園的精品化，不僅是以咖啡為內涵，並展現出莊園主獨有的品味與喜好，出現了各種咖啡莊園之旅，創造了觀光營收。

不過，「精品化」本來不在ACE創辦人喬治．豪爾（George Howell）的預期裡。喬治．豪爾是美國精品咖啡運動的先驅，也是單一產區咖啡豆的專家，在波士頓開創了全新的淺焙咖啡風潮。豪爾認為，淺焙的咖啡更能表現咖啡醇如美酒的特色，並且提出了「單一產區」和「單一莊園」的概念，建立了「咖啡連線」（The Coffee Connection）連鎖店。後來星巴克進軍波士頓，從豪爾手裡買下了他一手打造的連鎖咖啡體系。豪爾在獲得豐厚報酬後，雲遊咖啡產國，擔任許多產國的咖啡顧問，對產區風土與咖啡品種瞭如指掌。

卓越杯加持，名利雙收

一九九九年，豪爾不甘寂寞，加入聯合國與國際咖啡組織（ICO）的計畫，與幾個熱情的咖啡顧問，一起為小農創造經濟永續的新模式，卓越杯於焉誕生。一開始在巴西舉辦，邀集了十四個天分與經驗兼具的裁判，從三百一十個不同的巴西咖啡選出冠軍。卓越杯所選出的咖啡極具國際公信力，也選拔出各種極稀有與美好的單一產區咖啡，背後代表著最好的土壤品質、水源、氣候或是栽種方式。

COE的影響深遠，背後彰顯富含社會意識的價值觀，提供介紹小量而美好咖啡給顧客的機會，吸引著世界各地獨立咖啡烘焙商的青睞與推崇。透過自家烘焙業者的推廣，更串連起一群喜愛好咖啡的死忠消費者支持。而生產咖啡的小農戶，不但能獲得更高的報酬與一夕成名的機會，他們的產區或是國家也跟著沾光。

不過，當競爭激烈，大者恆大時，許多財力雄厚的咖啡莊園，能以堅強的實力自行育種與精製，也能僱用更多工人照顧，而龐大數量的小農依然被掃於市場邊緣，無力提升也無力參與競爭。如今豪爾所創造出來的體系，原本是選拔「特種（Specialty）咖啡」的概念，跟商業市場結合後，被炒作成高端精品（Specialty）咖啡風氣，也是他始料未及的吧！

食物行動

國際公平貿易組織 FLO：把關自由貿易的公平與永續

國際公平貿易組織（Fairtrade International），前身為國際公平貿易標籤組織（Fairtrade Labeling Organization），為推動全球公平貿易運動的主要舵手，把關國際貿易的交易環節符合公平與永續。目的是幫助發展中國家的貧農與勞工，取得更好的權益，以改善貧窮的問題。同時倡議貿易正義，訴求貿易關係中平等透明的對話機制，以改善自由貿易中不公平的權力分配問題。

國際公平貿易組織創建於一九九七年，總部在德國波昂。創建的原因，是推動公平貿易運動的各國組織，有感於力量分散，標籤不一致，導致消費者不知道該怎麼選擇公平貿易商品，因此決定攜手合作，整合成一個傘型的國際組織，目前全球共有二十四個分會，並制訂出統一的標準，例如農民合作社需民主的方式運作、促進有機的農作方式、提高女性的就業機會與社會地位、保障兒童福利、改善勞動權益、穩定農民的收入、培力農民邁向經濟獨立自主等，目的是為了改變結構性的貧窮問題。

認證獨立透明具公信力

國際公平貿易運動最後整合成一個國際公平貿易標籤組織後，二〇〇二年推出全球性的國際公平貿易認證，自此全球公平貿易市場蓬勃成長，每年成長兩位數字的銷售量。二〇〇四年，國際公平貿易標籤組織再次分出兩個組織，一個是負責制訂認證標準的國際公平貿易標籤組織（FLO），一個是負責監督與稽核認證單位的國際公平貿易認證組織（FLO-CERT），避免球員兼裁判，以透明獨立的運作方式，取得國際間的信賴。

建立採購與認證標準

國際公平貿易組織已經是一個由農民來主掌的國際組織，農民的投票權超過一半，換句話說，農民擁有百分百的否決權。除了中央總部外，主要分成三大部門。在中央總部，設有「標準審議委員會」，由生產者、貿易商與非政府組織等各方代表所組成，制定了各項產品的保障收購價（Minimum Price），保障了農民的基本生活水準與永續的生產方式，而且依據不同的區域、等級、認證，還會有更高的收購條件。而收購價格是與期貨市場脫勾的，但是當市場價格高於保障收購價時，公平貿易商當然就會以市場價格來收購。

扶持農民生活與發展

所有國際公平貿易認證組織通過的公平貿易商品，都會在產品的包裝上貼有國際公平貿易認證標籤，代表產品原物料的生產者，確實有獲得更好的貿易條件與發展機會。所有貼有認證商品百分之一到二的末端售價，為標籤授權費，需繳交給國際公平貿易標籤組織，作為扶持農民發展的基金。目前國際公平貿易標籤組織已經在全球六十個國家設有辦公室，各有專門的農民服務員（Producer Service Relationship，簡稱PSR），為當地加入公平貿易組織的農民媒合商機、提供國際市場訊息、提供培力教育的訓練、輔導農民加入國際公平貿易組織等。

交易透明、保價採購、提撥社會發展金

所有參與國際公平貿易認證的企業組織，都必須透讓自己的交易紀錄透明化，並將原物料來源、交易數量、交易金額交給國際公平貿易認證組織進行稽核，以確保符合國際公平貿易標準。此外，採購時，必須根據公平貿易保障收購價採購，還必須提撥一筆社會發展金（Social Premium），額外撥給農民合作社的帳戶裡，交由小農合作社經由民主方式表決用途。如果採購的是有機認證的產品，還必須提撥有機溢價金（Organic Premium），鼓勵農民繼續以有機的方式保護生產環境的永續。

歐盟通過公平貿易採購法案

目前全球經過國際公平貿易組織認證商品的全球交易額，在二〇一一年已經達到四十九億歐元，生產者分布在六十六個國家，高達一百四十萬人。國際公平貿易組織是消費者最信賴的公平貿易組織，消費者認為，供應鏈的透明化，讓品質更有保障，消費更安心。

透過國際公平貿易認證機制的協助，許多農民的生活與社區，都比加入國際公平貿易組織之前大大地改善。聯合國曾經做過一項調查，國際公平貿易組織是消費者最信賴的公平貿易組織。二〇一四年，歐盟通過公平貿易採購法案，未來歐盟會員國的國家政府，都必須率先採購貼有國際公平貿易標籤的商品。

食物行動

關於公平貿易認證的Q&A

Q1 公平貿易跟消費者權益有什麼關係？

隨著跨國企業大者恆大、強者壟斷國際貿易，許多消費者日常生活中的衣食住行，都被各種商業廣告所蒙蔽，在不知道原料來源、生產者是誰的情況下，消費者的權益其實是被剝奪且沒有保障的。國際公平貿易認證透明供應鏈，從生產源頭保障生產的環境與品質，讓土地與勞動的價值被看見，而消費者也因此可以有更透明的資訊，作出安心的消費選擇，對健康與自身權益更有保障。

Q2 公平貿易是殖民主義的霸權延伸？

許多人看到國際公平貿易組織裡，有許多白人的臉孔，就以為這又是白人掌握生產資源的遊戲，這是一個很大的誤解。例如國際公平貿易組織的理監事會主席，事實上是來自生產者組織的小農代表。過去以援助的方式來解決資源分配不均的方式，已經帶來許多批評，因此，真正要擺脫殖民的陰影，唯有培力農民。國際公平貿易組織在做的，就是培力，讓權力的分配可以更公平，讓農民有能力掌握議價的權利與發展的機會，而這些改變，需要長時間才可以看到成效。

Q3 公平貿易認證的費用很貴，變成農民的負擔？

公平貿易認證的創造，是為了保障農民的權利。加入公平貿易組織的買家與農民，都必須接受認證。一般來說，買家的認證時間比農民的短，但是買家所負擔的認證費用，比農民來得高，因為買家所繳交的認證費，事實上是用來補貼農民的。加入國際公平貿易組織的農民，一般都是先成立合作社，如果沒有能力繳交認證費用，該組織最高提供百分之七十五的補助，甚至在初期不需繳交認證費；而補貼的資金來源，主要就是來自買家的認證費。

Q4 公平貿易產品品質有保障嗎？

在許多國家，例如德國，一般民眾都認為公平貿易認證的產品，是天然純淨與高品質的代表。在國際公平貿易認證標準中，規範農民應將社區發展金投入在產品品質的提升上，以咖啡農為例，公平貿易認證的咖啡農合作社，至少需將百分之二十五的社區發展金，用來投資提升產品品質的項目，也因此在全球市場上，公平貿易認證的產品，可以不斷進步、取得好形象。

Q5 公平貿易認證是企業用來漂綠的標籤？

公平貿易認證標籤的所有權，不屬於任何企業，而屬於中立的、非盈利的國際公平貿易組織，認證的目的，主要在保障農民的權利與分擔農民的風險，為農民創造更平等的機會，也是全球唯一強調多項社會倫理的認證體系。因此，當企業參與並取得國際公平貿易認證時，其實也為農民創造更多的市場與平等的銷售機會。唯一要注意的，公平貿易認證只認證產品並把關原物料的交易條件，但不為任何企業背書；因此消費者在選購產品時，如要購買公平貿易認證的商品，可以察看商品上是否有此標籤。

21 藏在雨林裡的巧克力夢工廠

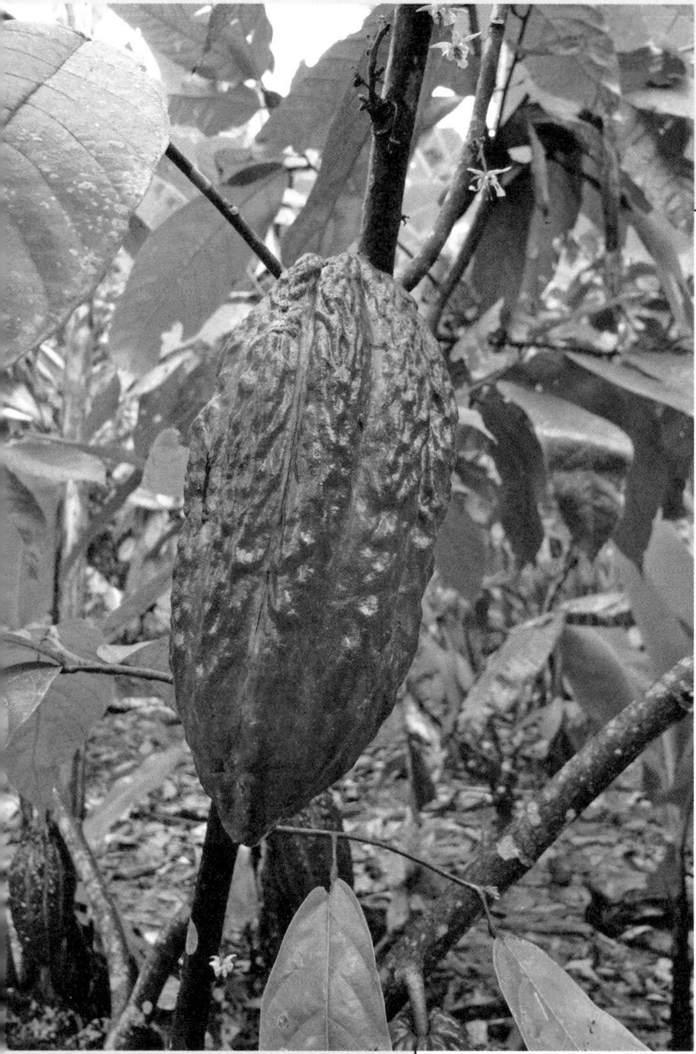

公平貿易，實現可可農的夢想

拜公平貿易之賜，Naranjillo 已經不只是一個可可農民合作社，還是一間擁有自己品牌與國際市場的公司，為農民建構新的價值鏈。

在可可的產地迦納與象牙海岸，當地人鮮少吃過巧克力，因為把可可當做貿易財的重要性，遠勝過當做一頓飯。可可長期作為國際貿易的重要原料，生產者拿在手裡的報酬卻少得可憐，可可農一天的收入不到二美元，尤其是西非，可可出口量了市場的一半，卻是全球最窮的地區之一。

全球可可貿易長期壟斷在跨國巧克力商手裡，而巧克力的製造技術，也掌控在富裕國家，像是最好的巧克力，大家都知道是在瑞士，但為什麼不是來自巧克力產地？自一九九八年可可每噸的價格為一千二百三十六美元，到了二〇〇〇年幾乎掉了一半，成為每噸六百七十二美元，迫使許多農民必須使用童工降低栽種成本，並砍伐雨林提高生產量以求生存。

二〇一二年，我來到祕魯的公平貿易合作社 Naranjillo，見證公平貿易在過去遂月帶給可可農民的巨大改變。

可可取代古柯鹼，陪伴農民走出黑暗

Naranjillo 成立於一九六四年，是祕魯中部城鎮廷戈瑪利亞（Tingo Maria）最大的可可農合作社。廷戈瑪利亞位於亞馬遜河流域，當地氣候溫暖潮濕，目前是祕魯可可產量最大的地方。而 Naranjillo 已經不只是一個農民合作社，還是一家可可工廠，一間擁有自己品牌與國際市場的公司，員工與農民全都是當地人。工作人員告訴我們說：「Naranjillo 就是廷戈瑪利亞，我們是一起成長的。」

廷戈瑪利亞早年沒有別的產業，到處種植古柯葉，曾經是毒品交易的大本營，引來恐怖分子聚集，也造成許多社會與治安問題。一直到一九八〇年代，經過當地政府整頓後，向來被暱稱為「亞馬遜之門」的廷戈瑪利亞，因為豐富的生態環境搖身變成生態觀光的中心；農民也在政府輔導下，逐漸以種植咖啡、可可取代古柯葉。

陽光是最好的殺蟲劑

Naranjillo 的工作人員帶著我們來到河邊，坐上看似驚悚其實平順的流籠，去到河對岸的可可農田。一下地，看到一大堆長在樹上的可可豆，豔紅中交織鮮黃，可可花突兀地從黑黑的樹幹長出白色花苞，像被施了魔法般，充滿異境的驚奇。

可可田的主人班尼諾（Benieno），一開始自己嘗試種可可時，不曉得如何挑選品種，而且總是讓可可樹長到很高，只撿拾落果販售，因此收成不佳，收入也不好。加入 Naranjillo 成為合作社社員，讓他獲得選種的知識，習得有機栽種的技術，不但收成變得比較好，收入也增加了。

班尼諾摘下樹上的可可果，切開後，汁液飽滿，這是透過 Naranjillo 取得的品種。Naranjillo 的農業技術指導員告訴他，要修剪枝葉，讓陽光透過樹葉之間的空隙，可以降低病蟲害；樹上的果實不能留太多，要有所捨棄，疏果後才能讓每顆可可果的養分更充足。

這裡許多農民都跟班尼諾一樣，不喜歡用農藥與化肥。「如果你用化肥，植物就會習慣那個東西，如果有一年你不用，它就不會產果實了，你要再增加那個東西，才會再長。相反的，如果我們完全保持自然的方式，只要好好維護，就會有果實。」班尼諾說明原因。

過去班尼諾種可可，一公斤只有台幣六元的利潤，加入 Naranjillo 後，因為有國際銷售管道，一公斤可以有台幣六十元的利潤。不過光靠種植可可的收入還是不夠生活，所以他又種植了酪梨、香蕉、木瓜、柳丁等季節性水果，增加其他收入。

成為 Naranjillo 的會員得先付會費，但每年可以分紅；如果退會，會費也會退還。農民缺錢時，還可以從 Naranjillo 取得低利貸款，會員也能得到醫療上的協助。班尼諾笑著說：「為了支持 Naranjillo 的發展，有時我們農民也會捐錢喔！」Naranjillo 創社初起，只有三十二位農民，如今已經超過四千位社員，而且還在增加中。

可可農民的夢工廠

我們道別夢境般的可可田，去鎮上 Naranjillo 的專賣店與辦公室轉轉。小店裡擺滿各種可可產品，例如不同濃度比例的巧克力、可可粉、可可膏、可可脂，也有蜂蜜、蜂蜜醋、咖啡豆、咖啡粉等等，這些都是公平貿易的「社會發展金」長期累積出來的成果。Naranjillo 合作社團結了小農，改變了生產者的地位，也為農民取得更多的利潤空間。當可可價格不好時，Naranjillo 也輔導農民製作手工巧克力，幫農民鋪行銷管道，增加提高收入的機會。

隨著 Naranjillo 的成長，以及國際可可豆價格的回升，Naranjillo 的農民社員逐漸取得

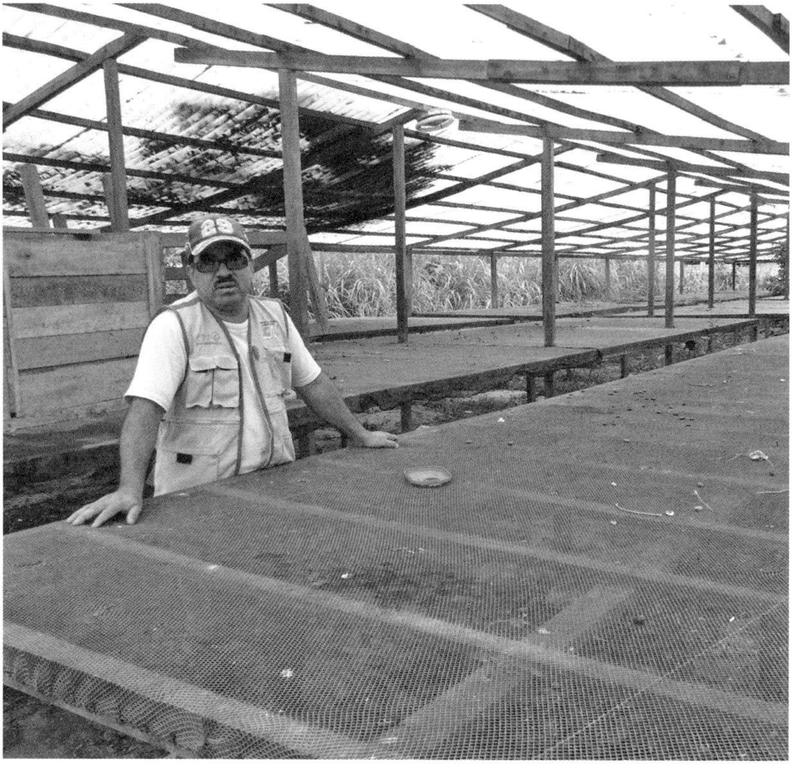

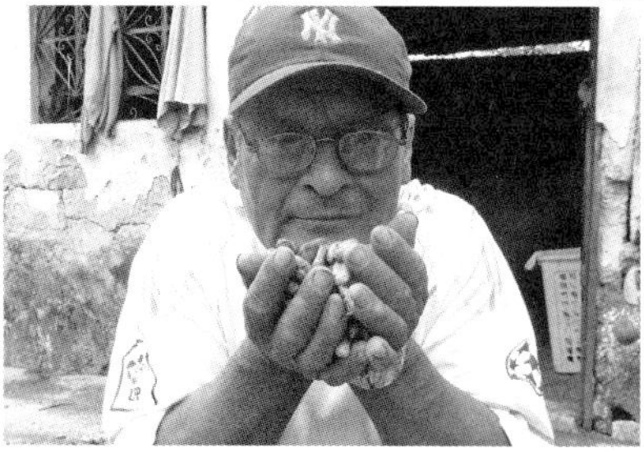

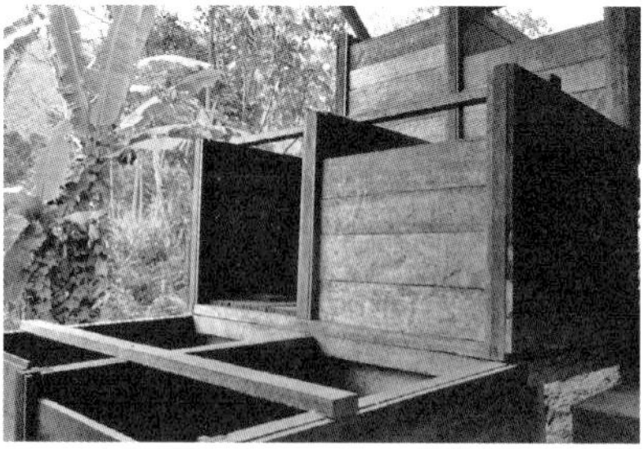

上+下右：Naranjillo 可可處理廠，使用不落地的非洲床，曬乾可可豆，並有多層排列的可可發酵槽，去除可可果膠。

下左：小農班尼諾大方的摘取一顆可可果請我們品嘗，並展示曬乾後的可可豆。

合理的報酬，生活也較穩定。合作社把「提升生產設備」與「開拓市場」訂為未來發展重點，每年大約四成的營收投入社會項目，六成的營收投入設備與營運。

看著 Naranjillo 努力近半世紀的成果，它為農民建構了一個新的價值鏈，一個在雨林中的可可夢工廠。

食物行動

永續發展，促使巧克力大公司向公平貿易靠攏

國際公平貿易組織指出，可可童工問題的根源在於貧窮：可可的收購價格是如此的低，以至於農民無力雇用成年的勞動者，而貧窮的生活條件，不僅社區沒有學校，一般農民家庭也無力負擔孩童的學費、教材費與書本費，甚至沒錢請老師來上課。

低收入、低生活水平，使得許多可可農民第二代放棄農作。全球可可產量逐漸滑落的同時，來自消費市場的需求卻不斷的提升。巧克力大廠為了穩定他們未來的獲利產源，近年也開始為可可生產者提供額外的「價值」，以吸引農民投入。而過去缺乏大公司問津的公平貿易認證，忽然間變成當紅炸子雞，巧克力企業紛紛投懷送抱，因為：

1. 藉由公平貿易認證，確保可可來源的可持續性；

2. 獲取善盡企業社會責任的印象。公平貿易認證由非營利的第三方組織監督、稽核生產的過程與交易，遵行聯合國兒童福利規範，有助於減少可可產業濫用童工的陋習，並能進一步在產地推廣兒童福利教育；
3. 減少企業品管的心力。基於永續農業的標準，許多農藥在公平貿易生產過程中被禁止，更能保障農民生命安全與環境永續；
4. 公平貿易所提供的穩定的收入，有助於吸引農民加入，並促使農民能夠更專注於生產技術、品質的提升。

二〇〇九年，英國巧克力品牌吉百利（Cadbury）率先在英國與愛爾蘭地區，推出百分百使用公平貿易認證可可來源的牛奶巧克力，緊接著又在澳洲、日本、紐西蘭與加拿大推出。二〇一〇年，雀巢也在英國推出了公平貿易的KitKat巧克力。而二〇一二年七月，瑪氏巧克力公司（Mars Company）旗下品牌麥提莎

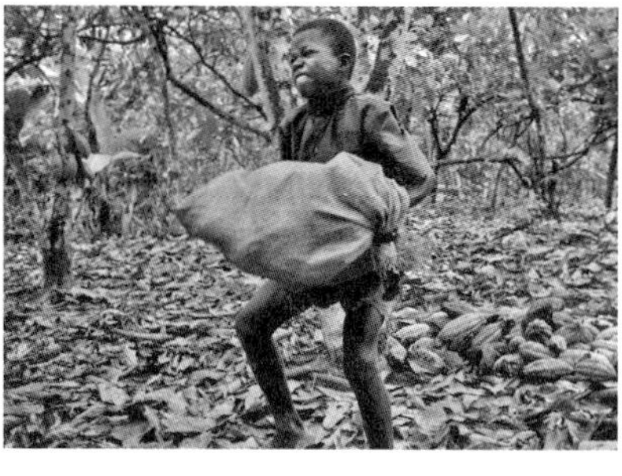

紀錄片《巧克力的黑暗面》(The Dark Side of Chocolate)探索可可產業販賣兒童和非法童工現象。丹麥記者暨導演Miki Mistrati前往馬利，以隱藏鏡頭揭露兒童被非法賣到鄰國象牙海岸的可可田工作。導演訪問獲救兒童、當地社運人士、人口販子和政府官員，揭露巧克力的黑暗面。雀巢、百樂嘉利寶、瑪氏等公司曾在二〇〇一年簽署協定，承諾在二〇〇八年之前徹底杜絕可可產業使用童工的非法行徑。此片攝於簽署協定的兩年後，直接證明可可產業仍涉及童工與兒童販賣。(資料來源：輝洪股份有限公司)

圖片來源：www.thedarksideofchocolate.org

（Maltesers）加入公平貿易的行列，如今已經在英國各大通路上架，其原料來自西非可可小農合作社。這樣的改變，估計每年將可增加一百萬元美元的「公平貿易社區發展金」回饋給可可農夫團體，用來投資他們的農產、企業組織和社區。

國際公平貿易組織在二〇一四年推出關於可可認證標準的新方案：可可採購專案（Cocoa Sourcing Program），只要企業願意採購公平貿易認證的可可來源，儘管只是單一巧克力品項的可可成分而已，就可以在產品包裝上使用「公平貿易可可採購專案」的標籤，供消費者辨別。該專案的標籤與公平貿易標籤不同，後者有更高的標準，所以外形也不同。

「公平貿易可可採購專案」新辦法一展開，立即取得包括瑪氏巧克力等九家巧克力品牌商的加入，也在二〇一八年為全球的公平貿易可可農合作社，創造了四百四十萬歐元的社區發展金，而超過一百一十七萬六百一十二公頃的農地因公平貿易投入可可的生產，二十六萬三千八百二十五位可可農民因公平貿易而獲得更穩定更好的生計保障。[36]

36 主要資料來源
- 國際公平貿易組織可可報告：www.fairtrade.net/fileadmin/user_upload/content/2009/resources/2011_Fairtrade_and_cocoa_briefing.pdf
- 國際公平貿易組織新聞資料：www.fairtrade.net/single-view+M512b9bab21d.html
- 國際勞工權利論壇（International Labor Rights Forum）：www.laborrights.org/releases/mars-and-fairtrade-international-announce-collaboration

22 食物，發動了一場拉美革命

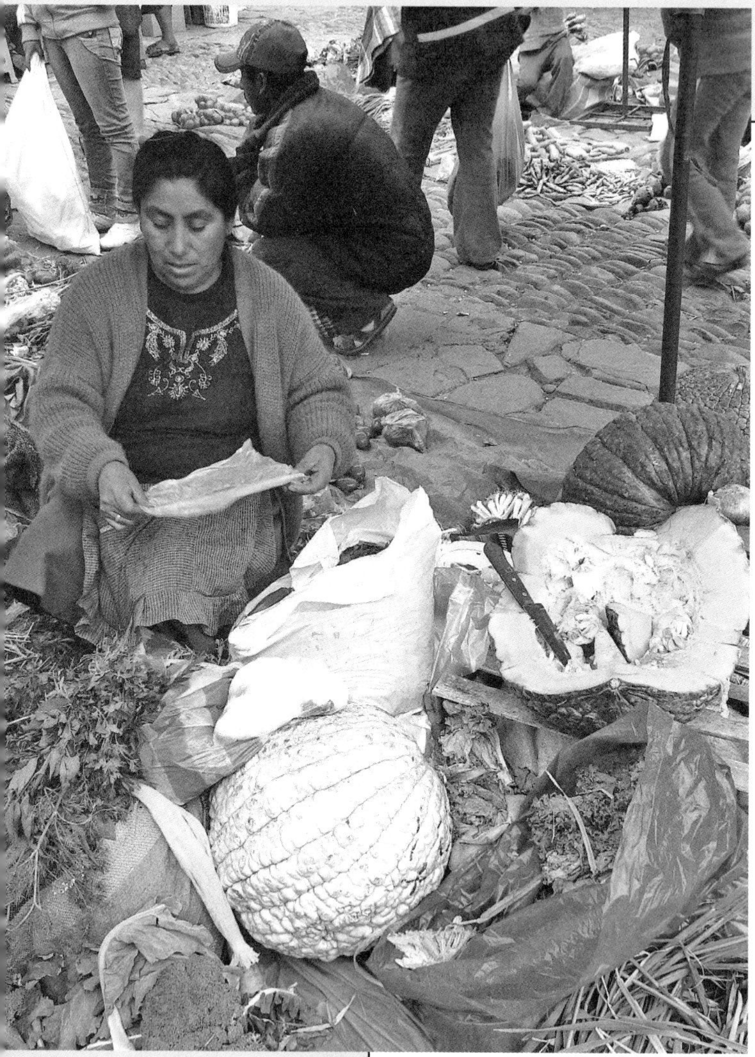

青年人不想踢足球，都想當廚師

廚師有能力改變社會，是傳統技藝的傳承者，也是人類飲食永續工程的開創者。年輕人受感召，立志當美食界的切・格瓦拉！

祕魯首都利馬，這個城市對國際社會的意義近幾年有些改變。經過了約五百年來自世界各地的飲食交融，祕魯帶著融合各大洲亮點的烹飪特色，逐漸成為南半球的「星級」美食勝地，為這個南美的貧窮國家帶來榮耀，綻放發展的曙光，重塑國族的認同，一場食物揭起的革命儼然擴散開來。

這樣的改變力道與自信，除了來自近年祕魯經濟實力的提升之外，事實上也要歸功於大廚加斯頓・阿庫里歐（Gastón Acurio）十幾年的醞釀與推動。

美食界的切・格瓦拉

用「美食界的切・格瓦拉」來比喻加斯頓・阿庫里歐，或許很多人也不以為忤。阿庫里歐出身於祕魯的政治家庭，放棄法律學業，畢業於法國巴黎藍帶廚藝學院。一九九四年，他回到祕魯，與德裔妻子共同開設高級法式料理餐廳。在當時的祕魯，沒有多少人欣賞，阿庫里歐轉而投入鑽研祕魯傳統廚藝與多樣性的食材，也慢慢形塑了他日後對於美食的政治意識型態。

一九九九年，阿庫里歐逐漸以祕魯當地食材爬梳出料理元素中最為獨特的部分，自在地遊走於傳統與前衛的烹飪廚藝間，打開了知名度，在祕魯大受歡迎。他不但成為熱門的美食節目主持人，也獲得投資人的青睞，在南美洲建立了每年營收十二億美金的美食帝國，擁有三十幾家連鎖餐飲店，在祕魯主持的兩家餐廳，更入選為全球五十大美食餐廳。

阿庫里歐效法日本料理打入全球美食殿堂的經驗，改變祕魯傳統名菜Ceviche（一種以天然食材如檸檬等醃製的生魚料理），成為視覺、味覺上讓人驚艷的菜色，進攻國際美食一級戰場紐約、洛杉磯、倫敦等城市，逐漸改變國際對祕魯料理的印象。

在高級美食甫於祕魯引領風潮的年代，大部分的人只停留在對廚藝的關注上，但阿庫里歐的壯志不止於此。

廚師的新社會運動

二〇一一年時，阿庫里歐與美國知名主廚丹·巴勃（Dan Barber）、分子廚藝先驅費朗·阿德里亞（Ferran Adrià）及丹麥諾瑪（Noma）餐廳主廚雷奈·瑞哲皮（René Redzepi）、法國名廚米歇爾·布拉（Michel Bras）等人，共同發表了一份「給明日主廚的公開信」（Open Letter to the Chefs of Tomorrow）宣言，視廚師也有能力改變社會，是傳統技藝的傳承與保存者，也是人類飲食永續工程的開創者。這份宣言正式成為全球廚師們以廚藝創新社會的重要里程碑，高調倡議廚師的未來責任，將烹飪視為具有力量的轉化工具，它可以改變世界滋養自己的方式，帶領社會朝向永續與正義的方向前進。

阿庫里歐在祕魯發布這份宣言另有一番涵義，即「世界美食中心不再限於歐洲、美國或是國際都會大城，而是遍布全世界」。美食的未來面貌，將是永續與公平地根植於各地的風土裡，廚師將持續參與不同文化的創造。

料理界未言說的公平貿易

在聯合國這樣的國際場合，通常是政治家談論戰爭與貧窮的地方，極少提到和平與愉悅。但阿庫里歐與西班牙裔名廚費朗・阿德里亞，卻破格在聯合國發表演說，播放他們一起製作的紀錄片《品嘗祕魯：美食是改變社會的仲介》（Peru Sabe: Cuisine as an Agent of Social Change）。這兩位深受國際社會敬仰的名廚，告訴大家他們如何以一個廚師的專業，結合生產者與消費者的意識，形成改變祕魯社會的力量。

阿庫里歐是祕魯率先強調食材生產者的先驅：「將價值重新還給被低估的祕魯產品，是我努力工作的動力。我們試著將祕魯的傳統全球化，使它們成為全球品牌。如果我們能將祕魯食物的概念出口到全世界，我們就能建立一個連結祕魯小型、貧窮生產者與國際市場接軌的供應鏈。」這是阿庫里歐美食哲學的社會元素。

馬鈴薯是他最先成功實踐哲學理念的農產品。祕魯是馬鈴薯的原鄉，全球初估有四千五百個品種，而祕魯就有三千個品種，是祕魯人日常生活的主食之一。阿庫里歐想提高馬鈴薯小農的收入，他把馬鈴薯做成甜點，並在不同的佳餚中，表現不同品種馬鈴薯的特色，除了在自己的連鎖餐廳中推廣，他的食譜也成為 Mistura 美食嘉年華[37]的主題與焦點，為過

37 Mistura Food Festival：自二〇〇八年起，Mistura，南美最大的美食嘉年華開始在祕魯首都利馬舉辦，每年吸引來自全球各地的美食愛好者前往，參加人數年年以倍數成長。每年，祕魯人聚集在 Mistura 慶祝他們的烹飪傳統、國境內驚人的生物多樣性，並把所有的祕魯人再次緊緊的綁在一起。Mistura 的精神就是藉由美食，以嘉年華的方式與全世界的人交流溝通，傳遞祕魯的國際價值。發起 Mistura 的人包

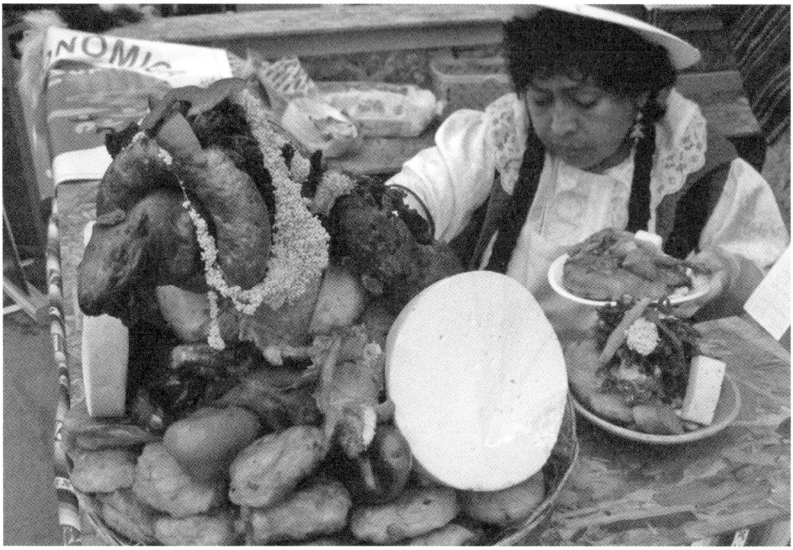

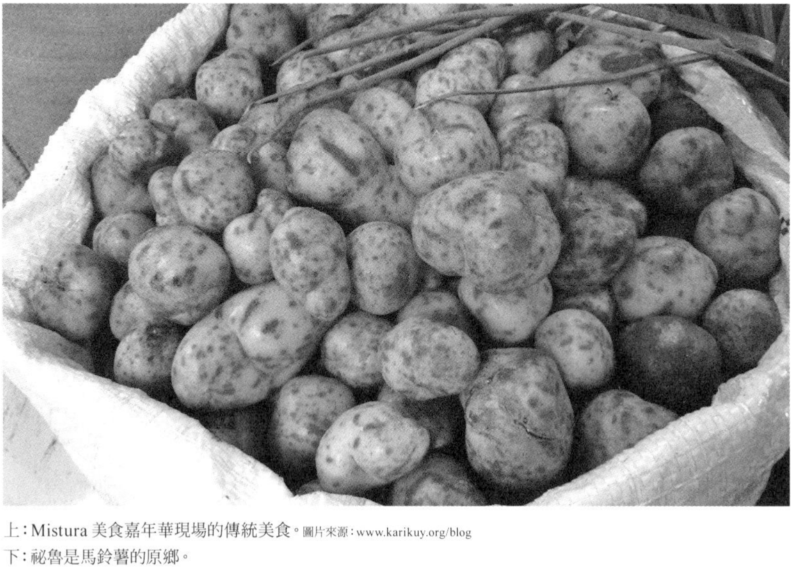

上：Mistura美食嘉年華現場的傳統美食。圖片來源：www.karikuy.org/blog
下：祕魯是馬鈴薯的原鄉。

去被低估價值的食材創造新的需求。

最重要的是，阿庫里歐帶動了社會風氣的改變，讓世人也能看到生態與環境永續的價值。如今祕魯的新思潮，圍繞在尊重小生產者的價值、保護祕魯境內生態多樣性的努力上。祕魯頗具歷史的公平貿易咖啡合作社 CEPICAFA，在談論南半球公平貿易市場潛力的時候曾表示：「公平貿易是有空間的，人們想要幫助小生產者，這個概念已經在那兒了，只是大家還不知道有公平貿易這個概念罷了。像是知名的祕魯主廚加斯頓‧阿庫里歐，他其實經常在談公平貿易的概念，只是沒有稱之為『公平貿易』而已。」

主廚餐廳肩負社會責任

加斯頓‧阿庫里歐認為，他旗下的連鎖餐廳和改善祕魯人的福祉緊密相關，他用廚藝喚起祕魯人重新看待在地農產品的獨特價值，改變國際對祕魯過去毒販雲集、破壞雨林的不好印象，更重視友善生產者的採購方式，而被列入拉美企業社會責任的案例。

阿庫里歐也復興了街頭傳統的烤肉攤販。祕魯的烤肉攤因為缺乏健康與衛生標準，一度被政府禁止。在阿庫里歐的號召下，祕魯的廚師幫忙訓練這些攤販達到規定的標準，讓多半是由貧窮家庭婦女經營的攤販能夠重新就業。

含了祕魯美食產業鏈上各種不同的角色，推廣祕魯美食成為文化認同的基礎、經濟發展的要素、屬於所有祕魯人的福祉與進步，並為保護祕魯生態多樣性、重振美食鏈中小生產者的價值而發聲，同時展現烹飪的社會願景與價值給新一代美食工作者。

阿庫里歐就像燃料一樣，源源不絕地以美食催化祕魯近年在經濟、文化上的改變，也激發祕魯下一代年輕人的夢想，從二〇〇五年到二〇一三年，祕魯的餐廳從四萬五千家成長到十萬家；到二〇一三年，八萬多名年輕人報名了祕魯廚藝學校的廚藝課程，放下課本，追逐用廚藝改變世界的夢想，正如阿庫里歐預料的：「年輕的孩子不想當足球明星，他們想要煮飯！」

文化人類學視烹飪為文明的起點，加斯頓．阿庫里歐正是開啟祕魯新社會大門的關鍵。

食物行動

給明日主廚的公開信
Open Letter to the Chefs of Tomorrow

隨著社會快速改變，我們的專業必須主動地回應新的挑戰。廚藝的專業，在今日提供了一個寬廣的機會與軌道。因為對烹飪的熱情與相信我們的工作也是一種生活方式的信念，讓我們廚師依然團結在一起。對我們來說，烹飪提供如同世界一般大的可能性，任我們自由地表達自我，追求興趣，滿足我們的夢想。

是的，我們相信烹飪不只是滿足人類餵食自己的基本需求，也不僅只是追求快樂而已。烹飪是一個強大的轉化工具，尤其與我們主廚、生產者還有食用者連結在一起時，可以改變世界滋養自己的方式。

我們夢想，在未來，主廚能有社會意識，無論是他或她，都能有責任感地貢獻給正義與永續社會。身為巴斯克廚藝中心（Basque Culinary Center）的國際顧問團成員，帶著豐富的經驗，我們持續這樣夢想著，並反映來自於我們專業的挑戰。我們希望這樣的心得能夠成為參考，並激勵那些將成為明日主廚的年輕人。我們將這份期待命名為「給明日廚師的公開信」，簽署於二〇一一年九月十日的利馬，獻給你們。

親愛的主廚：

在與自然的關係

1. 廚師的職業來自自然的恩賜，因此我們都有責任去了解與保護自然，用我們的烹飪與聲音作為工具，去恢復自然的遺產與瀕危品種，同時推動新的品種。這樣我們將幫助保存地球的多樣性，以及保護與創造新的風味與準備方式。
2. 上千年以來，人類與土地的對話過程創造了農業，換句話說，廚師也是生態體系的一分子，為了確保生態系盡可能的健康，讓我們一起鼓勵與推動農田與廚房的永續生產，如此我們能創造真實的芬芳。

在與社會的關係

3. 身為廚師，我們都是文化的產品。我們每一個都是風味、飲食習慣與烹飪技術的傳承者。不過我們不需要悲觀。透過我們的烹飪、我們的道德、我們的審美觀，我們可以促進個人、地區與國家的文化與認同。同時也可以扮演不同文化的橋樑。

4. 我們扮演一個專業的角色，有力量去影響他人社會經濟的發展。藉由公平的經濟模式，以及與在地的生產者合作，透過輸出我們的烹飪文化，我們因此有顯著的經濟影響力，永續地促進在地的財富與強化我們的社群。

在與知識的關係

5. 雖然我們的原始動機是提供歡樂與刺激情感，但是我們也可以與健康和教育領域的專家合作。我們有獨特的機會，不僅可以善用自己的知識與專業幫助社會大眾取得好的烹飪習慣，並學會對吃的東西做出更健康的選擇。

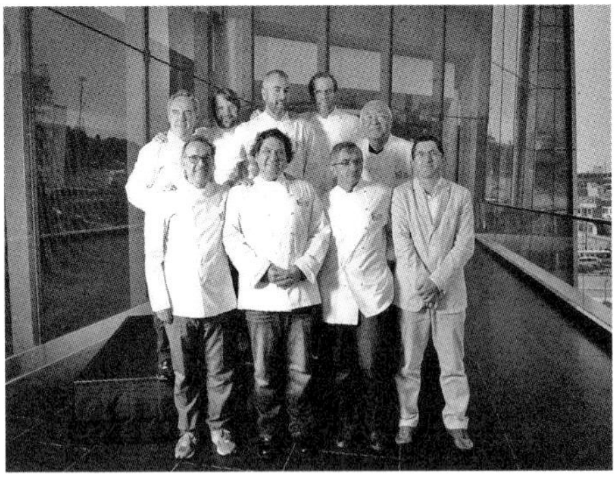

九位國際名廚一起在祕魯發表「給明日主廚的公開信」。

圖片來源：lima2011.bculinary.com/en/home

6. 透過我們的專業，我們有機會去創造新的知識，無論是一份簡單的食譜還是複雜深入的研究專案。我們都是受惠於別人的教導，因此我們都有責任分享我們學到的知識。

在與價值的關係

我們所生長的時代，烹飪可以是一種美麗的自我表述，但同時也隱含了各種社會標準。因此，我們的夢想很重要的是能渴望與滿足真實、人道以及熱忱。畢竟，每個廚師最終都是被自己的道德與價值觀所引領。[38]

38 資料來源：eater.com/archives/2011/09/12/dan-barber.php

23 多元原生作物，迎戰基改大軍

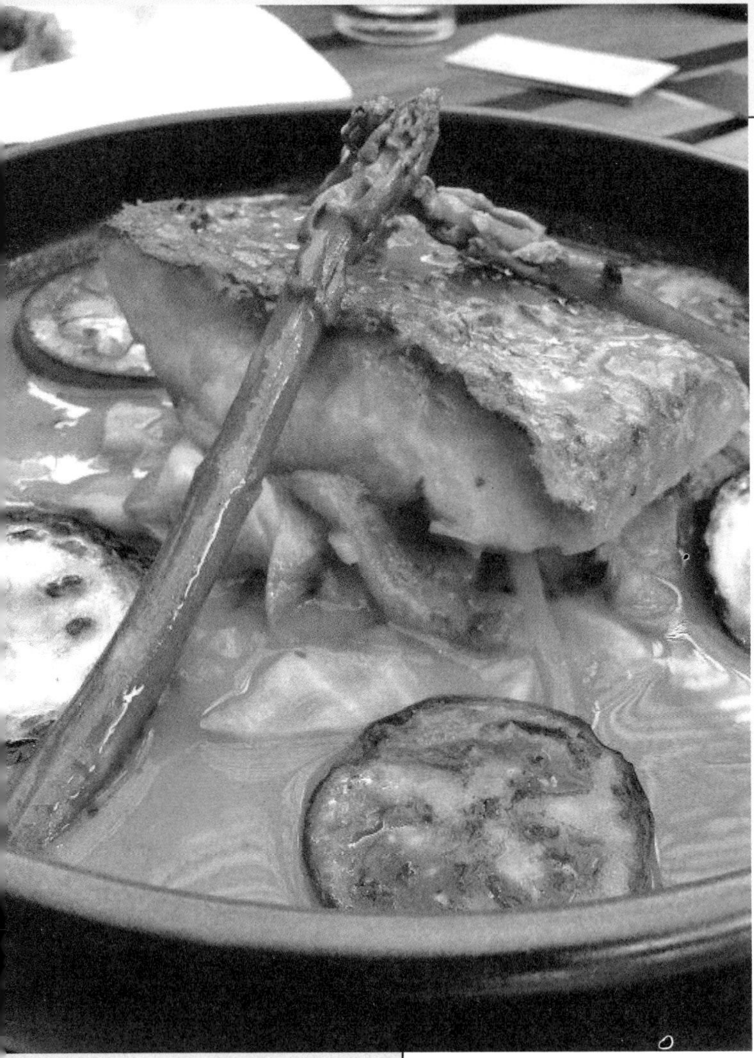

祕魯餐廳守護傳統的美味食材

利馬的 Nanka 餐廳，是為了發揚祕魯傳統、永續與多元的作物而成立的，希望和用餐的客人分享祕魯豐沛的季節食材。

祕魯為搶救原生可可品種所引爆的對抗基改大戰，導火線竟然跟毒品交易有關。

祕魯一直有食用、栽種古柯葉的傳統，例如傳統安地斯山居民為了克服高山症，日常習慣飲用古柯茶。過去因為貧窮，很多農民選擇全面種植具有高經濟價值的古柯樹，販售原料以維持溫飽，毒品交易無法斷根，祕魯因此也曾是讓美國頭痛的毒品交易大國。

美國為了打擊毒品交易，派出美國國際開發署，免費發放產量較高、果酸豐富的可可品種CCN-51給祕魯農民，以取代古柯樹的種植。此一政策相當成功，但卻引起祕魯當地的美食業者抗議。

販售精緻巧克力的美食業者表示，祕魯是可可的原生地之一，保存許多古老的可可基因，尚待發掘、保護；而且傳統祕魯可可具有特殊風味，深受精緻巧克力產業的喜愛，美國國際開發署的政策，勢必將殘害祕魯當地的原生品種。而這種力抗外來種的輿論不僅止於此，二〇一二年，前祕魯農業部長因為贊成基因改造作物（GMO）的開放而下了台。

基改惹爭議

基改作物在國際間引起爭議已久。贊成者擁護有「第二次綠色革命」之稱的基改作物，認為技術與科學可以解決氣候暖化造成的農業問題；但反對者認為，基改作物為健康與環境帶來的危機，還未被充分認識。

例如美國孟山都（Monsanto）公司，在印度農村推銷基改棉花種子，農民使用基改種子，不僅要搭配孟山都的農藥，還有肥料與除草劑，而且基改種子只能用一代，農民必須持續向孟山都購買。結果實驗室裡的種子難以預料自然天候的變化，基改種子的棉花產量未如預期，讓許多印度小農因破產而自殺。

除了社會經濟上的問題，基改種子的花粉藉由蟲媒、風媒傳播後，造成周圍植物的不孕，也破壞了生物的多樣性。

多元食材力抗基改入侵

祕魯恰巧是全球有機農業出口的第五大國，生態保育與永續的思維正在國內興起。位於首都利馬的 Nanka 餐廳，就是為了發揚祕魯傳統、永續與多元的食材而成立的，走進這裡，可以感受到多元作物的力量在甦醒。

Nanka 是讓人非常舒服的地方，它的四面牆、吧台桌椅等都是用回收木材建造而成，座位空間寬敞，有小小的室內花圃，牆上也有用水管圍繞而成的植栽牆，種植香草或是食用植物。長長的吧台後方是開放式的廚房，大量的陽光從屋頂、窗外灑進室內。在裡面用餐，感覺跟自然環境融合在一起，沒有過於匠氣的做作，也沒有空調的騷擾。在 Nanka 餐廳的入口，掛著一張安地斯山脈玫瑰岩鹽的照片，以及安地斯山脈原住民農作的照片。接待處銷售一些農特產品，包裝貼著公平貿易的標籤，一切都在暗示著一個完全不同的用餐經驗即將到來。

我們依照店員的介紹，點了一客祕魯的傳統米飯，裡面添加了大如拇指的玉米，這麼大顆的玉米讓我們驚呼不已；此外也點了祕魯著名的海鮮：烤大章魚腳、一盤佐祕魯特產甜馬鈴薯醬汁的季節海魚……看似都是當地傳統菜色，但卻在廚師的慧心巧手下，結合視覺的美感與新奇的滋味，以另一種現代姿態重現。

等餐之際，店員又親切地推薦我們藜麥釀造的啤酒。藜麥（Quinoa）是南美安地斯山脈特有的穀類植物，也是安地斯原住民最早食用的穀類之一，種植的歷史可以追溯到西元前五千年之間，如果走入傳統安地斯山脈的農家，可以發現藜麥便是他們的日常主食。不過風水輪流轉，近年因為素食潮流興起，富含植物蛋白的藜麥從窮人的主食變成歐美火紅的健康食材，它也叫「太空人的食物」，是美國 NASA 太空人的飲食之一。

看準了藜麥未來龐大的商機，北美的農企公司研發出基因改造的品種，可以在低海拔地區生長。為了對抗北美基改藜麥，祕魯農業部與民間正攜手努力，推廣安地斯山脈原生種的有機藜麥。我們享用的，正是在地的有機藜麥釀造的啤酒，喝起來帶有堅果的香氣，非常濃郁，微苦的餘韻爆發出強烈的回甘。

一餐一食都是隱形戰爭

Nanka 餐廳的創辦人是一對年輕夫妻，丈夫是來自澳洲的年輕廚師，太太是祕魯女孩。太太在澳洲求學時開始接觸有機、環境保護的意識，也深受澳洲有機飲食趨勢的影響，她發現原來自己的家鄉就是一座寶庫！祕魯當地農民本來就不懂得使用農藥與肥料，市場上所謂的「有機」在祕魯唾手可得，甚至更原始、更自然。

於是夫妻倆移居到祕魯的首都利馬開餐廳，不遠千里跟各種小農收購祕魯傳統的食材，用料理創作來展現沒有受到工業化汙染、多元食材的可貴。像是墨西哥傳統的玉米餅，他們用特殊的黑色藜麥製作，讓傳統也可以創新。Nanka 的菜單隨季節更新，希望和用餐的客人分享祕魯豐沛的季節食材。Nanka 以「公平貿易」精神跟小農收購食材，也帶給小農更多更好的經濟機會。

在祕魯，類似 Nanka 的餐廳越來越多，不過價格並不便宜，加上對食材的要求，對於維護傳統作物的用心，成本提高，生意該怎麼做才好？對於懷抱同樣理念的餐廳都是挑戰。眼下，我們的每一頓飯、每一口食物，似乎都是一場戰爭。尤其在祕魯，這個保留原始但也開始發展的國家，這樣的衝突顯得格外清楚，也令人感傷。而要對抗跨國種子公司與農企公司的基改威脅，恐怕只能仰賴更多消費者的覺醒了。

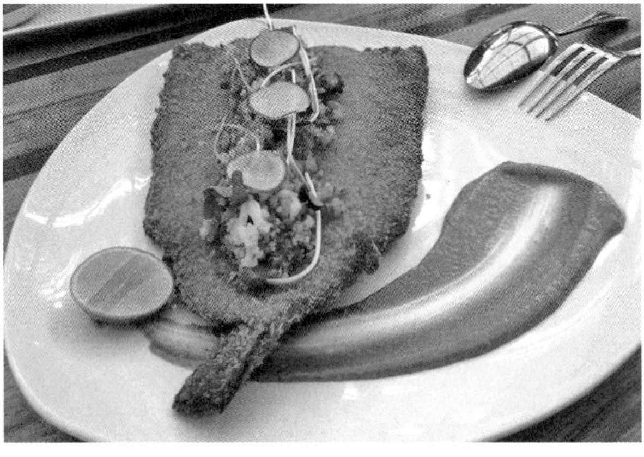

祕魯傳統菜色在 Nanka 有了現代新風貌。

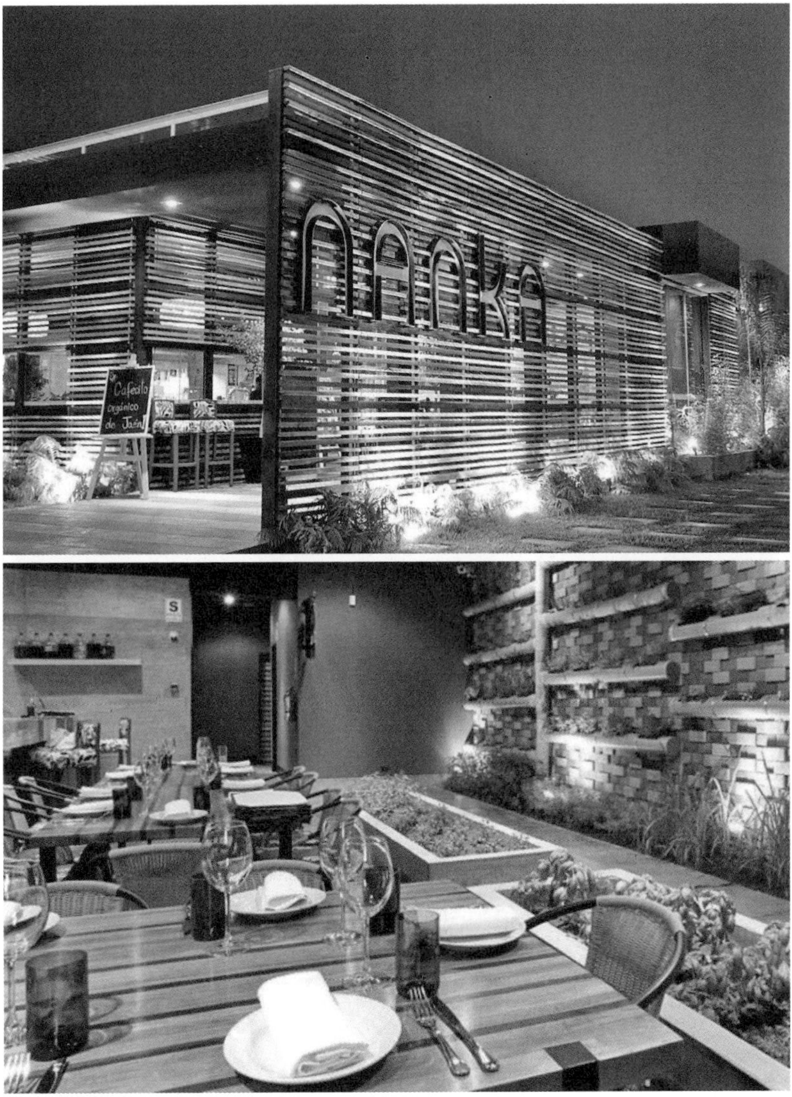

Nanka 餐廳寬敞舒適有個性，在此用餐感覺跟大自然很近。圖片來源：www.vogue.mx

食物行動

藜麥：二十一世紀的希望之糧

「從千年前種下的未來」，聯合國是這麼形容藜麥的。在氣候暖化的威脅下，如何餵飽不斷成長的世界人口？藜麥很可能就是解決全球飢餓問題的另類答案。聯合國將二〇一三年訂為「藜麥年」以推廣這種作物，為全球人類食物安全的未來，打擊飢餓與營養不良。

聯合國推廣種植

藜麥是從印加文化之前就被安地斯山區原住民保留與流傳下來的自然食品，據說有七千年的種植與食用歷史，不僅能與大自然和諧共存，同時具有極高的營養價值，具有人體所需的基礎氨基酸、微量元素與維他命，內含的植物性蛋白質比稻米高出兩倍，同時能適應不同的生態體系與極端的氣候環境，像是乾旱與貧飢的土壤。

藜麥可生存的環境，從海平面開始到海拔四千公尺，攝氏負八度到三十八度，範圍極廣。面對全球暖化、飢荒、營養失調等食物議題，全球亟需高品質的食品，也因此藜麥被冠上了「希望之糧」，對於那些遭受各種因素而糧食不足的國家而言，藜麥絕對是一個很棒的另類選擇。現今不論是在歐、亞、美、非洲，許多國家都已經策略性地種植藜麥，種植面積逐漸提高，並打開市場。

例如在非洲的肯亞與馬利，藜麥目前的生產已經獲得大豐收，未來將推展到喜馬拉雅、北印度以及葉門等地。除了營養考量，聯合國選擇推廣藜麥的主因，在於藜麥多是小農戶種植的：「藜麥可以改善小農戶的收入」，這將使南美洲許多國家，達成千禧年計畫：不只是餵飽飢餓的人口，同時降低貧窮。

從原住民傳統作物躍升國際當紅美食

今日，藜麥不再只是安地斯原住民流傳千年的食物，同時也是殿堂級的美食。種植地區也從安地斯山脈地區的玻利維亞、祕魯、厄瓜多等地，一直擴大到美國、加拿大、義大利等國家。高植物蛋白，讓藜麥不但是美國太空總署指定的太空人食物，更成為歐美素食人士的最愛，連好萊塢女星安潔麗娜．裘莉都好這一味。用途寬廣的藜麥，吃起來有堅果的味道，種類豐富，

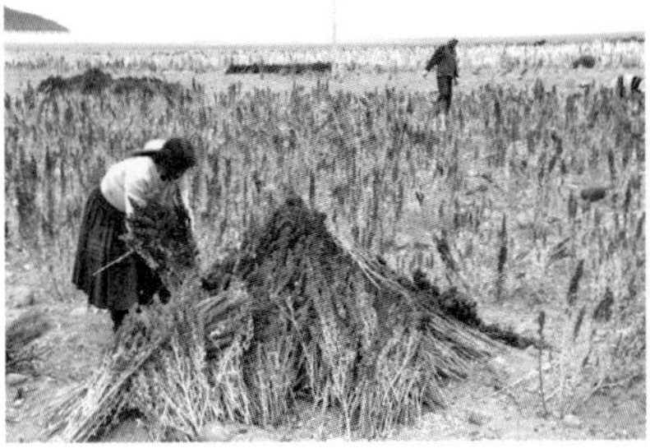

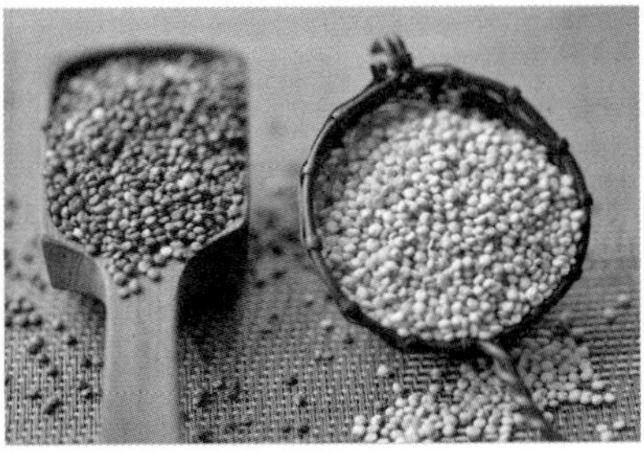

右：圖片來源：pobrezaambiente.typepad.com/blog/2013/03（© New York Times）

左：圖片來源：naturallysavvy.com

有白藜麥、紅藜麥，黑藜麥，各有不同的營養價值，可以入菜、做麵包，還可以釀酒。

二〇一二年我前往祕魯，無論是在祕魯庫斯科原住民的家中，還是新潮時尚的祕魯餐廳裡，或是祕魯國際美食展中，都品嘗到藜麥這無法抗拒的好滋味。對於喜歡高效能飲食的人來說，少少的藜麥就能攝取高營養與飽足感，絕對是非常理想的選擇。不過，也許聯合國的推廣效果顯著，國際市場對於藜麥的需求大幅提升，也出現原本是貧民作物的藜麥價格高昂，原本是安地斯原住民主食，卻引發農民搶賣，自己卻買不起的問題。除了鼓勵更多國家參與藜麥種植計畫，以紓緩國際需求，國際公平貿易組織也積極推廣公平貿易藜麥，以幫助更多小農能夠在銷售藜麥的同時，從國際公平貿易組織的管道，取得更好的回報，並且維持糧食安全。

24 生態貿易 重塑雨林傳奇

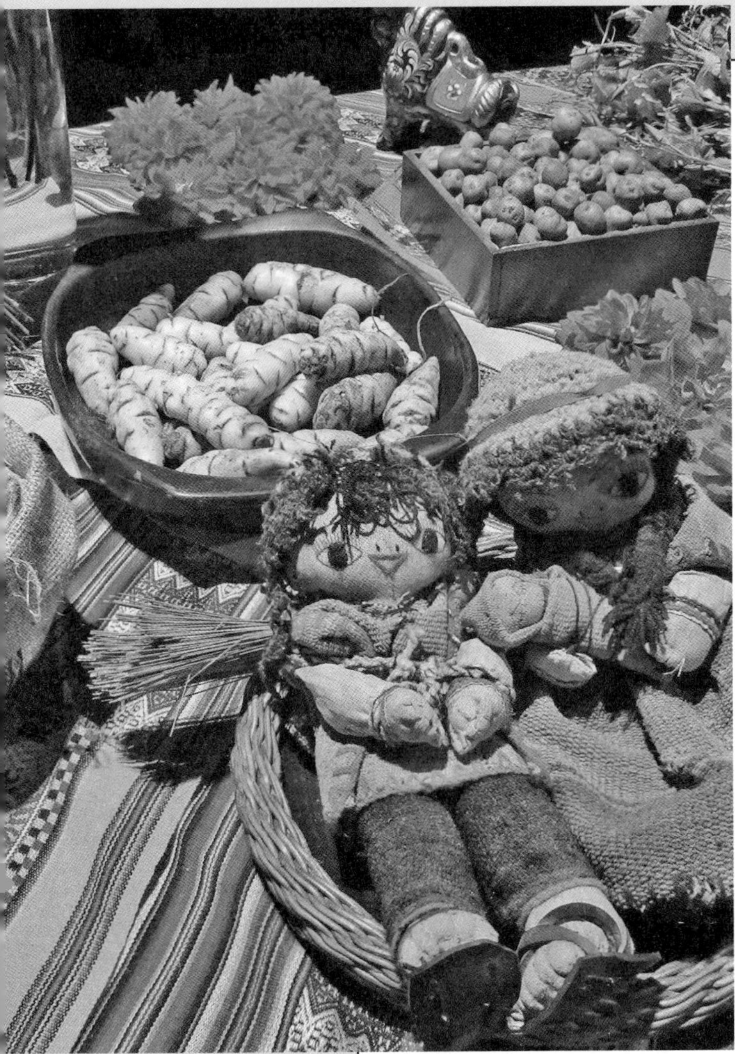

用創新思維，為傳統物種找出新利基

全球食品、美妝醫藥市場對天然、多樣性作物的強勁需求，創造傳統知識與原生物種的利基，並透過生態貿易支持永續發展。

當我們享受大量均一產品所帶來的好處時，生產鏈上的多元性也在快速消失，每一次的消費，很可能就正在淘汰一個傳統物種。

十九世紀時，斯里蘭卡本是咖啡生產大國，種植了大量的阿拉比卡咖啡樹，但因為葉鏽病的爆發，不得不砍掉咖啡樹，改種紅茶，從此變成茶生產國。葉鏽病一直都是阿拉比卡咖啡的威脅，但由於消費者對於阿拉比卡的需求越來越高，對單一品種咖啡的需求與喜好，排擠了其他品種發展的可能性。龐大的市場需求，換來犧牲環境的代價。

威脅傳統作物存亡的，除了當代單一、大量、同質的速食文化，還有日趨嚴重的氣候變遷與全球暖化，造成產量銳減，威脅小農的生存。氣候變異帶來的影響，產生了一個新興名詞「氣候難民」。諷刺的是，造成全球暖化的罪魁禍首，是北方富裕的國家，尤其是美加地區，結果卻要南方貧窮的國家來承擔，這是氣候的不正義。

生態貿易為多元物種找出路

早在一九九二年，在巴西里約召開的聯合國環境與發展大會，已經明確指出暖化、氣候變異、損失生態多樣性、貧窮等世界問題。二十年後，這些問題需要更具體的行動來解決，其中一個方案就是由聯合國所領導的「生態（多樣性）貿易」（Bio-trade, Biodiversity & Trade）跨國專案，目前也正在南美洲亞馬遜河流域推動。

生態（多樣性）貿易是一種概念，相對於過去自由貿易的反省而形成。自由貿易和工業化，夾帶追求利潤極大化的資本主義，帶來一般人所認知的進步與發展，付出的代價卻是世界各地資源被掠奪，造成土地剝削，資源分配不公平，貧富差距加大，在經濟上不永續，也造成了文化上、生態上、環境上的不永續。

廣大的雨林與其中的生態，正是市場驅動下的犧牲品之一，在開發的過程中，大規模耕種的生產方式，作物不僅被馴化，並且越來越單一，排擠了其他生態的多樣性。為了保存傳統生物的多樣性，並且讓生產鏈上投入的勞力、資源得以永續，「道德生態貿易」（Ethical Biotrade）的需求應運而生，對象主要是尊重生物多樣性、關注環境永續、社會公平正義的消費者。儘管市場很小，仍希望透過貿易，為逐漸消失的生物而努力。

聯合國生態貿易跨國計畫的祕魯專案經理潔美（Jaime）說：「我們有『品質市場』（Quality Market）、『價格市場』（Price Market），但不是所有市場都是社會永續、經濟永續、環境永續兼具的，還有很多市場需要發展。」她指出：「生產鏈上有很多環節，我們在思考如何讓每個環節都能獲得加值，讓每個環節都能公平的得到合理報酬。」

聯合國加入促成先驗計畫

聯合國的生態貿易專案，於一九九六年由聯合國貿易與發展會議啟動，由全球環境基金執行，在哥倫比亞、厄瓜多與祕魯三國推展。藉由規範與標籤、監督與稽核，透過對生態多樣性的貿易與投資來支持永續發展，保存物種多樣性。

生態貿易專案看到全球在食品、美妝品與醫藥市場對天然與多樣性作物的強勁需求，也看到傳統知識與原生物種創造出的利基市場。然而很多發展中的貧窮國家，忽略掉自己國內的這一塊優勢，隨著不當開發、氣候暖化，許多原生物種正在快速消失中，國家卻又沒有能力將天然作物與傳統知識轉化用來供應市場需求。聯合國的加入行動，適時發揮了起動器的作用。

祕魯經驗令人驚豔

祕魯被列為全球四大生態多樣性最豐富的國家，同時也面對基因改造作物扣關進門的龐大壓力。潔美認為基改作物一定會對祕魯的生態多樣性造成不好的影響，此時發展生態貿易的重要性更顯急迫。

二〇一二年我在祕魯食品展期間的行程，都專注在PeruNatura展區。祕魯產業向來以農業、礦業、觀光產業為主，每年的食品展國家都傾全力動員，聯繫海內外業界人士參與，非常盛重。而PeruNatura展區，則是祕魯國家年度最盛大的「生態貿易」專案下的推廣活動，展示宣傳祕魯境內既符合「生物多樣性」、又符合「社會上、經濟上與環境上永續」的可貿易產品。

產品多半是從祕魯雨林裡篩選出來的傳統作物，叫都叫不出名字。透過現代科技活用傳統知識，從作物的原生樣貌，到經過各種巧思、加工，融入現代人的日常生活中。像是傳統

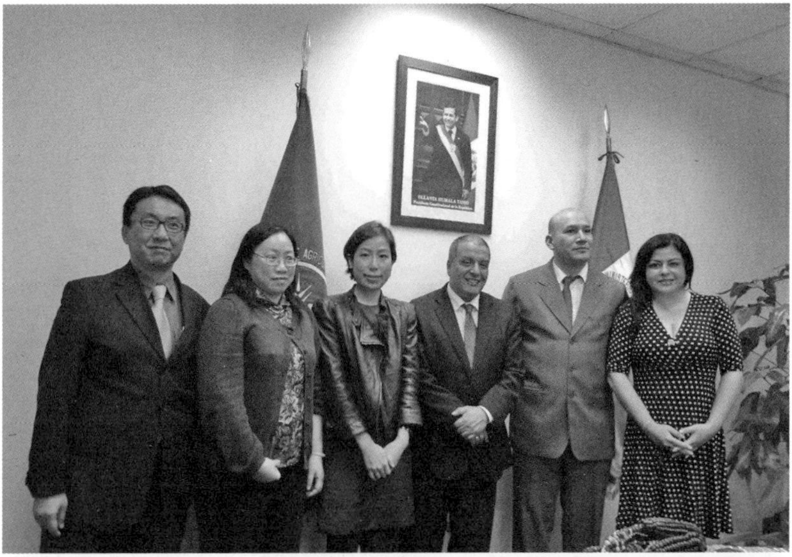

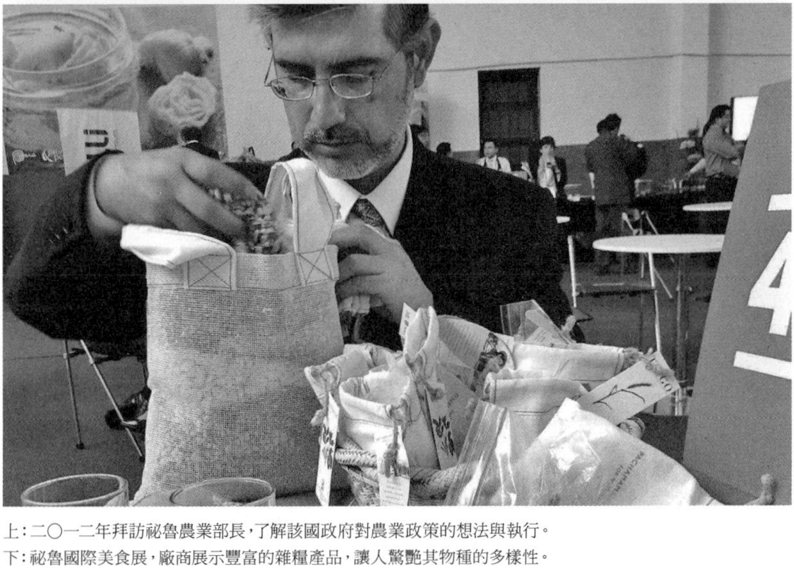

上：二〇一二年拜訪祕魯農業部長，了解該國政府對農業政策的想法與執行。
下：祕魯國際美食展，廠商展示豐富的雜糧產品，讓人驚艷其物種的多樣性。

作物「馬卡」（maca），結合生物科技變身成藥丸，或是成為精力棒、能量飲，還有些被做成了甜點。搶救傳統物種，發展生態貿易，為生產鏈創造價值，在祕魯凝聚成全國總動員的方向。

食物行動

道德生態貿易聯盟

生態貿易在聯合國貿易與發展會議（UNCTAD）的發展與推動下，先後成立了生態貿易倡議組織（BioTrade Initiative）與道德生態貿易聯盟（Union for Ethical Biotrade），後者於二〇〇七年成立，將生態貿易抽象的想法付諸行動，集結了來自發展中國家、中小型的生態貿易企業，並訂定國際道德生態貿易的標準，希望能聯合國際的力量，共同推廣永續發展與生態多樣性的保育。生態貿易倡議組織發展出七個守則，由道德生態貿易聯盟的中小型企業所共同遵守：

1. 生態多樣性的保育

無論是生態系的特徵、物種的天然棲地、微組織的基因、遺傳的變異性、生態演化的過程等等，對於生態多樣性的保存，都是關鍵的元素，因此企業組織在使用自然資源時，必須維持、不可剝削、不可威脅上述重要元素的自然生存與發展。對於當地的水資源、微氣候、生物聚落或是會影響物種繁衍的互動行為與過程，都必須維護與管理。

2. 生態多樣性的永續使用

自然資源的使用率必須有管理資料來支持，使用率不能大過自然再生率，因此一套監控體系與生產指數都是必要的。而農業生物多樣性的管理，農作方式必須有助於生態多樣性的保育。如涉及到環境上的服務，例如生態旅遊等，必須遵照國內或是國際的法規與技術標準。

3. 公平與平等的分享來自生態多樣性的收益

尤其是當生態貿易牽涉到基因資源時，不但要告知生產鏈上所有相關的參與者，同時將基因商品化後，帶來的收益，在透明的條件下，公平與平等的與所有參與者分享。而所有關於市場的資訊，也必須與生產鏈上所有的參與者分

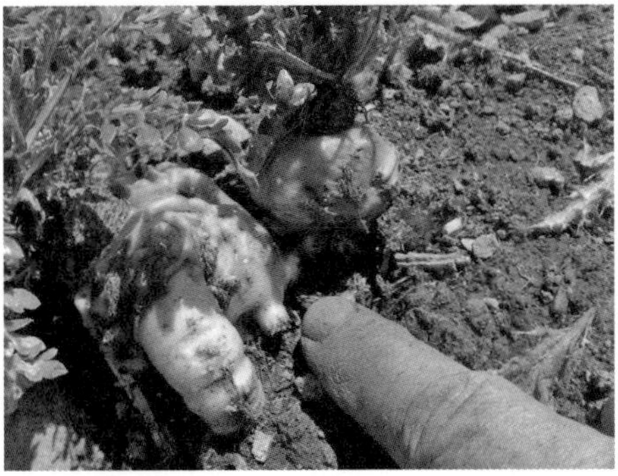

祕魯傳統作物馬卡。圖片來源：brownenvelopeseeds.blogspot.tw

享，以提供公平進入市場的機會。

4. 社會—經濟的永續（生產的、財務的與市場的管理）

生態貿易的競爭結果，應產生可持續性管理的產品，在特殊的市場裡找到定位，並且停留足夠長的時間，帶來預期的好處。因此產品必須具備市場潛力，達到財務上的永續，創造出就業機會與改善當地社區的生活品質，並避免威脅在地文化與糧食安全的存續。而一個生態貿易的事業體／組織，也必須證明自己的策略長遠來說具備可財務永續的能力。

5. 符合國家與國際的標準

當生態貿易的企業從生態多樣性取得服務與商品時，必須知曉與遵守國內與國際可持續性的相關法律規範。

6. 尊重生態貿易所有參與者的權利

創造社會資本是可持續發展的支柱之一。因此尊重所有生態貿易的參與者，以及與生態貿易企業有互動者，是最基本的標準。尊重人權；不可有性別歧視；尊重智慧財產權；尊重在地原住民的傳統領域、文化與知識；傳統的知識必須要維護與復興；提供適當的勞動條件與注重勞動安全。

7. 天然資源、傳統知識、土地使用權與所有權都必須明確

生態貿易的組織或是企業，關於土地、傳統知識與基因資源的可持續性使用，都必須明確的告知權益相關人，例如當地的社區等等，並取得對方的同意。

除了以上七個標準之外，道德生態貿易聯盟也有一套認證的標準，同時提供循序漸進的管理技巧，讓企業可以在不同的階段，取得適合的生態多樣性管理工具。生態貿易產品來自農業、自然資源，經過加工後非常多樣，產品涵蓋美妝、食物與醫藥，例如：雪蓮果、諾麗果、巴西堅果、海藻、古柯葉、乳油木果、鱷魚皮、蝴蝶、特種咖啡、蘭花、藥用物種、蘇鐵、犀角、龜板、蜂蜜（來自本土蜂種）、蝸牛、牡蠣等等。

除了產品外，真正要做到生態貿易，還是要讓自然資源的取得，不僅可持續，也能讓所得利益，分享到當地的社區與參與者手上，才會真正達到扶持貧窮、社會公平正義的效果，為發展中國家創造永續的發展方向。[39]

39 資料來源：
- 道德生態貿易聯盟官網：ethicalbiotrade.org
- 聯合國生態貿易倡議組織官網：www.biotrade.org

25 巴西堅果的生態貿易行動

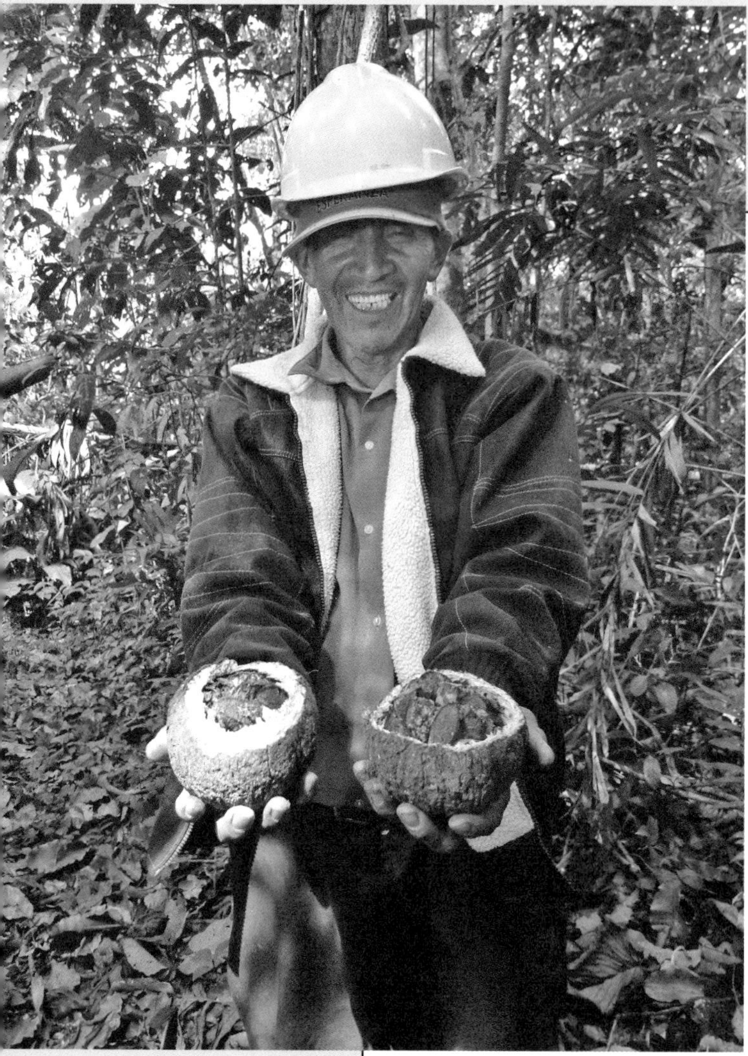

兼顧熱帶雨林保育和人民生計

生態貿易的興起，透過商業模式，幫助貧窮國家能夠善用天然資源，分享綠色產業發展的果實。

為了克服物種消失，維持生態多樣性，聯合國正在南美洲亞馬遜河流域推動生態貿易。二〇一二年我和一些業界人士參與祕魯食品展時，特別拜訪一間參展公司 Candela，以便深入了解生態貿易的內涵。

小小堅果，背負著生態系的連鎖反應

Candela 公司的主要產品為巴西堅果（Brazil Nut），聽起來平凡無奇，其實結果的巴西堅果樹非常傳奇。巴西堅果樹平均樹齡為五百年，有些活到一千年，而且只生長在原始雨林裡，高度可達五十公尺，相當於十三層樓高。平均一棵巴西堅果樹與雨林裡的四十二種生物的活動有關，像是珍貴的鳥類角鷳，經常在巴西堅果樹上棲息。

此樹約七十歲才開始結「巴西堅果」，一年一次自然落果，只需撿拾不需摘採，是雨林生物與人類食物的來源之一。半世紀以來，人類為了經濟獲利不惜殘害自然生態，因人為造成的「去雨林化」，使得巴西堅果樹逐漸減少，對生態體系的破壞形成連鎖反應。

巴西堅果樹的外殼像保齡球一樣堅硬，在自然的雨林環境中，不只是發芽困難，巴西堅果的交配也依賴某種雨林裡的蜜蜂，這種蜜蜂又特別依賴雨林裡的一種蘭花，連鎖關係的生態限制，使得巴西堅果樹只能在原始雨林內繁殖，是原始雨林的重要指標，到目前為止人為復育沒有成功過，巴西堅果樹的消失因此引發國際社會關注。

據說在雨林區的原住民很早就開始撿拾巴西堅果，直到西班牙人到這裡採集橡膠，注意到巴西堅果的經濟價值，才逐漸形成生產上的管理機制，以經濟作物看待。一些國際組織發現巴西堅果的經濟價值，用公平貿易的方式鼓勵原住民以撿拾巴西堅果取代傳統的火耕，保存原始雨林，為物種的存亡與生態多樣性而努力。

Candela 從一九九一年開始，就以公平貿易的方式跟當地農民收購巴西堅果。例如一般公司都是下訂單後一、兩個月才付錢給農民，Candela 公司在收到貨後確認無誤，通常一個禮拜就把貨款結清。生態貿易興起後，Candela 公司因為認同生態貿易的理念，與一些公司共同成立了「道德生態貿易聯盟」（見二四四頁），在雨林保育與人民生存中間尋找平衡。道德生態貿易聯盟是在聯合國生態貿易專案下成立，聯盟成員的核心關懷都出自於保存物種的多樣性，透過商業模式，一方面讓原生作物的價值重新被發掘，一方面確保生產鏈上所有牽涉到的社會與環境，都能永續，也讓貧窮國家能夠善用天然資源，分享綠色產業發展的果實。

Candela 公司的農民小組長，是一個有著傳統印加輪廓、面慈心善的老先生，因認同公司理念而號召一群小農加入。他說：「以前我以為這片樹林是我家的後院，現在我知道它是全人類的雨林，我要保護雨林，留給下一代子孫。」

經濟開發與企業壟斷釀隱憂

然而，經濟開發始終是揮之不去的陰影，威脅著雨林存續。Candela 創辦人嘉思頓

（Gaston）解釋：「開路，是我們最大的威脅。」二〇〇五年祕魯總統宣布與巴西合作，開發「祕魯洲際公路」貫穿南美，銜接巴西、玻利維亞與祕魯，成為南美區域整合的一環。路開出來了，延著公路的開發面積也越大，許多雨林在開路的過程中被摧毀，採礦與木材行業更火紅，導致巴西堅果樹的數量銳減。

我們搭車前往 Candela 公司所在地 Puerto Maldonado，沿路上導遊指著一些已開墾為平地的地方說：「很多農家沿著公路邊開墾，因為鄰近新公路，方便他們把農作物運送出去，然後就有現金了。」為了換取生存的金錢，小農也為之瘋狂，開發面積不斷增加。

加上近年來巴西堅果經濟價值備受重視，國境內擁有巴西堅果樹的玻利維亞、巴西，也興起許多私人企業，透過不當的利益輸送，以「圈地」方式，圈占屬於原住民的傳統土地領域，深入到雨林區，壟斷巴西堅果的採收、價格競爭與規模優勢，也形成另一種威脅公平貿易公司生存的原因。

剛興起的生態貿易，也許不會是一個大市場，但同樣也有很多問題等待處理，就如同聯合國「生態貿易」跨國計畫的祕魯專案經理潔美所言：「這個市場雖然很小，但是也許小才好。」而且這個市場對全人類與物種多樣性來說，絕對值得發展。

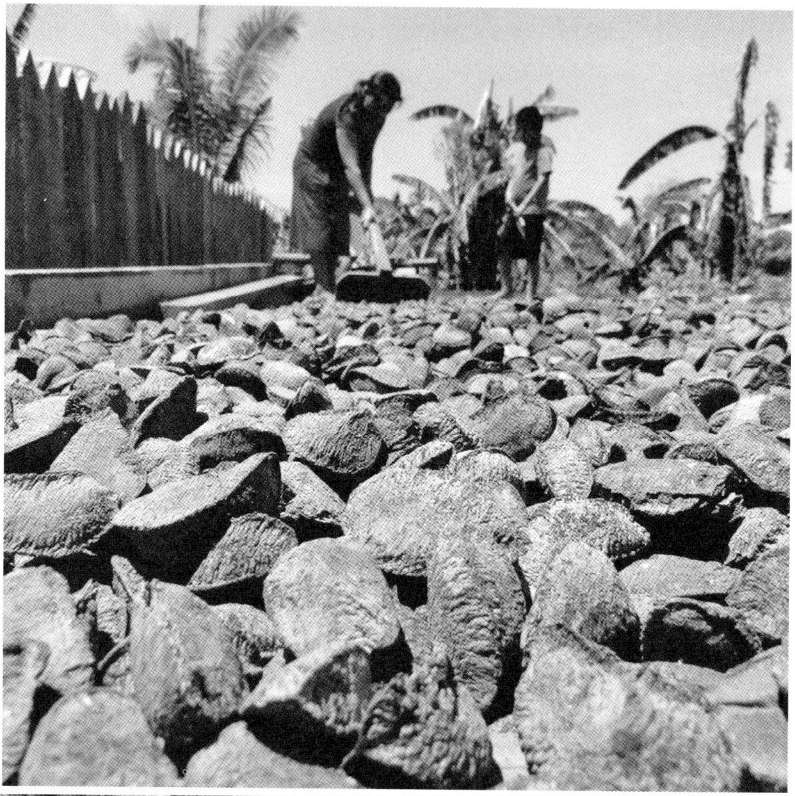

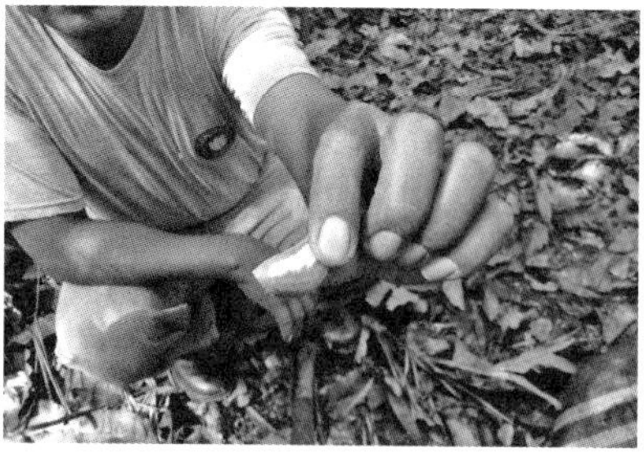

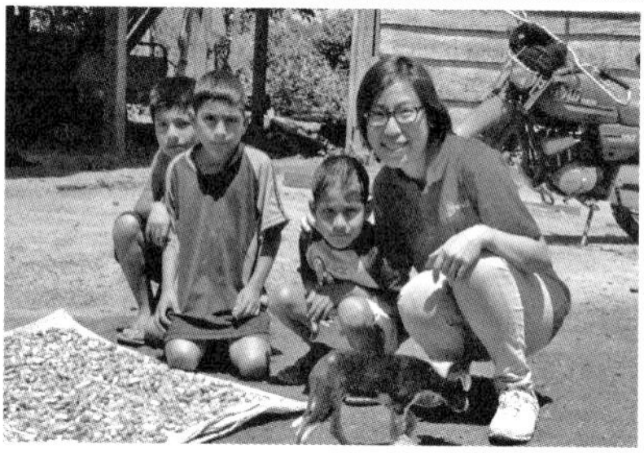

上+下右：農家日常生活，在自家房舍進行巴西堅果加工，曬乾後才能儲藏。
下左：Candela 巴西堅果合作社小農帶我們進入原始雨林，撿拾巴西堅果。

食物行動

攜手制止跨國農企業的土地掠奪

我想為這世界建造一個家　用愛裝飾它
蘋果樹、蜜蜂和雪白的斑鳩恣意的成長
我想教這個世界歌唱　完美和諧地歌唱
我想送給世界可樂　陪伴著它
我想教這個世界歌唱　完美和諧地歌唱
我想送給世界可樂　陪伴著它
這是真的　可樂是全球今日的渴望

這是一九七一年可口可樂推出的廣告，一大群來自世界各地的青年男女，各自穿著代表自己國家的服飾，在一片綠草如茵的山坡上高歌著「我想送給世界可樂」，傳遞著四海一家的訊息，不僅成功的打入國際市場，這個讓人印象深刻的廣告，也成為可口可樂的經典。可口可樂一直持續傳遞快樂與滿足的訊息給消費者，塑造品牌聯想與印象。不過，滿足渴望的結果，可一點都不快樂，反而助長了跨國企業對原住民與小農的土地掠奪。

國際扶貧團體樂施會（Oxfam）在二〇一三年十月揭露一項田野調查，位於巴西西南部臨近巴拉圭的 Guarani-Kaiowá 原住民保留區，三十年來歷經跨國農業公司的驅逐，推倒一株株的樹木，將原住民的土地換上一個個工業化生產的農場。被驅逐的原住民，不得已走到更遠的地方捕魚，或是成為農場裡的農工，經常餐風露宿，陷於危險與營養不良的處境。

這三十年來，Guarani-Kaiowá 原住民被跨國農企業占去的土地，相當於四分之一的台灣國土大。儘管巴西政府承認當地土地的所有權屬於 Guarani-Kaiowá 族，但奪回失去的土地，是一條漫長而血腥的抗爭，一直看不到盡頭。而農企業砍伐樹林開墾農場，殺蟲劑和化學農藥汙染了當地水源與環境，使得小孩經常腹瀉與嘔吐。

樂施會透過調查，發現該地五個農場所生產的蔗糖，主要都是由全球最大的食品公司邦基（Bunge）收購，並且供應給可口可樂、百事可樂以及阿華田等品牌背後的食品集團。樂施會雖然對這些品牌商作出調查，也提出這些品牌應該在供應鏈上訂出「零容忍」土地掠奪的標準，但仍未得到積極的回應。

根據樂施會的調查，過去十二年以來，國際投資者在貧窮國家所圈購的土地，大約八個英國大小；而在二〇〇〇年到二〇一〇年間，平均每六天，一塊約倫敦大小的土地被買走。然而土地是貧窮國家人民的生計來源，不正義的土地分配方式，加劇了今日貧窮的現象。而全球土地分配最不公平的國家巴西，全國有一半的土地是由百分之一最富有的人所控制。被奪去土地的農民，因收入結構扭曲，被迫改變生計方式，與基改作物妥協，更經常遭受化學汙染的威脅，嚴重危害全球糧食生產體系的安全與永續。

二〇一三年八大工業國高峰會議前夕，國際組織共同發起了「假如每個人都有足夠的食物」（Enough Food For Everyone IF）倡議活動，要求世界銀行提高投資在小農擁有土地的所有權上，停止農民被迫驅離農地，以及農地要拿來種食物，而非能源作物。雖然目前沒有太大的進展，但是關於農地用於種植糧食作物以確保食物安全，已取得國際社會的認同與共識。[40]

40　資料來源：
- enoughfoodif.org/latest/if-what-did-we-achieve
- enoughfoodif.org/sites/default/files/IF_achievements.pdf

26 生態主廚的微政治行動

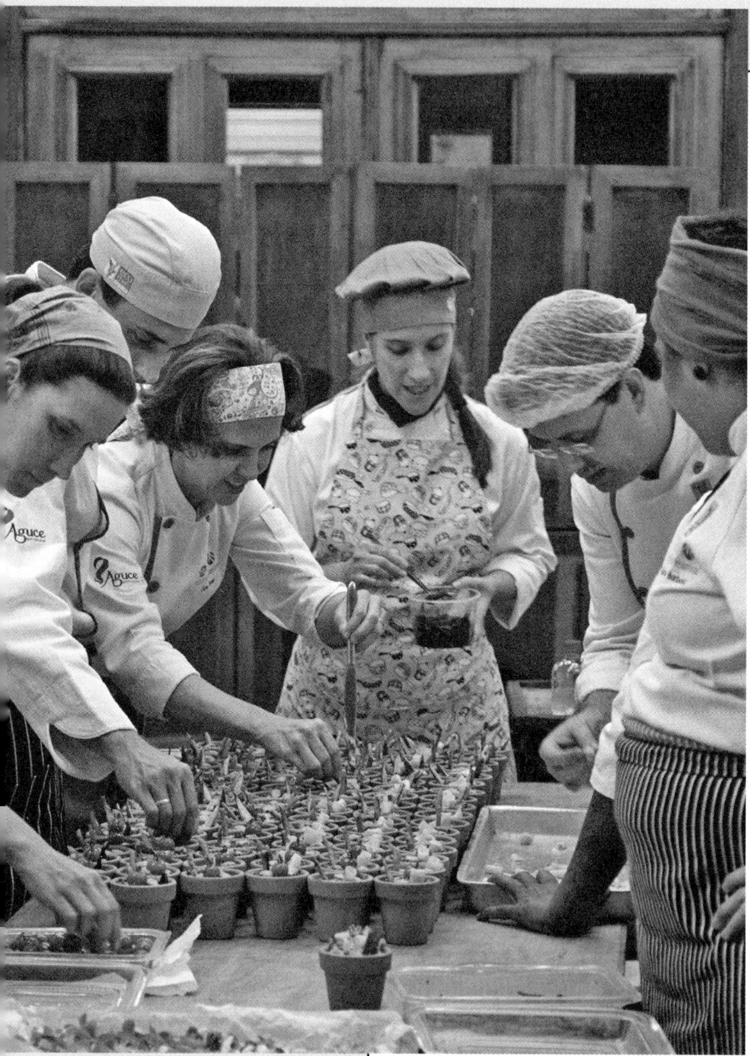

用烹飪救地球，建立農創的價值鏈

廚師是連接土地、生產者／農民、消費者／公民社會的橋樑，「這是廚師的政治地位。」巴西生態主廚泰芮莎·庫勒薩如是說。

巴西是兩萬兩千個社會企業的家，二〇一三年的世界公平貿易組織雙年會，選在巴西的里約熱內盧舉辦，巴西聯邦政府也贊助了這項盛會，並承諾推動全球永續發展的進程，里約熱內盧在這次大會中也被提名為「世界公平貿易首都」。

大會議程非常緊湊，主軸放在「公平貿易全球網絡」、「公平貿易認證與管理」、「公平貿易與市場行銷」、「公平貿易城市」等題目，也探討貧窮問題、最低薪資、婦女地位、兒童勞工、傳統技藝、有機產業等議題。主辦單位細心安排的周邊活動也是亮點，包含公平貿易時尚秀、公平貿易展、公平貿易晚宴等等。負責策劃公平貿易晚宴的廚藝學院 Instituto Maniva，格外引起我好奇。

公平貿易晚宴大秀驚奇

公平貿易晚宴，在周圍擺放滿滿公平貿易產品的氛圍中進行。Instituto Maniva 學院的生態主廚們，選擇了巴西在地的十種食材，分別是粉紅胡椒、佩基（Pequi）奶油、巴西堅果、堅果巴魯、有機咖啡、山羊奶酪和木薯（Cassava）。佩基是一種生長在巴西亞馬遜地區的樹木，當地人將這種樹木作為建材，果實含有高油脂，能補充精力，具有良好的滋養效果。

滿桌琳琅滿目、叫不出口的佳餚讓人驚喜連連，而這所有的食材都來自巴西的小農戶、小生產者。整場晚宴，所有參與生產流程的人，無論是生產者、買家、組織工作者等等，都被邀請過來與現場所有來賓交流。

廚藝學院，農業文創的推手

為我們準備公平貿易晚宴的二十位生態主廚（Ecochef），來自巴西里約熱內盧一所特殊的廚藝學院——Instituto Maniva，於二〇〇七年由巴西生態主廚泰芮莎·庫勒薩（Teresa Corção）所創立，她同時也是一家餐廳的老闆。Instituto Maniva 一開始主要的業務與農業文創有關，輔導種植傳統作物的家庭農場，行銷農產品進入市場交易，讓傳統農作物進入到餐廳與主廚的手裡。

傳統的巴西農作物，像是木薯，起源地就在巴西，是在哥倫布發現美洲大陸之前就存在的食物。十六世紀時經葡萄牙人之手，傳到非洲和亞洲，並成為非洲人的主食。木薯在巴西的地位，如同玉米在墨西哥的地位一樣，根植於巴西原住民族的文化深處，又被稱為「巴西的生命之根」，巴西人的生活離不開木薯。

Instituto Maniva 在二〇一〇至二〇一一年間執行了一個專案，協助一家由家庭農場與麵粉製造商共同成立的社會企業販售木薯麵粉。他們舉辦了許多工作坊，教大家用木薯製作傳統的麵食，並且推廣一種以原住民傳統方式製成的麵包。

生態主廚聯盟，巴西傳統烹飪技藝的大使

除了農業文創外，Instituto Maniva 結合許多主廚和國際慢食組織，成立了「生態主廚聯盟」，擔任巴西傳統烹飪技藝的推廣大使，到處巡迴展演。Instituto Maniva 還成立生態

文化中心，每個月定期聚會一次，來參加的是各種食物領域的專家，討論的主軸放在如何讓消費者有意識的選擇符合公平貿易與社會公益的產品，以及如何讓食物的生產鏈，可以不破壞生態與環境，而且生產鏈上的勞動者，也能獲得合理的待遇。

泰芮莎．庫勒薩成立 Instituto Maniva 的動機，來自於巴西傳統飲食消失的隱憂。她認為巴西的文化總是被外來文化消滅，先是歐洲文化，後來是美國文化。巴西擁有豐富的天然資源與食物，但是在地的食物卻不再被巴西人重視，也不被認為有價值。巴西人自己吃著歐洲來的藍莓，或是沾著義大利產的巴薩米克醋，卻對自己土地上長出來的食物不再熟悉。多年前，一個知名廚師阿塔拉（Alex Atala）開始挖掘巴西「未知但熟悉」的水果、蔬菜甚至是昆蟲，試著從食材的運用，重新連結巴西人對環境的親近與認識。

因此，Instituto Maniva 也有食物教育的工作，通常邀請生態主廚聯盟的廚師，為孩子上烹飪課，連結食物與巴西歷史，並試著復興傳統的烹飪技術，包含由移民帶來的知識與文化。在廚藝學院的資料庫裡，已經累積不少與食物有關的紀錄片，都是 Instituto Maniva 原創製作，為巴西的飲食文化留下珍貴的資產，也帶進了新的角度。

Instituto Maniva 的存在，就像是一個實驗室，不僅可以改變食材，也能改變人；而巴西美食，成為一種策略與手段，驅動社會與環境邁向永續，就像是一條線一樣，連結土地到餐桌，孩子、家庭、消費者與生產者，成為一個綿密的網絡。

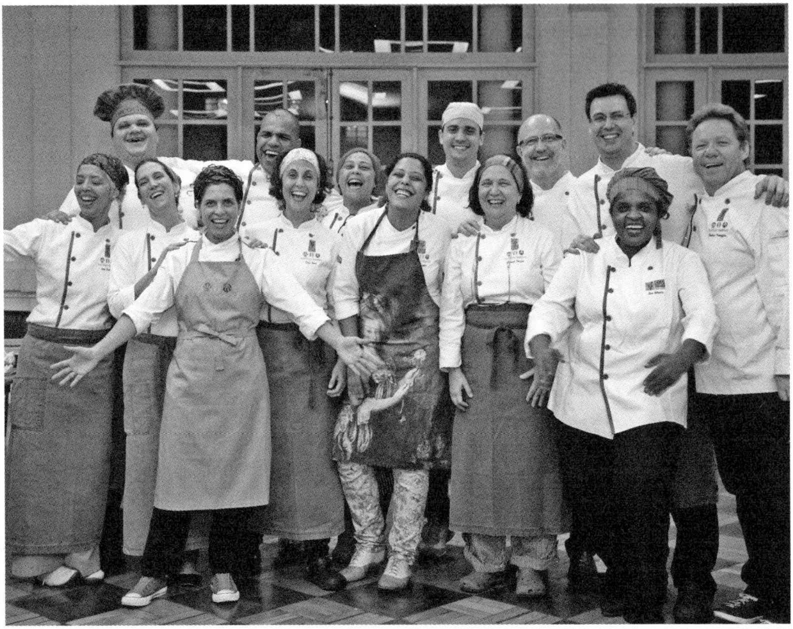

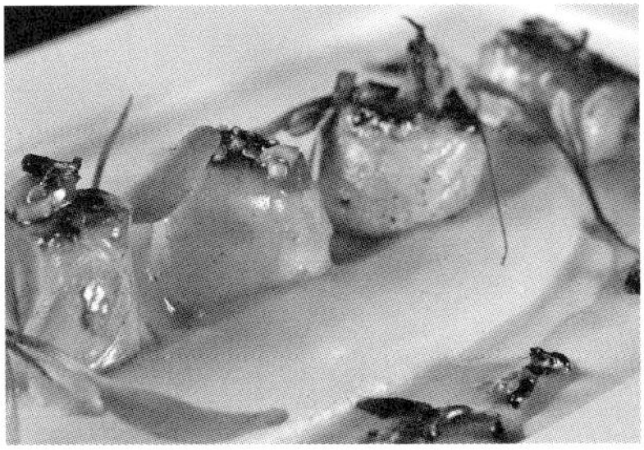

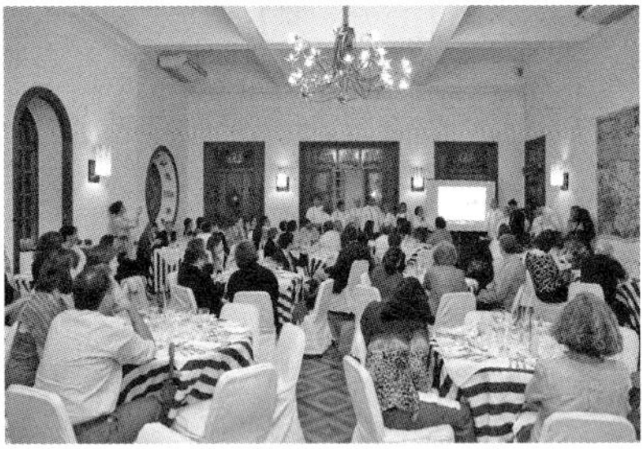

上：里約熱內盧 Instituto Maniva 的生態主廚。
下右+下左：在公平貿易晚宴上，所有參與生產流程的人和來賓齊聚一堂，享用巴西在地食材烹調出來的美食。

廚師的政治行動：保護地球存續

對創辦人泰芮莎．庫勒薩來說，廚師擔任著地球存續的關鍵角色。一方面，我們的糧食生產與供應，掌控在跨國企業手裡，大部分的人仰賴化學肥料與農藥培養出來的食物，而大量的食品加工，讓飲食中充滿了化學添加物。另一方面，有機與永續運動的風潮逐漸擴大，真的有一群人關心每日食物的來源，關心如何吃得健康，願意為食物的品質與來源和家人的健康，多付出一些代價。廚師是連接土地、生產者／農民、消費者／公民社會的橋樑，能同時傳遞財富與健康給橋樑的每一端。「這是廚師的政治地位。」泰芮莎．庫勒薩如是說。

Instituto Maniva 所發起的傳統食物復興專案，已經成功協助二十一個社區將木薯麵粉銷售到聖保羅與里約熱內盧。累積到二〇一三年為止，已有一千五百名孩童參與過 Instituto Maniva 所舉辦的工作坊。而十名木薯麵粉生產者，不但重新拾回社區的敬重，收入還比過去多出五倍以上。不過在推動這項「廚師的政治行動」上仍面臨許多挑戰，像是如何延續專案，或是取得更多的社會關注等等。

第四部

中東、中國、東南亞、日韓

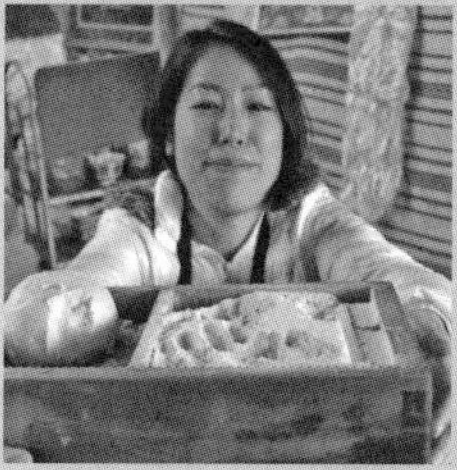
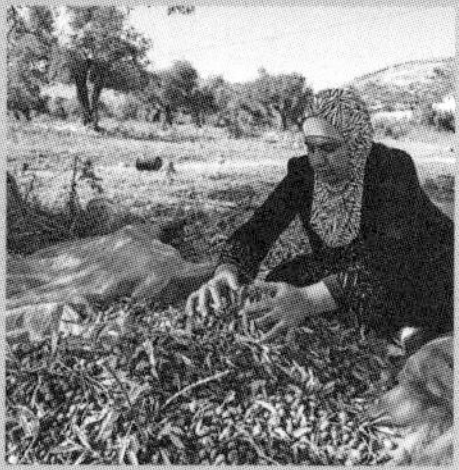
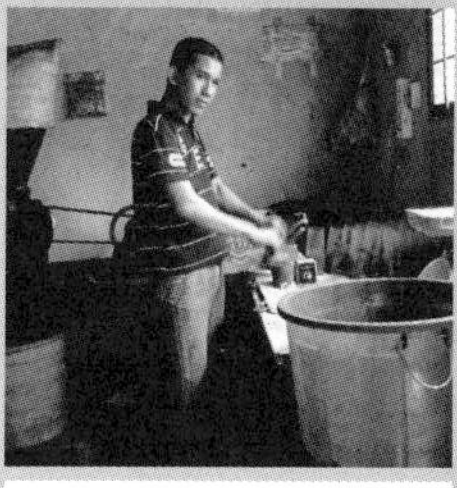
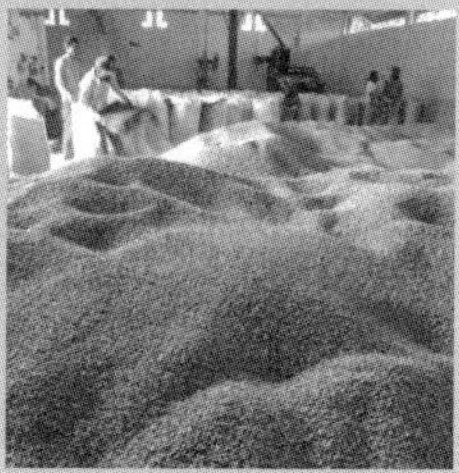
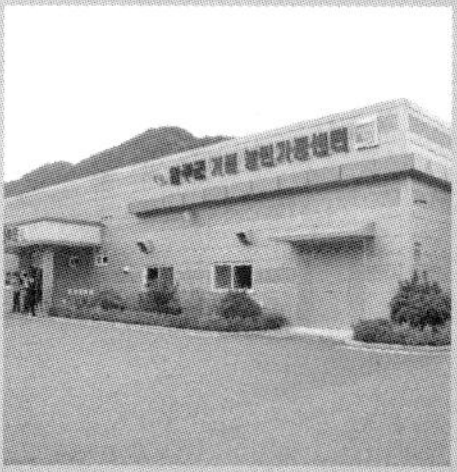
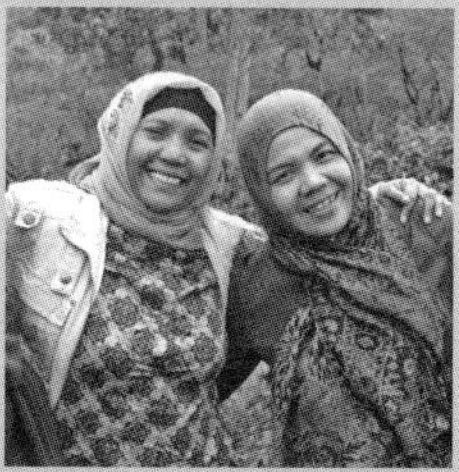

PART

FOUR

27 來自奶與蜜之地的橄欖油

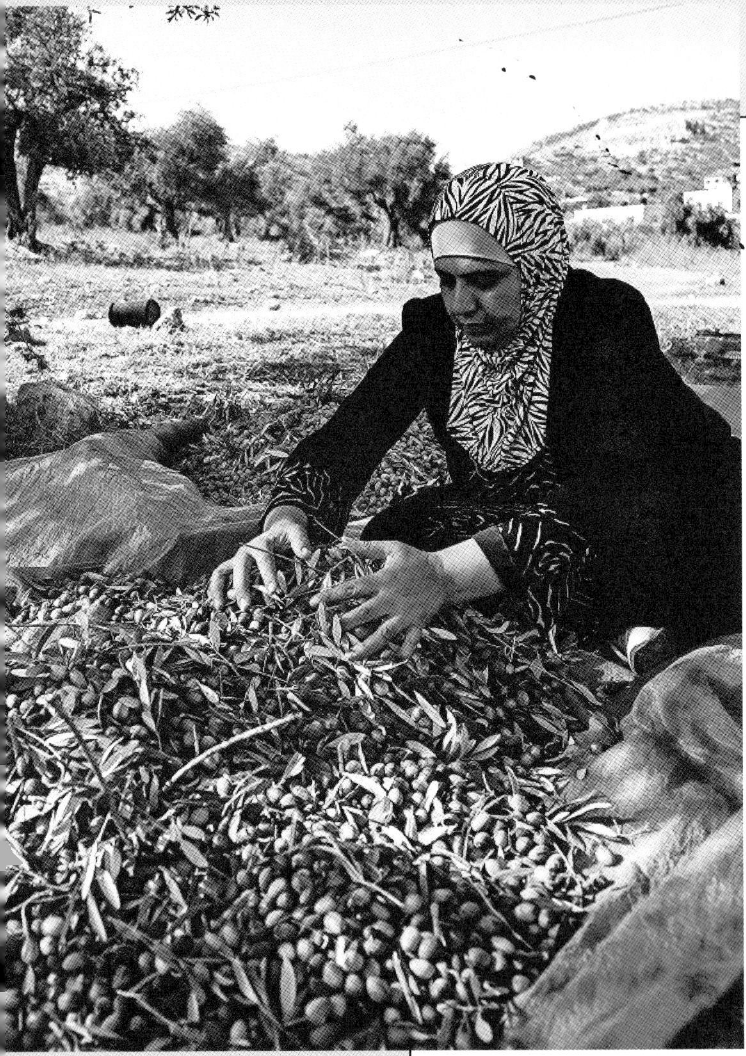

一場跨越巴勒斯坦邊界的冒險之旅

因為公平貿易，讓許多巴勒斯坦農民可以再次栽種橄欖樹，他們說：「每栽種一株橄欖樹，我們都種下一個對未來的希望。」

到底公平貿易的意義是什麼？對於處在衝突動盪的困境之中，難以進入市場的巴勒斯坦農民來說，公平貿易為他們與他們的家人移開阻礙，與國際市場連結，是帶給窮困弱勢者唯一的生存希望！

從公平貿易咖啡到橄欖油

納瑟．阿布法哈（Nasser Abufarha），一個在美國威斯康辛大學研讀文化人類學與國際發展的巴勒斯坦博士生，於一九九九年時接觸到公平貿易咖啡，他想，在他巴勒斯坦的家鄉，或許正需要公平貿易。

巴勒斯坦位於以色列國境內，一直以來以自治區名之，與以色列只以一道人為的邊界劃分。巴勒斯坦與周遭阿拉伯國家要求以色列宣布巴勒斯坦獨立自治的聲浪不斷，使得巴勒斯坦與以色列經常產生衝突。

在這樣的困境與不安的局面下，巴勒斯坦的經濟越來越邊緣化，文化也逐漸被孤立，最無辜的是想要在亂世中安身立命的平民百姓。這些老百姓大部分是農民，依賴傳統作物橄欖、杏仁以及番茄等維生。在被封閉的經濟下，被犧牲的往往是這些和平處世的樸實小農。因為通往市場的途徑被封鎖，以色列的商人掌控了巴勒斯坦橄欖油的採購價格，為了壓低收購價，以色列的商人們經常延後收購的時間，讓農民不得不接受以低價拋售快腐敗的橄欖，以換取金錢，購買下一批農作所需的資材與種子。橄欖農民們的作物，收購價格每況愈下，曾經是他們引以為榮的橄欖，如今只能望之嘆息。

二〇〇三年，納瑟回到巴勒斯坦作田野調查，發現情況仍然沒有改善，而且因為以色列補貼本國農民的農產品，更使得巴勒斯坦農民無法競爭，對巴勒斯坦許多小農來說，他們本就處在非常邊緣與脆弱的經濟裡，唯一可以換取經濟報酬維持生計的農產品，竟然跨越不了那道人為的邊界，也進不到都市裡銷售，使得巴勒斯坦小農與農村的經濟雪上加霜。於是納瑟決定在巴勒斯坦推動公平貿易，為家鄉的小農尋找國際市場的機會。

十三個農民合作社，積極迎接挑戰

二〇〇四年，納瑟為了成立巴勒斯坦的公平貿易合作社，開始與當地橄欖農民聯絡，一個又一個的工作坊，得到了一千五百位農民的回應，表示對公平貿易有興趣。不過當納瑟聯繫國際公平貿易組織（FLO）時，並沒有如期待中得到即時有用的幫助，因為當時國際公平貿易沒有針對橄欖的認證方式，也沒有任何指導方針可以提供他們參考，而且國際公平貿易組織希望他們能夠先發展一些國際交易，找到些許的買家，然後再考慮加入國際公平貿易組織。

期待的落差，其實來自於對國際公平貿易組織的運作方式不了解，該組織每開發一項新產品的認證，都必須找到資金來源，以資助認證的開發，而且是以最嚴謹的態度，實地調查，了解當地農民的收入來源與平均所得，以及當地經濟的狀況，才能提出保障收購價與社區發展金的數字。當時國際公平貿易組織從未有橄欖這樣的農產品，也沒有實際的交易發生過，擔心如果冒然開放巴勒斯坦農民加入，在沒有買家與即時的交易下，農民不但會失望，也可能造成農民的損失。

於是納瑟只好一切都先自己來，他依照農民所在的區域與社區，將農民分成十三個合作社，而為了建立在地的公平貿易與有機標準，他參考了國際公平貿易組織的規範，創造了在地的標準與認證機制，並且舉辦十三場工作坊，協助農民填妥一份份表格，讓農民回答一連串有關社會性與環境上的農作方式、農民的收入水平、農地大小、儲存與處理農產品的方式等問題，完成一些初步的調查工作。

二〇〇五年一月，十三個合作社的農民再度相聚，巴勒斯坦公平貿易農民合作社終於成立。但是納瑟知道，橄欖油是個特別的產品，國際競爭的對手很多，品質必須經得起競爭與考驗，於是在二〇〇四年就成立了「迦南公平貿易公司」（Canaan Fair Trade），核心的理念與巴勒斯坦公平貿易農民合作社一致，都是為了改變巴勒斯坦農民的生計。迦南公平貿易公司的出現，完全遵守國際公平貿易的標準，不僅以一個保障的收購價採購農產品，也提供農場工人合理的薪資，如此更確保了巴勒斯坦公平貿易合作社的小農，可以獲得公平的報酬。例如，在經過調查下，原本當地農民平均一公升橄欖油的售價，只有二美元，但是迦南公平貿易公司是以三點八美元收購。

從成立到二〇〇九年期間，迦南公平貿易公司不斷地面對許多挑戰，為了追求國際級的生產標準與品質，以利開發國際市場，納瑟從一張傳單開始，陸續向英國領事館募到一筆小額基金，以及得到德國跟巴勒斯坦銀行的協助取得貸款，投入五百萬美元在橄欖油生產線的設備與公司國際業務的開展上。此外，他也把公平貿易橄欖油的訊息，透過網路宣傳，努力接觸國際買家，而這每一步都像把石頭丟到大海裡，音訊渺茫，未來會如何，當時誰都無法預知。

改變生命的轉捩點

除了公平貿易，納瑟覺得巴勒斯坦的傳統農作方式很有價值，那是一種有機、自然、促進環境永續的農作方式，於是他鼓勵合作社的農民，盡可能保持傳統方式栽種橄欖，保存祖先留下來的上千歲的橄欖樹，以及珍貴的原生樹種與當地的生態體系。此外，納瑟也很在意組織裡女性工作人員的比例，因而有意識的進用女性員工，提高巴勒斯坦女性的就業機會、經濟收入與社會地位。

二〇〇五年，美國一家專門使用公平貿易與有機認證原料做身體清潔用品的公司「布朗博士神奇肥皂」（Dr. Bronner's Magic Soaps），請到了瑞士的一家認證機構（Institute for Marketecology，簡稱ＩＭＯ），幫迦南公平貿易公司的橄欖油，同時做有機與公平貿易的認證，因為該認證機構，也發展出自己的公平貿易稽核機制——「公平的生活」（Fair for Life）認證。二〇〇六年ＩＭＯ的「公平的生活」認證不但同時被美國農業部的有機認證

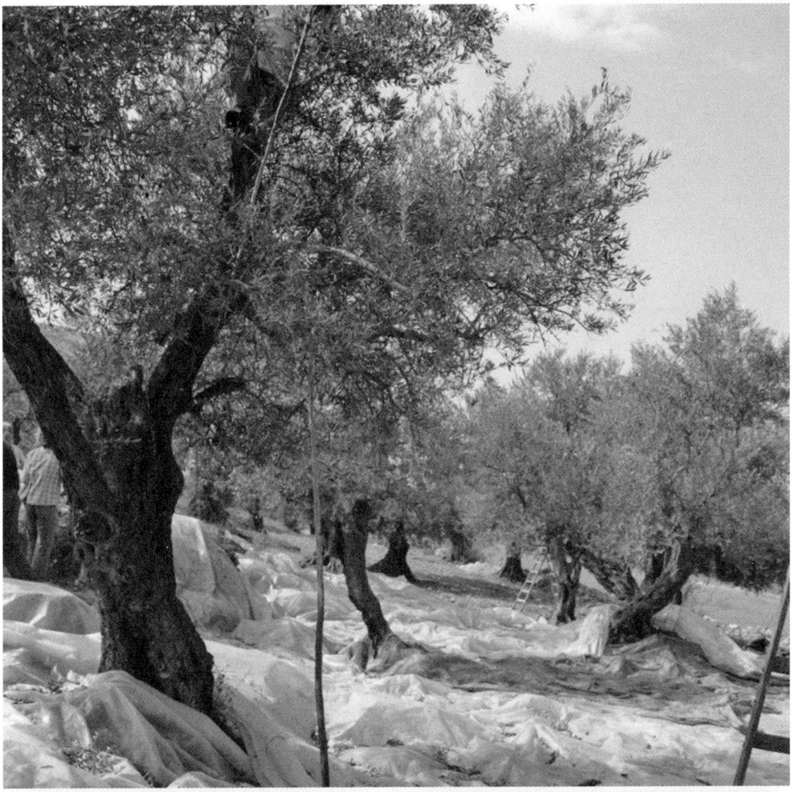

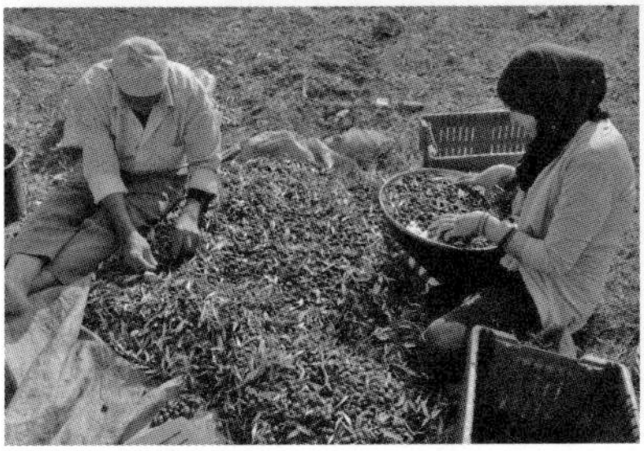

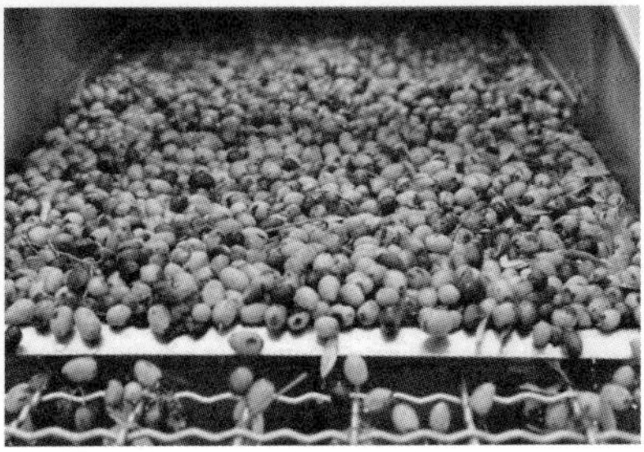

上：巴勒斯坦的橄欖樹，許多已經上千年。
下右+下左：在採收季節，農民細心篩選橄欖。

專案認可，也陸續取得歐盟、日本的有機認可。

在同一年，巴勒斯坦公平貿易農民合作社的三百七十五位農民，取得了ＩＭＯ的有機認證，到了二〇〇七年，取得有機認證的產品擴展到杏仁、番茄、芝麻與小麥。翌年，迦南公平貿易公司的產品，在英國獲得極大的成功，而國際公平貿易組織也終於發展出認證橄欖等農產品的規範，協助巴勒斯坦公平貿易合作社其中的十八個合作社，取得國際公平貿易認證。雖然認證前後，農民取得的保障收購價與社區發展金都一樣，但不同的是，國際公平貿易組織幫巴勒斯坦公平貿易合作社的農民，打開了更寬廣的國際市場。

合作社成立初期，本來只能生產百分之十五的初榨橄欖油（Extra Virgin），經過了一連串的努力，品質的提升，現在合作社的產出，有百分之八十都是初榨橄欖油，這代表從種植技術的改良，到生產技術的提升，都使得農產品的品質大大躍進。而合作社也從原本十五個參與者，發展到現在一千七百個社員，其中有兩百個是女性社員。到二〇一一年，合作社產品的銷售金額達到四百八十萬美元，並與許多知名的綠色企業合作，像是英國品牌Lush、美體小舖（The Body Shop），以及Ben & Jerry冰淇淋，更獲得美國健全食品（Whole Foods）零售通路的青睞，在各地分店上架。二〇一四年，透過國際公平貿易組織，進入亞洲市場，與台灣第一家公平貿易的特許商生態綠合作，在台灣上市。

橄欖樹連結巴勒斯坦的過去與未來

納瑟說：「雖然我們可能走不出這個邊界，但是當我想到你們在使用我們的橄欖油時，我覺得你們看到了巴勒斯坦！」對巴勒斯坦的農民而言，橄欖樹是祖先、是美好的過去、是生活，但過去因為與以色列之間的爭議，讓許多橄欖樹在巴勒斯坦的領地上消失，同時帶走他們與橄欖樹之間的記憶與回憶。因為公平貿易，讓許多農民可以再次栽種橄欖樹，而他們說：「每栽種一株橄欖樹，我都在栽種一個對未來的希望，我把希望寄託在樹上了。」

迦南公平貿易公司的營收，不但與巴勒斯坦公平貿易合作社的農民共享，並發展出微型農業貸款，讓許多農產品可以轉成公平貿易的產品。而巴勒斯坦公平貿易合作社的核心任務，是幫助農民發展出可持續性的經濟方案，讓農民可以與帶來獲利的市場維持長期的接觸，以累積出真正的社會改變。因此在一些專家與國際組織的協助下，巴勒斯坦公平貿易合作社一年至少開辦一次工作坊，提升農民的能力，改善產品的品質，持續培力農民。

食物行動

「長跑巴勒斯坦」：為橄欖而跑

橄欖樹對巴勒斯坦的農民來說代表什麼意義呢？橄欖是他們的生活，也是他們維生之所需，更是他們與土地連結的方式：他們視橄欖為一種象徵，一種把自己「種進」土地裡的象徵。建立與土地連結的想像，在巴勒斯坦艱困的現況下，成為一種心靈上的安慰與解放。

孤立的經濟與文化

以色列在一九七六年，成功占領了加薩走廊與約旦河西岸後，開始建立所謂的屯墾區，這是以色列的一大勝利，卻是巴勒斯坦人不幸的開始。為了鼓勵更多以色列人遷往屯墾區居住，以色列用美國等國家援助建國的借款，在屯墾區建立了歐式的美麗華廈，還有專屬以色列人進出的道路，將以色列的生活圈，完全與巴勒斯坦當地的居民隔開。

除了兩者間文化與生活的隔閡，屯墾區在以色列政府大方的款待之下，入住了許多以色列的低層民眾，私自圈占巴勒斯坦民地、暴力對待巴勒斯坦人民的問題層出不窮，但對以色列人來說，跟他們流亡上千年的悲慘歷史比起來，巴勒斯坦這點小犧牲又算得了什麼？加上巴勒斯坦武裝組織的威脅揮之不去，因此衝突的問題一直都在。

以色列開發屯墾區以來，西岸興建圍牆防堵武裝巴勒斯坦團體的攻擊，而軍事管理的身分查驗哨林立，使得巴勒斯坦的經濟越來越邊緣化，文化也被孤立。圍牆緩衝區造成巴勒斯坦面積縮小百分之九點五，有百分之三十的橄欖樹消失，這代表著原本巴勒斯坦居民上千年的家鄉，逐漸地縮小。

用長跑突顯人民與橄欖的故事

巴勒斯坦農民們看著橄欖樹一棵棵消失，伴隨而來的是對未來無望的恐懼。二〇一二年，六個美國人，決定要以「長跑巴勒斯坦」（The Run Across Palestine）的方式，喚起國際社會更多人看到巴勒斯坦公平貿易橄欖油，以及對以色列屯墾區問題的關注，促進以色列與巴勒斯坦間的紛爭，能夠以和平方式解決。

這六個美國人來自美國一個專門支持農業地區永續農業發展的非營利組織「原地」（On the Ground），與巴勒斯坦公平貿易合作社合作，計畫在五天內，不但要跑完一百二十九公里，還要在跑步的路途上，種下

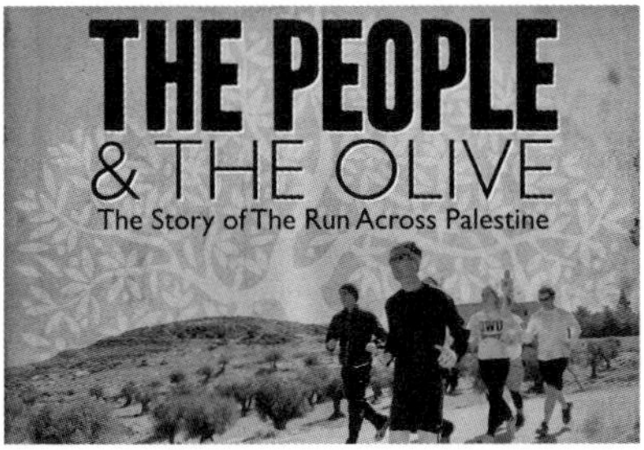

圖片來源：www.kickstarter.com

一棵棵橄欖樹苗。巴勒斯坦公平貿易合作社的創辦人納瑟說：「祖先們種下這些橄欖樹讓我們可以吃，現在我們種下這些樹希望後代可以吃。」在長跑的路途上，這些美國跑者，遇到一站又一站讓人崩潰的身分查驗哨，以色列軍人舉著槍阻止他們的方向，不斷盤問跑者的身分，讓長跑幾度停擺。但同時，跑者的行動所到之處，帶給許多巴勒斯坦人鼓舞。在長跑期間，紀錄片製作人亞隆．丹尼斯（Aaron Dennis）把整個過程記錄了下來，在美國知名的群眾募資網站Kickstarter，成功募到影片後製的費用六千一百五十五美元，製作成紀錄片《人民與橄欖》（The People & The Olive）流傳，讓更多人看到公平貿易的另外一個意義，以及無辜農民生存所遭受的困境。[41]

41 資料來源：
- 紀念若雪巴勒斯坦資訊網：palinfo.habago.org
- 《人民與橄欖》官網：thepeopleandtheolive.com

28 尕斗扎西的餐廳

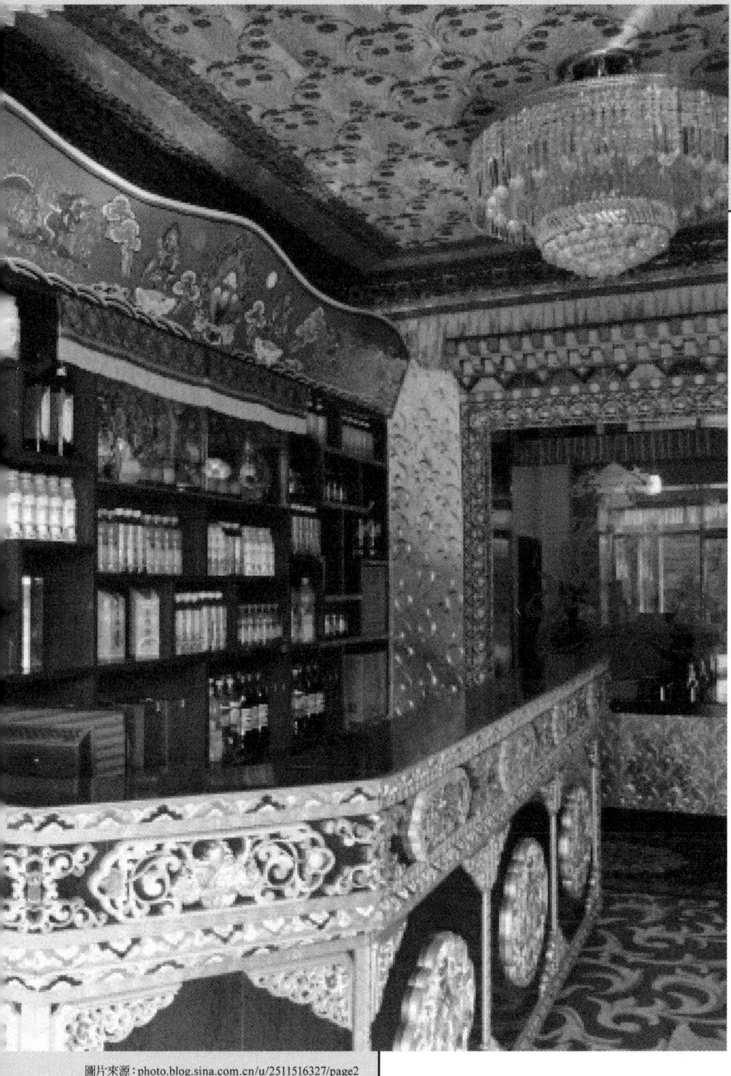

圖片來源：photo.blog.sina.com.cn/u/2511516327/page2

藏族青年廚師找回自己的語言和傳統

藏族學生在餐廳學習烹飪之餘，也需學習藏語、漢語與英語。青年返鄉保存藏族文化，是他們共同的夢想。

全球各地興起的無煙囪工業，最被突顯的莫過於觀光旅遊。然而觀光旅遊的發展也引發許多爭議，像是標榜生態旅遊的地方，卻沒有到訪人次的上限，有超出當地生態可負荷量之虞；又或者在原住民文化保留區，原住民的傳統歌舞以體驗之名變成舞台的表演，傳統領域裡面蓋起了漢式涼亭。無可免俗的，觀光旅遊為了吸引遊客，往往至少要供應大眾遊客可以接受的餐飲，這也是我們跟團出國時，為什麼老是吃中菜館的原因。

觀光發展可能主導飲食改變，飲食改變的背後則是一連串食材生產、處理、烹調方式乃至於傳統、認同的改變過程。這樣的變化在旅行時經常可以看到，不過在瑪曲，我遇見了尕斗扎西老師，他透過一家餐聽，讓藏族青年學做菜的同時，也學習傳統的語言和文化。

西湖牛肉羹橫行藏區

二〇一二年前往瑪曲草原的途中，我們經過一個叫做「合作」的城市，中午停靠在「崗諾爾美食府」用餐。門外庭院掛上五彩藏幡，走進餐廳，傳統的藏族裝潢顯得金碧輝煌。穿著藏族衣飾的服務生殷勤招呼，先送上許多不同種類的花草茶，據說是藏族的傳統飲料，可以從數種花草中選擇自己想要的，放入杯中沖煮入口。

內心期待著享用藏式食物，但卻被端上來的菜色嚇了一跳，沒想到我們在藏民的故鄉竟然吃到漢族餐飲：西湖牛肉羹、酸辣白菜等一一端上桌來。我跟其他前去的朋友不禁竊竊私語：「哪ㄟ安ㄋㄟ？」，怎麼不是藏族飲食？心裡不免有些失望。

在瑪曲，藏族傳統就是游牧文化，本沒有太複雜的烹飪技術，為了接待大江南北前來的遊客，只能販售中國目前最被接受的料理。在這個餐廳，我看到漢藏文化交接的邊界，漢文化透過觀光與飲食逐步進逼，讓人不禁感嘆：烹調方式與食材的改變，就像開關一樣打開了藏人文化認同的轉換，同時也改變了他們的飲食習慣。

美食餐廳拉拔藏民孤兒

用餐之際，「崗諾爾」創辦人尕斗扎西過來跟我們聊天，他大氣地說：「我希望所有的人來到這裡，都能盡情享受到全中國各地的佳餚！」原來在一道道美食的背後，尕斗扎西打造的是一個動人的夢想。

尕斗扎西本來是一位藏語老師，同時也是美術老師，也教學生畫唐卡。二〇一〇年青海玉樹大地震，許多學生頓成孤兒，流離失所。為了收容藏族孤兒或失學青年，尕斗扎西跟學校其他老師一起成立這間餐廳，教導學生烹飪技術，成為廚師，讓這些年輕人擁有一技之長，同時也有容身之所。我們對此感到肅然起敬，先前用餐的失望心情都不見了。

餐廳扮演起這些藏族孤兒的希望，來自玉樹、青海與西藏的四十位孤兒安身在這裡，從基層學起，到第三年開始擔任助教，輔導其他新生，第四年後就進入「崗諾爾」實習。尕斗扎西要求，所有藏族學生在學習烹飪技術之餘，也必須跟其他老師學習藏語、漢語與英語；他認為語言是文化的基礎，要跟世界對話，一定要先從了解自己的語言開始。

青年返鄉保存藏族文化

藏族的語言正在式微，代表著文化也在消失。像是瑪曲因為有礦產，許多開礦公司提供「回饋金」給當地藏民，鼓勵他們的小孩上學。雖然學校教的是藏語，但是如果要繼續升上初中，一定得通過漢語考試，對許多藏童來說，這是一個艱難關卡。藏民在外在政策與社會轉變的趨力下，逐漸失去對自我文化的認同與自信，放棄上千萬年的游牧文化。

瑪曲一個由藏族青年組成的環保團體「更盼」，是藏族的一個文化縮影。創辦人自小便是孤兒，被藏傳佛教所設立的學校收留，因為受到上師感召，決定實踐環保，自主的號召人群清理草原上的垃圾。幹部則是念過民族學校會說漢語的藏族青年，他們外出接受教育後，反而更想返回家鄉，為家鄉做點事。

尕斗扎西一路上陪同我們，沿途不斷用相機留影：「我啊，還有另外一個夢想，希望用照片記錄自己的文化，希望有一天也能夠拍攝草原消失的紀錄片，告訴政府這件事的嚴重性與急迫性。」我相信尕斗扎西的紀錄片一定可以讓政府了解，游牧文化的獨特性與草原保存的存亡關聯。

29 堅持一碗酥油茶

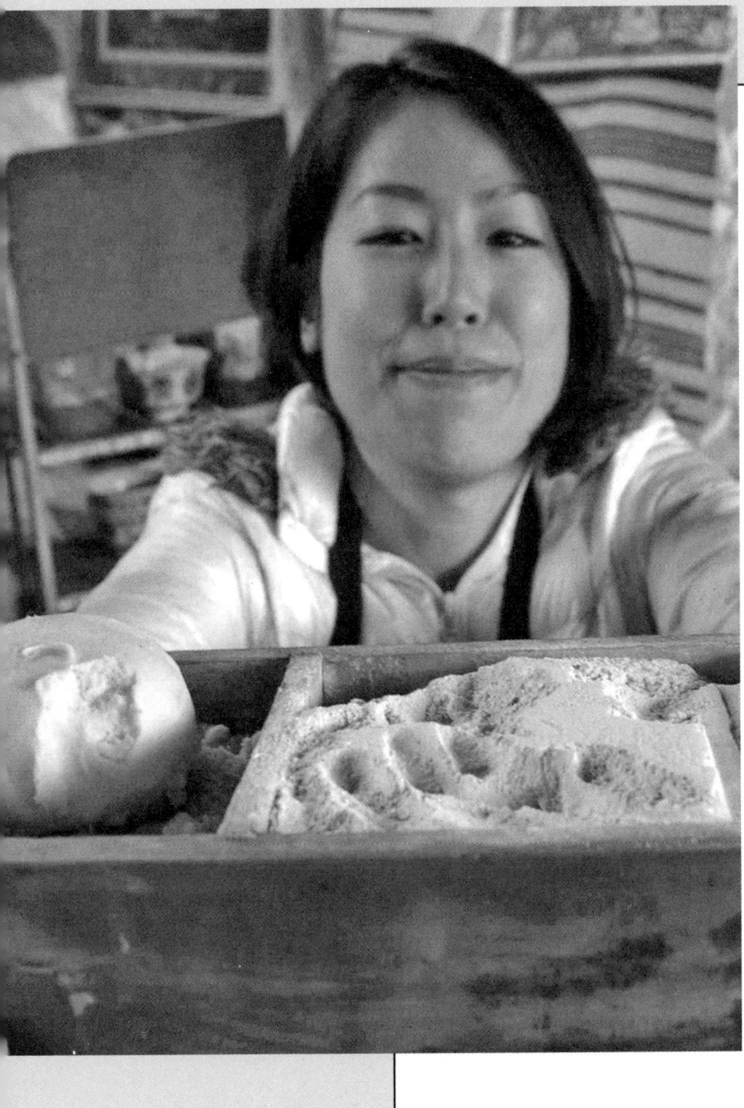

藏族的草原生態與千年文化

藏族游牧文化是一個自給自足的體系，與自然環境緊密相連。然而，近年草原的開發，已嚴重威脅當地的游牧生態與飲食傳統。

二〇一二年，我跟台灣環境資訊協會一起走入瑪曲草原，了解草原沙漠化的情況，以及當地藏民恢復游牧文化的努力。

「瑪曲」，就是藏語「黃河」的意思，位於青康藏高原的東緣，總面積一萬零一百九十點八平方公里，平均海拔三千六百米。黃河自青海流入瑪曲後，迂迴四百三十三公里又流回青海，形成了久負盛名的「黃河天下第一灣」。因為水量豐沛，大小湖泊散布，河湖流域面積廣大，瑪曲又有「黃河之腎」的美稱。

瑪曲資源豐富，草原占了百分八十，並有豐富的礦藏，生產冬蟲夏草等珍稀藥材，又是著名的賽馬之鄉，以藏傳佛教與游牧文化為主。

巴士從蘭州出發，開了數小時終於到了瑪曲。我們從公路直接開進搭著帳棚的柔軟草原，「風吹草低見牛羊」一語道盡瑪曲草原的美麗，放眼遠望是無邊無際的山坡草原，低頭細看處處可見牧草上細緻晶瑩的露珠，逕流與小溪繚繞，一股牧草豐美、水氣豐盈的感覺從腳底緩緩傳上來。

彼水取代此水

在兩排男女老幼居民的熱情歡迎下，我們進入了帳棚，豪邁真誠的他們，擺放滿桌讓人眼花撩亂的食物。我滿心期待來一碗傳說中的酥油茶，等待我的卻是排排站的瓶裝飲料。

藏人很喜歡這些瓶裝飲料，可能跟他們不容易取得乾淨飲水多少有點關係，我腦中想起路上看到藏族婦女揹水走在路旁的畫面。雖然這裡還沒有研究藏人大量飲用瓶裝飲料的影響，但因藏民無能力妥善回收或處理酒瓶、寶特瓶，已經對草原環境造成嚴重的汙染。一路上，我經常看到牛隻站在一堆塑膠垃圾上嚼著塑膠袋的恐怖畫面。

為了避免自己成為環境殺手，在藏人嘹亮的歌聲中，我婉拒了他們視之為殷勤好客的加工飲料。不過，傳統的酥油茶跟糌粑我一樣都沒少吃，也享用了些許羊肉跟血腸。

飲食也是生態系

草原上生活的藏人吃的東西非常簡單，百分之九十都離不開氂牛，像是牛奶、牛油（酥油）、奶酪、乳酪、肉，帳棚則是牛毛編成，燃料也是就地取材使用曬乾的牛糞；偶爾會去縣城裡買點青稞做成糌粑，喝酥油茶，或食用麥、羊肉等。

牧民的日常飲食最擔心什麼呢？「最怕擠不了牛奶呀！」他們說。沒有牛奶，吃喝都成問題。擠不出牛奶，原因不外乎牛吃了塑膠袋、淋雨發冷生病，或是草原出了問題，牛沒草吃。

從食物的生產、製作到消費，藏族游牧文化形成一個幾乎自給自足的體系。藏人的飲食來源，因為依賴牛隻，所以非常仰賴草原，與自然環境緊密相連；換句話說，健全的草原環境有賴健全的游牧文化，才能真正確保「藏人糧食安全」與「草原生態」，然而游牧文化的消逝，從桌上的加工飲料可看出端倪。

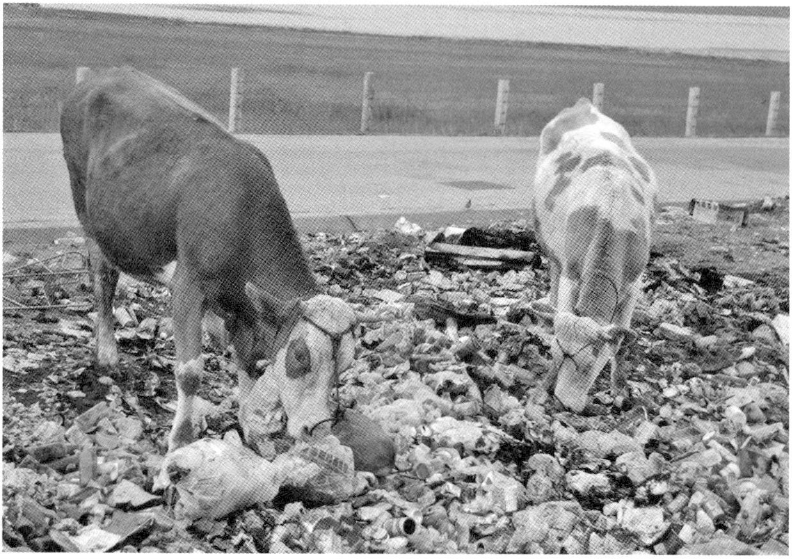

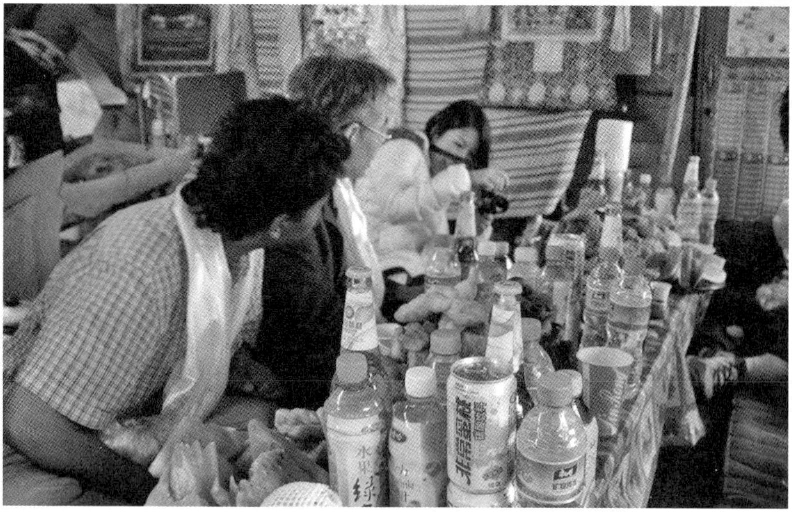

上：往瑪曲草原的路上，常看到牛隻大口咀嚼垃圾。圖片來源：台灣環境資訊協會電子報主編彭瑞祥
下：看到各種瓶裝飲料迎接我們這些外賓，我吃驚地拿起相機記錄。

瑪曲草原現在正面對嚴峻的挑戰。在生態方面，面臨濕地退化、草原沙漠化、草原超載、生物種類和數量減少、鼠害嚴重、水源短缺、河流乾涸、水電開發、濫挖藥材、能源消耗量大、草原垃圾、礦產開發、工程建設。而社會文化方面，當傳統藏族文化面對外來文化衝擊時，自信不足、依賴市場、物質欲望提升、渴望都市化等等，導致原本的社會結構逐漸改變，藏族游牧文化遭到扭曲。

在這個轉變過程中，首當其衝的可能就是藏民貧窮與糧食安全問題，再來就是黃河水資源的保育問題。

聯合放牧拯救草原

蘭州環境保護團體「綠駝鈴」認為，瑪曲草原的沙漠化原因與中國政府推行的「包產到戶」政策有關。它改變了既有的經濟模式，把游牧變成定牧制後，各家變得自利又疏離，牛羊數量的增加過度剝削草場，也打破過去隨著自然規律逐水草而居的生活習慣。

我們參訪的道爾加社區，是當地比較貧窮的社區。在綠駝鈴的指引下，社區成立「自然資源共管委員會」，連結八戶牧民一起試辦「聯合放牧」，他們恢復了過去「草原共享」的傳統，草原由八家共用、輪流放牧，以減少對草原的破壞、避免草原超載，進而涵養水源、保護土壤；同時推廣牧民垃圾回收的觀念，減少草原垃圾。

為了重拾藏族文化，綠駝鈴也以藏族傳統「神山聖水」信仰，鼓勵當地居民以攝影記錄、認識他們的生活與環境。不過，草原的恢復不是一天兩天的事，道爾加社區的試驗能否成功，將會是未來草原恢復的關鍵之一，亦可能成為其他地區推行的典範。

因為中國政策的因素，都市化正在扼殺千年以來發展出的草原生態文明，我默默的希望他們能夠堅強起來，重新重視藏族的游牧文化，也才有可能真正搶救消失的草原與生態。

食物行動

草原開發，威脅游牧文化的生態體系

每日科學網站報導，草原的沙漠化已經拉起警訊，全球有百分之三十八的土地正面臨沙漠化。草原千年來透過游牧活動而保存下來，但其實挖去十公分左右的厚土，下面就是漫無邊際的沙礫，一旦草原被破壞，幾乎難以復原，或者需要很漫長的時間。內蒙古與外蒙古的沙漠化，隨著北方風沙吹拂到南方地區形成沙塵暴，連台灣都受到影響。

經濟活動改變成幫凶

有學者指出，中國在一九九〇年推動的「包產到戶」工程，使得許多牧地被開發成農地，是最大的沙漠化幫凶。這些牧地改成農耕地大約三年後，就因逐漸失去肥力而遭到遺棄，留下遭受大規模破壞的草原。加上近年中國進一步推動連村治理的牧民定居政策，撥款興建房舍，鼓勵牧民走入市鎮、融入現代化生活，游牧民族逐漸走向半農半牧，再走向定居，游牧文化正在消失中。

草原沙漠化另一個更可悲的原因是貪婪的人心。近年來冬蟲夏草的狂熱需求，蟲草的價格幾乎跟黃金一樣，西藏高原的學校甚至停課，鼓勵學生去採蟲草，藏人還因為爭奪蟲草大打出手。也有人認為藏人牧民的貪婪，早在中國政府提倡「改牧歸農」時就被引發，而且再也回不去了。

西藏高原的地形，能夠把中國東南沿岸的水氣引領到西部，它又被稱為「亞洲水塔」，是中國母親河的發源地，一旦草原遭到破壞，連帶影響水資源的涵養與循環，對人類生存將造成不可輕忽的威脅。下一階段的水資源爭奪戰，勢必會是最激烈的戰場。

游牧其實很先進

在中國開發草原的政策中，「農業」與「定居」被視為一種更進步、更有品質的現代經濟生活型態，但是現在有學者對游牧的「落後」提出另一番見解。

當代社會提到「游牧」，很容易就聯想到「吃不飽餓不死」、「好累，每天出門找食物」、「落後、生活條件很差」、「沒有經濟效率」這些刻板印象，來自於達爾文的線性進化論，為了肯定新石器時代的農業和畜牧是劃時代的創舉，游牧這種經濟活動，便被歸為農業文明前的黑暗時光。

不過，近代學者紛紛為游牧洗刷不好的名聲。英國歷史學家湯恩比（Arnold Joseph Toynbee）認為，從採集、游牧到農業並非線性演進；美國歷史人類學家薩林斯（Marshall Sahlins）則提出有別於一般認為游牧文化是低等文化的看法。

薩林斯認為，游牧體系是「先進的經濟體系」，相較於其他生產模式，游牧投入的能源與資本較低，人類只需運用簡單的技術與分工，以及大自然的資源，就能輕易滿足需求。我們過去所認知的經濟體系，不過是一個市場體系，市場的問題始於欲望不滿足、終於剝削。農業讓人類可以脫離大自然的秩序，卻也發明了新的社會階層——貧窮。

而游牧則反之。游牧的終極需求是自由，因為牧民要移動，財富就變成負擔，一天三餐變成制約。很多人認為新石器時代最偉大的變革是發明農業，但是非洲坦尚尼亞的哈扎（Hadza）種族，其祖先拒絕新石器時代的生產變革，放棄農業保有游牧以獲得自由。

救草原保游牧一體兩面

薩林斯與許多學者的看法，在當代重新審視游牧的重要性，也指出現代化究竟是可逆或不可逆的大議題，其實更與全球糧食危機、環境保護息息相關。

二〇一二年一趟瑪曲草原之旅，讓我目睹飲食的生態體系與游牧生活是如何唇齒相依，也讓我看到經濟模式的改變、草原的消失，正威脅著人類與自然環境的連結，衝擊牧民的社會傳統。過去千萬年來，游牧民族為我們守護了重要的自然生態，但是不過短短二十年間，游牧文化正在快速消失。如果不能保全與尊重游牧文化，草原開發的步伐和衍生的問題，恐怕絕不可能停止。

30 自成世界的亞齊咖啡館

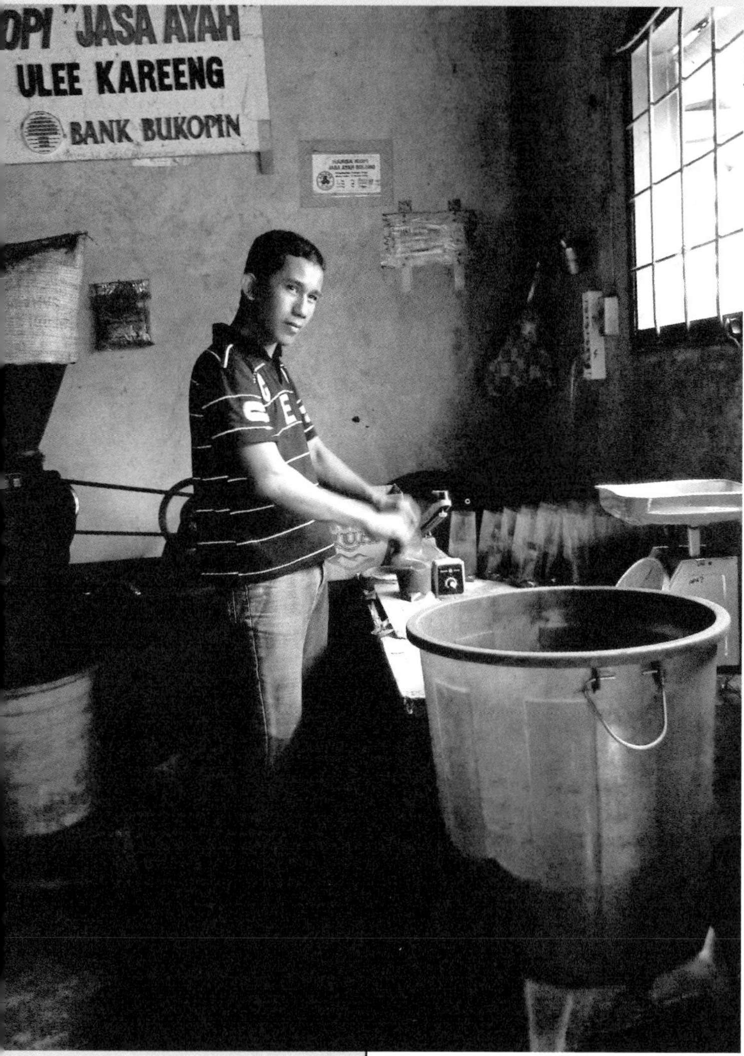

一段從獨立抗戰走向和平的歲月

亞齊獨立運動當初是在 Solong 咖啡館碰撞出來的火花，如今這裡已是休閒場所，堅持自己的品味，成為亞齊歷史的累積與象徵。

亞齊（Aceh），印尼最西部的省分，也是多種族與宗教的印尼裡最純粹的穆斯林行政區，曾有「麥加的走廊」之稱。在二〇〇四年印尼海嘯之前，默默無聞的亞齊是一塊黑暗之地，為爭取獨立與印尼政府展開武裝對抗，山野裡躲藏了突擊隊，治安不佳，外人難以進入。直到海嘯的不幸天災發生，亞齊才獲得全球的目光。

海嘯過後的五年，我一片空白地來到亞齊認識這個地方，意外發現了融合穆斯林文化與啟發獨立運動的祕密基地：Solong 咖啡館。

人民流著爭取獨立的頑強血液

因為地理因素，亞齊很早就成為伊斯蘭信仰的獨立王國。從七、八世紀開始，亞齊就是伊斯蘭教東傳印度與中東國家的據點，也是東南亞國家前往麥加朝聖的中繼站。在亞齊興盛壯大的時期，更以「亞齊蘇丹王國」知名，成為控制麻六甲海峽一代的貿易樞紐中心。

十五、十六世紀，地理大發現為印尼帶來了貪婪的西方殖民者，覬覦中東商人獨享的香料、絲綢等貿易的可觀利潤，荷蘭與英國紛紛成立東印度公司，以軍事力量占領印度、印尼等地，控制海上貿易，殖民當地。當時，荷蘭從印尼中部的爪哇往北發展，遇到亞齊激烈的反抗，亞齊成為印尼對抗殖民帝國的最後一道防線，荷蘭與亞齊之間的「亞齊戰爭」長達四十幾年，直到十九世紀亞齊才被荷蘭完全收服。

二次大戰後，印尼各島嶼被強迫合併成印度尼西亞，脫離荷蘭殖民而獨立，蘇卡諾上台執政，亞齊外海豐富的油源與各項輸出貿易的利潤都被蘇卡諾所把持，他並未依允諾讓亞齊於戰後獨立，引起亞齊人民的不滿，造成長達二十九年武裝浴血對抗的「自由亞齊運動」。一直到近年，雙方才逐漸走向和平協商的途徑，二〇〇六年在雅加達政府的同意下，亞齊開始以伊斯蘭教義立法的「特別行政區」自治，走自己的路。

時至今日，亞齊過去的輝煌歷史、璀璨的文明與伊斯蘭信仰，造就亞齊人傲視印尼各地獨有的榮譽感。亞齊人會跟你說：「別把我們當印尼人，我們很早就國際化了。」

迦幼咖啡，亞齊獨立運動的寄託

天然資源豐富的亞齊，其實咖啡非常有名。亞齊又以「迦幼咖啡」聞名，甚至出口到許多國家。不過因為早期內戰的關係，當時的咖啡生產與輸出都是掌控在別人手中，少有人聽聞迦幼咖啡。對台灣大部分的消費者來說，不僅不知道迦幼咖啡，更不知道曼特寧咖啡係來自印尼。

亞齊特殊的迦幼咖啡，因主要生產於境內迦幼山脈而得名，由於地勢偏高，所產的咖啡豆雖與傳統的曼特寧近似，但另有一股深奧高雅的韻味，在台灣引進初期，有人叫它「綠寶曼特寧」，當地人稱自產的咖啡為「迦幼」，也是為了獨立於「曼特寧」之外的一種表達。

亞齊種植咖啡的濫觴可追溯至十八世紀荷蘭殖民印尼的時代，因此亞齊擁有歷時不短的咖啡飲用文化，市內各種咖啡館林立。一九七〇年代開始的亞齊獨立運動，也是在一杯咖啡

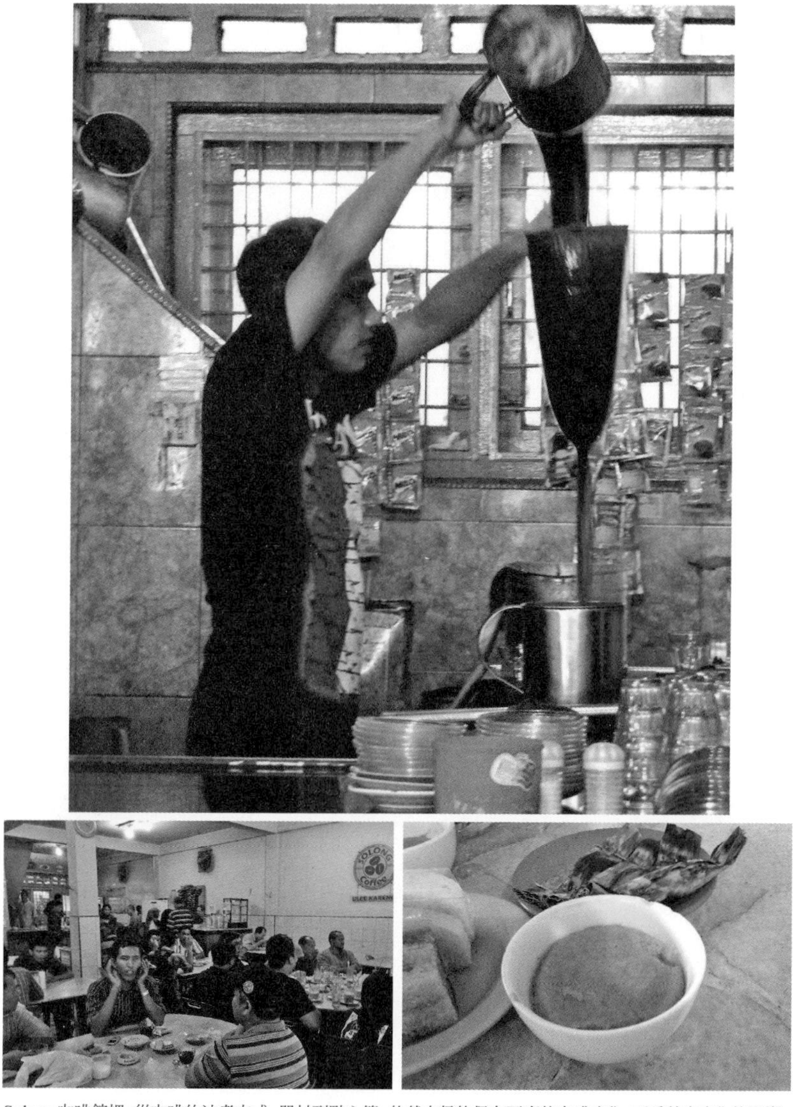

Solong 咖啡館裡，從咖啡的沖煮方式、器材到點心等，依然自信的保有亞齊的咖啡文化，不受外來文化的影響。

背後醞釀多時。

為了要深入當地的咖啡文化，我跟友人搭上計程車，前往一家叫做 Solong 的咖啡館。這是一間位於亞齊的「普赫寇普」（Le Procope，法國知名咖啡館，孕育出啟蒙運動與法國大革命的種子），當初亞齊獨立運動就是在這裡碰撞出來的火花，當時 Solong 咖啡館變成革命志士的聚集地，他們在這裡祕密討論各種作戰計畫，吸引了更多慕名而來的知識分子。

亞齊海嘯後，來自國際的大批搜救團隊與志工也在 Solong 度過許多時光，據說連柯林頓都曾光顧過，成為當地知名的咖啡館。

咖啡館成為公民思想交流的場域

Solong 咖啡館沒有特殊的門面，比較像台灣黑白切的小吃攤。門口總是煙霧飄渺，一排男人坐在一起閒聊。服務生的熱情招呼消除了我們的拘束感，未點餐就先送上許多點心，感覺特別有人情味。依照印尼當地的習慣，即使客人沒有點，店家都會先把菜或是點心送上桌，吃多少算多少。

來到 Solong，感覺這裡好像自成一個世界。它的咖啡豆來自亞齊北部靠近油田的產地，使用的不是專門外銷的迦幼阿拉比卡（Arabica）咖啡豆，而是羅布斯塔（Robusta）咖啡豆，烘得黑亮。這裡煮咖啡的方式，既不是義大利爽脆俐落的濃縮，也不賣美西中產階級的氛圍，又不同於日本達人慢條斯理的濾沖，而是自成一格「亞齊特色」。吧台內像是台灣路邊攤車，煮著一鍋滾水，師傅舉起一壺滾燙的熱水，高高地沖入裝滿咖啡粉的紗網裡，整個動作像是香港「絲襪奶茶」的沖泡法，咖啡渣就在這樣一來一往中過濾掉。

在Solong，沒有人會特別注意你，但服務生會照顧每一個人，隨時注意客人的需求，讓人感到相當自在。Solong剛好位在亞齊大學與班達亞齊（Banda Aceh）市中心的交會點，來喝咖啡的顧客，教授與學生就占了近一半。我跟友人喝了二杯咖啡、二杯奶茶，吃了一個蛋塔，享受著這獨一無二的氛圍，結帳時竟然只要台幣九十元。親民的價格，讓每一個人都有能力消費得起，在這裡，人們打破隔閡，有如進入公民社會的大堂，新觀念在此自由醞釀與交流。

Solong的老闆已經是第二代，從一九七四年開業迄今，目前有兩家店，另外一家在機場附近。對於自家咖啡館在亞齊獨立運動史上留名，老闆謙虛地說：「在這裡來來去去的學者與學生很多，我們只是盡力照顧每一個人，並沒有特定服務誰。」

雖然如今Solong咖啡館已經是一個休閒場所，但從咖啡豆的選擇、沖煮的器具、沖煮的方式、咖啡的味道，到經營的方式，都堅持自己的品味，成為亞齊歷史的累積與象徵。在一杯又黑又苦的咖啡之下，駐留著一種歲月靜好的滋味，還有對那一段國族獨立、歲月流逝的回味。

31 印尼女農，打破歧視賣咖啡

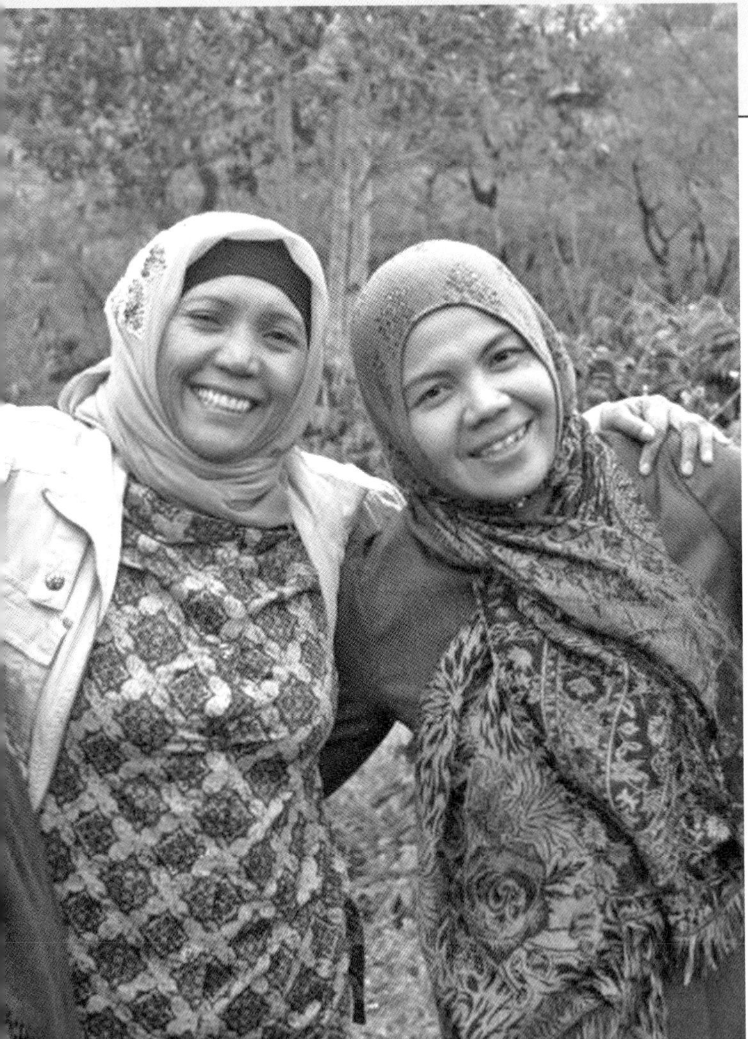

KOPEPI KETIARA 咖啡農合作社的成長之路

以女性為主的 KOPEPI KETIARA 咖啡農合作社，提供印尼女性平等發展空間，讓她們的努力被看見並得到合理報酬。

KOPEPI KETIARA 咖啡農合作社，位於印尼蘇門答臘亞齊省中部迦幼山脈的塔瓦湖旁，咖啡生產的高度主要分布在九百到一千七百公尺海拔的山區，該區的土壤極為適合生長阿拉比卡咖啡豆，擁有強烈的風味與豐富的層次：立體濃厚的口感，帶有蘋果酒的酸度，還有鼠尾草與迷迭香等香草的氣味，以及黑巧克力的苦味。

當地也是重要的生態區，但因為棕櫚油產業以及野生動物交易的蓬勃發展，嚴重威脅到生態環境，也因此KOPEPI KETIARA 咖啡農合作社的栽種方式，以不影響生態環境為原則，不僅保存樹蔭栽種，還取得歐盟、美國與日本的有機認證與國際公平貿易認證。每年產出約六百公噸的咖啡，銷往世界各地。

為女性咖啡小農帶來改變與價值

KOPEPI KETIARA 花了多年的時間，才取得這樣的成果，而合作社的成立動機，竟是為了要打破由男性壟斷的印尼咖啡市場。因為在傳統的印尼，男性不僅是家庭的主宰，也主宰了咖啡產業。KOPEPI KETIARA 創辦人拉瑪（Rahmah）在傳統的咖啡產業工作二十多年，決心要成立一個以女性為主的咖啡農合作社，讓女性的努力與天賦，能夠被看見，並且得到合理的報酬。

二〇〇九年 KOPEPI KETIARA 成立時，只有三十八個會員，到了二〇一一年已經有九百零二個會員，同時也加入了國際公平貿易認證組織，並取得歐盟「管制聯盟」（Control

Union）認證機構的有機認證。對於合作社的成員來說，公平貿易無關乎認證，而是背後的那套貿易系統，不但開放而且透明，能真正為咖啡小農、農工、末端消費者、買家與地球帶來好處，也真正給了這些女性一個平等的發展空間。因為信仰公平貿易的價值不僅能為自己帶來改變，也能為買家跟消費者帶來好處，因此合作社的成員們很努力的工作著。

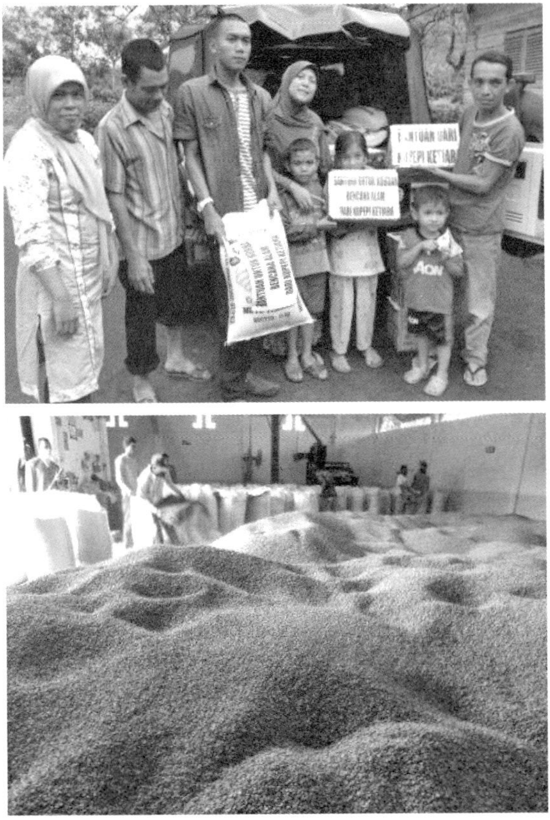

KOPEPI KETIARA 象徵的是女性意識的抬頭，透過女農力量的集結，主動參與社會事務，提升咖啡女農的權益與生活。

公平貿易保障農村婦女權益

其實，公平貿易與女性權益的保障與提升息息相關。許多非洲、中南美洲的農業社會都是男人負責工作，女人負責照顧家庭，於是女人沒有參與工作、決定公共事務的權力，許多權益與發展的空間就被犧牲了。而根據國際公平貿易認證的規定，生產者組成的合作社不允許存在針對種族、階層、出生地所在國、殘疾障礙、性別、工會身分、政治取向或者年齡等的歧視。婦女和男人同樣擁有工作權、投票權，可以自由並充分地參與有關社區發展及工資等決策，同時也確保男性及女性同工同酬。因此，公平貿易體系對偏遠地區農村婦女社會及經濟地位的提升有莫大的幫助。

KOPEPI KETIARA成立後，最大的挑戰就是資金不足，苦無能力提升生產技術與設備，所幸取得國際公平貿易認證後，來自公平貿易商家每一筆交易所提撥的社區發展金，讓她們能夠用於生產技術與設備的改善，並提供維護地力防止土壤侵蝕的永續教育，同時也為合作社創造出更強的向心力與認同感。公平貿易認證為她們帶來更公平的機會，更好的福利，以及更透明的貿易。喝杯來自KOPEPI KETIARA的印尼咖啡，也是在支持一群女性的成長與獨立之路。

食物行動

女性是下一波農業革命的關鍵

根據世界糧食專案統計，在發展中國家的糧食生產，百分之六十到八十，都是仰賴女性，然而這些女性大部分都在貧窮的鄉村，所擁有的資產，只占全球資產不到百分之二的比例，而且對於取得貸款、工具、訓練與資源等等，都非常困難。為了要積極修補全球糧食生產的問題，使農業永續，解決女性在食物供應鏈中的種種不平等的地位與歧視，以健全人數最多的生產者部門，變成全球永續的工作目標與挑戰。

最簡單直接的方式就是消除女性社會地位的不平等與性別歧視，讓她們有能力取得資源，增加種子、工具、水源與土地等資源的取得。根據聯合國農糧組織的估計，此法將能提高女性個人百分之二十至三十的生產力，同時提高發展中國家百分之二點五到百分之四的糧食生產量。更重要的是，將減少一億至一億五千萬營養不足的人口數[42]。然而想達到此計畫的目標，要面對與處理的，有些是約定成俗的風俗習慣，有些是執行力不彰的政府，仍有非常遙遠的路要走。

42 資料來源：www.fao.org/docrep/014/am719e/am719e00.pdf

32 完州的大桌菜

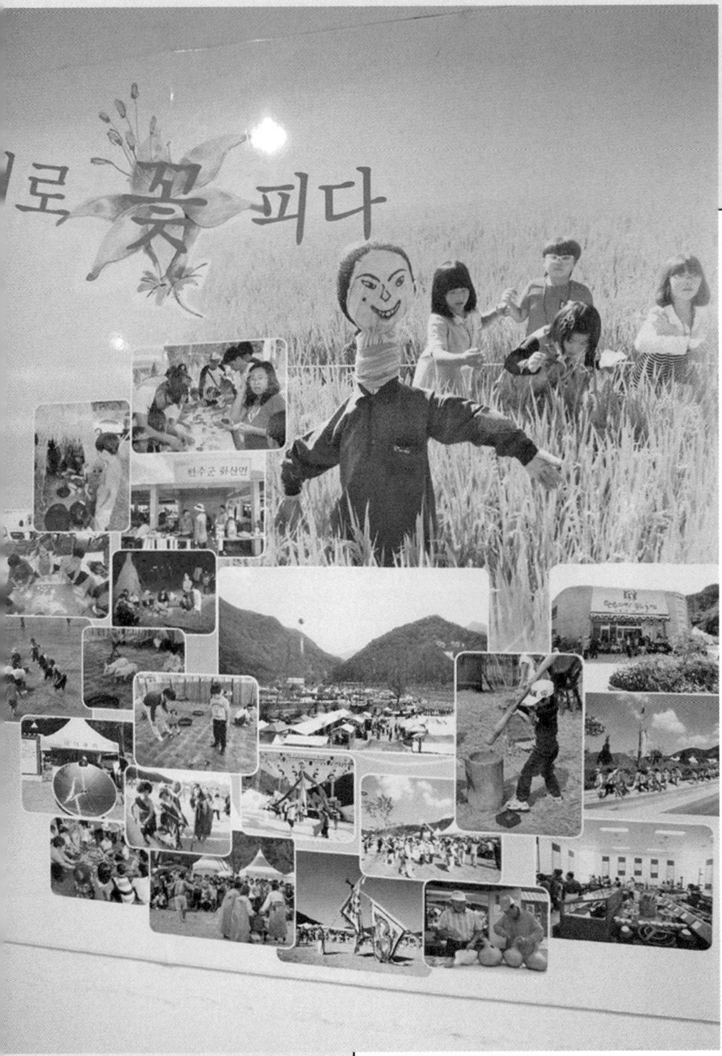

韓國農村經濟復興的況味

完州郡的社區商業中心，善用在地資源、扶持社區企業，解決農村老化、經濟不振問題，也吸引年輕人回鄉就業。

跟著來自俄羅斯、英國、加拿大等各國代表魚貫地進入韓國傳統建築裡，進入眼簾的是一個個裝著各種韓國泡菜、醬瓜、醃漬蔬菜的大鍋，豪邁地排放在長桌上。我們托起金屬大碗，放入各種醬菜，然後挖一瓢米飯蓋在蔬菜上，淋上韓式辣醬，走到矮桌旁圈腿席地而食。

入口的醃菜，許多叫不出名字，充滿北國的風味，讓人驚訝的是，許多吃起來很像野菜，味道強烈、口感粗糙，要是在台灣可能許多人會嫌棄，因為我們太習慣已被馴化的蔬菜，柔嫩纖細才是正常。我們用餐的地方，在韓國的西南方，一個叫做完州（Wanju）的郡，而完州就像那野菜一般，充滿著韌性，為了解決韓國農村的問題，興起了社區商業（Community Business），活化農村、帶動就業與青年返

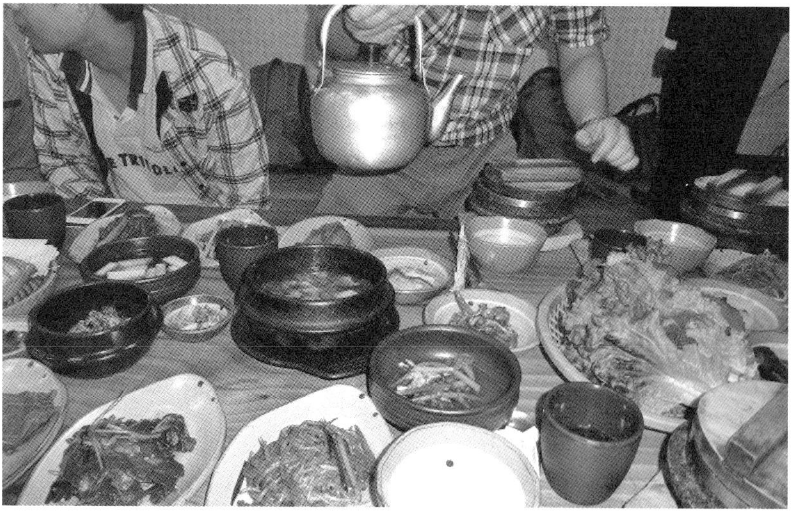

充滿北國風味的家常菜出自當地婦女之手，食材全來自在地社區。

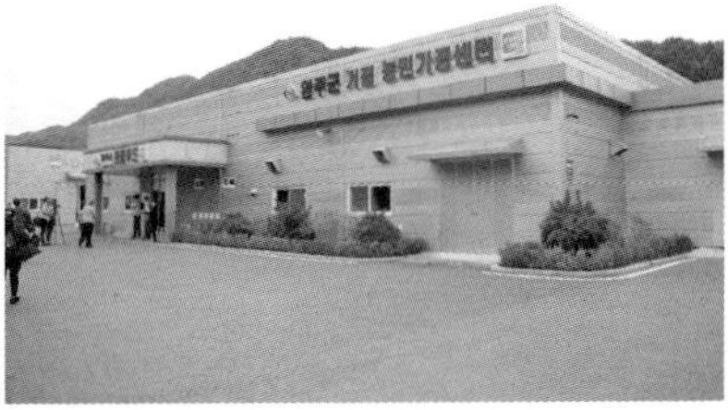

完州郡「社區商業中心」成功活化農村經濟，使當地社群再生。

鄉，而成為韓國社會經濟的一個亮點。

長期以來，韓國的農村都有慢性的問題，像是人口減少，人口年齡老化，收入減少，小農場和社區的崩潰瓦解。完州郡也是如此，過去二十年來，完州郡的人口減少百分之七十，財政獨立率只有百分之二十三，老年人口比率達到百分之四十六，百分之八十的人口是農村家庭。過去，為了振興地方經濟，韓國政府邀請財閥入駐，但這些企業繳納的稅收僅約百萬美元而已，只占完州郡地方政府百分之三點八的收入，難以解決完州郡的困境。而在這些大企業工作的人，多選擇住在毗鄰完州郡的城市全州市，極少在完州郡消費，因此，人口只剩八萬六千人的完州郡迫切需要一種新的方式，來振興當地社區與經濟。

不只提供希望，社區商業中心為農村活絡經濟

我們一行參訪人員被帶到完州郡的「社區商業中心」（Community Business Center，簡稱CBC），位於農耕區的心臟地帶高山（Go-san）區，這是一所利用快要廢棄的校園改建而成，設有辦公室、展示區、教育中心以及社區咖啡館。根據社區商業中心的定義，「社區商業」是指：分擔社區問題、創造新的工作機會、補足在地的服務需求、促進社區再造、

解決地區問題。該中心的成立，希望善用在地資源，扶持社區企業興起，以振興在地社區，解決完州郡人口老化、外移、社區與在地經濟瓦解的問題。

CBC的設立來自於二〇〇八年，完州郡當地政府，決定改變政策來活化鄉村地區，於是擬定了六大策略：推動在地食物、社區農場、社區企業、小村落的商業活動、創造就業機會，以及發展地球永續行動，於是委託希望機構（The Hope Institution）先展開一連串完州郡的調查與研究。希望機構針對人口分布、產業、森林等在地資源先進行了一番調查，根據基本的數據研發問卷，進一步蒐集意見，並基於研究資料分析在地資源開發的計畫，與當地公民社會展開對話，逐步串接資源與社群，找到新的解方。

經過詳細的評估後，希望機構擬定完州郡的社區企業發展藍圖架構如左頁圖示。於是在二〇一〇年，韓國的中央、地方政府出資，委託希望機構共同成立了CBC，達成四個目標：透過教育與網絡管理在地人力資源，行銷新創企業並支援財務與管理，研究與架構社區經濟的模式，製作線上與線下的檔案等等。此外，CBC也辦理許多講座與工作坊，培育當地的社區企業。

高齡婦女創業，飛飛亭浴火重生

希望機構最早的一個成功案例，是二〇〇九年開始的飛飛亭。飛飛亭（Bibjeong）是完州郡的一個小村落，一開始是因為一個展覽展出許多婦女拿手家常菜的照片，得到許多稱讚，而小鎮裡的年長婦女們從中得到了鼓勵與自信，於是進一步成立小鎮裡的社企餐廳，不但為退休的年長婦女創造工作機會，也為年長者穩定了經濟來源，一年接待來自韓國各地四萬多人次的消費。

二〇〇九年，希望機構協助飛飛亭申請到韓國農業、食品與農村事務部的「新文化空間發展」專案的補助，開始產生改變。希望機構首先盤整當地的資源，然後教育當地的居民如何學習信任、發展創業點子，當補助一下來，飛飛亭的年長女性協會在小鎮的入口新開了一家餐廳、一家咖啡廳，供應傳統的韓國點心與茶。自此，五十個家庭主婦成為創業家，展開她們的創業計畫：農業社區企業（Farming Community Enterprise）。

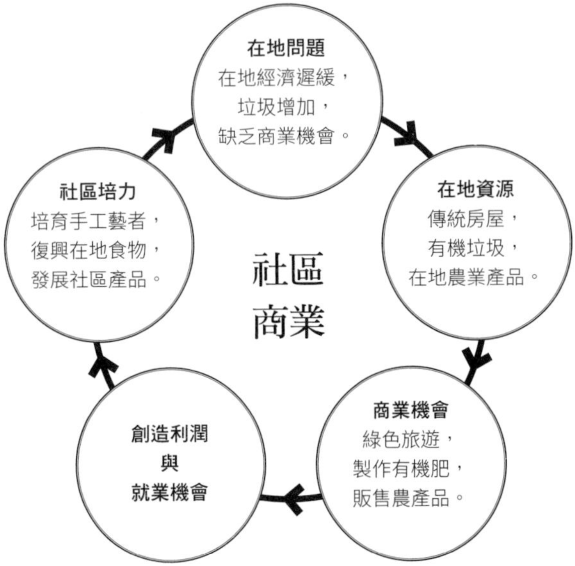

因為餐廳的成功，又出現了共同農園、小鎮社區中心、米酒釀製企業等，使飛飛亭重新活躍了起來。這個成功的案例，成為政府的政績，一直持續向外推廣，吸引前來學習社區經濟的各地團體與訪客。

創造工作機會，讓資源在社區流動

飛飛亭的成功，促成了韓國中央政府、完州地方政府出資，與希望機構一起打造完州的社區商業。此外，還蓋了食品加工中心、食品包裝與分裝中心以及推動在地食材的超市，前者可短期租給農民使用，提身產品價值，後者只販售無化學農藥的安心農產品，與其他當地的社區企業共同創造在地經濟的流通與就業機會。我問當地婦女，才知很多人都身兼數職，雖然工作零碎，但卻能穩定生計，大家非常樂在其中。

不過，生意有時也不如想像中的順利。為了要讓當地的商業帶來更多營收，以達到損益兩平，CBC為社區農業規畫了類似「百寶箱」的組合，鼓勵家庭主婦長期訂購。百寶箱平均每週配送兩次，裡面的食材不能挑選，但是保證都是從農地新鮮出產。一開始生意沒有起色，但在政府的帶動訂購與宣傳下，如今至少有一千個訂戶，變成一樁可行的生意。

這一趟完州之行，我看見了進步的社區商業模式，也看見韓國人如何用韌性從許多錯誤教訓中學習，尋找成功的機會。而完州的成功，也鼓舞了韓國其他鄉鎮的學習，附近的小鎮，有的計畫要成立小型圖書館，有的要成立共同菜園。而有趣的是，社區企業專案也延伸到跳蚤市場、網路社群媒體等，激發出更多的空間與機會，也吸引年輕人回鄉就業，一些在海外唸書的青年也回到完州創業，共同打造更美好的社區經驗與想像。

食物行動

社區企業，為韓國農村、小鄉鎮找出路

在完州的經驗上，希望機構指出，因為自覺的公民社會、民間的研究機構、地方政府與中央政府的參與，完州發展出三種不同模式的社區商業：

1. 極大化當地資源；
2. 環境友善、綠色能源；
3. 社會福利。

中央政府的參與只有基本的指導方針與資金，其餘的細節、計畫與管理都交由地方政府。不過在有些地方資源非常窘困的地區，中央的資金仍是關鍵推力。

為韓國農村、小鄉鎮摸索出路的希望機構，一直以來扮演民間的研究機構，對於社區商業（Community Business）累積了許多蹲點而來的經驗與方法，主要為：

1. 由在地的社區自主營運；
2. 使用內部資源解決在地問題，而非依賴外部援助；

3. 聚焦社區的重要價值，例如文化或是環境；
4. 聚焦在地議題、在地就業、未使用的資源，為社區帶來經濟上的助益；
5. 永續經營：適度的利得，將多的利潤分享在給地社區。

以下三個因素，則是讓社區商業能夠永續運作的祕密：

1. 培育在地社群：了解在地社群的特色，例如社群需要什麼樣的社會服務（都市化的程度、人力資源的需求、社會問題的數量、人口結構等等）。
2. 人：人是創造社區經濟最關鍵的角色。必須提供教育，透過社群網絡蒐集點子，創造合作與團結的力量。此外，社區的居民、社群領袖、專家、運動者、在地創作者、在地組織、居民組織與在地商業，都是關鍵的媒介與夥伴。
3. 管理機構的支持：啟動中間的支持組織、政府支援單位以及在地組織的網絡。最重要的是，與在地社群充分討論、分享有關支援體系的想法，而非政府由上而下的政策主導。

希望機構說：「社群」才是社區經濟的最重要關鍵。

第五部

台灣

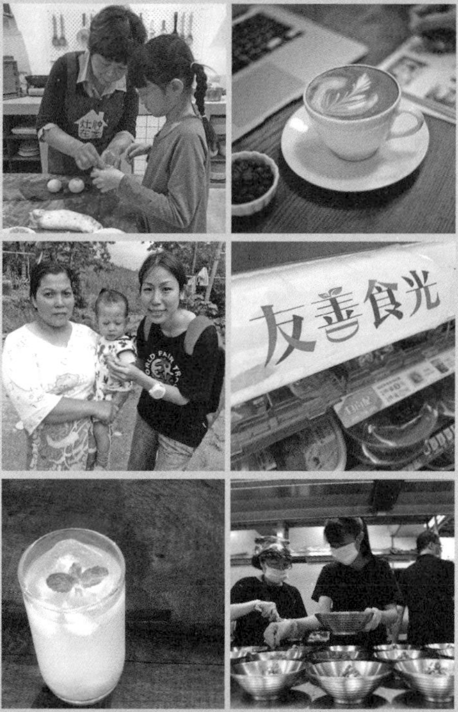

PART

FIVE

33

「生態綠」，推動城市的質變

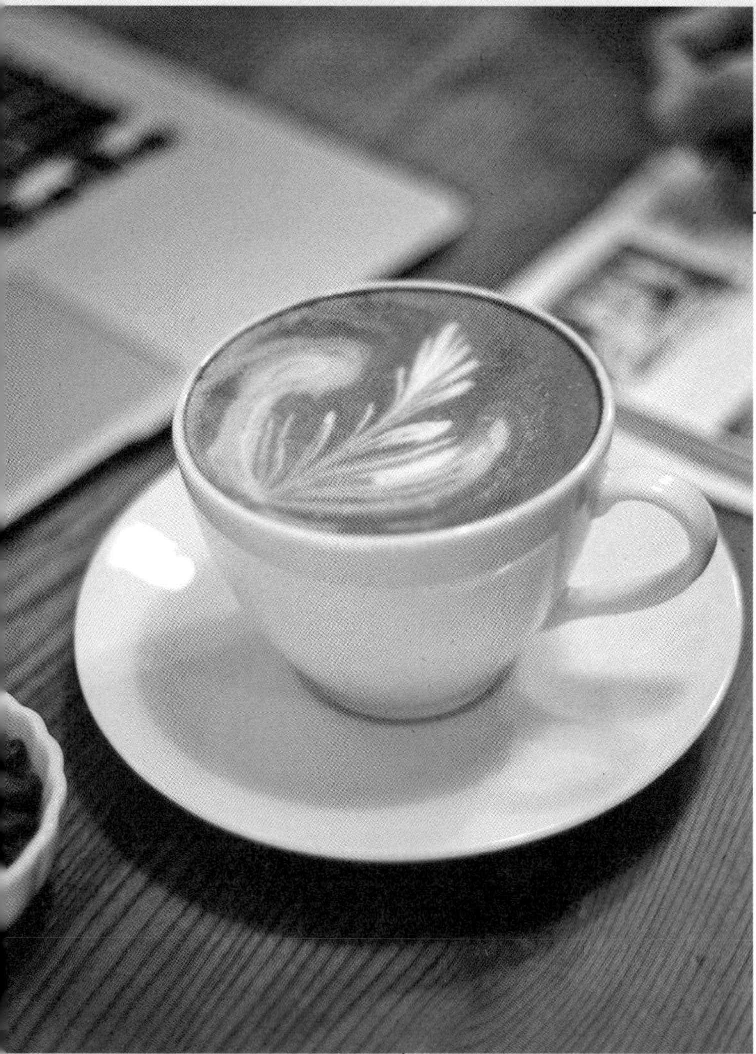

從咖啡館走向公平貿易城市

在生態綠的努力下，
十年促成台北成為華文世界第一個公平貿易城市！

台灣：一杯公平咖啡推動倫理消費

「走在可倫坡的街道上，商店與樓房大門深鎖，路上沒有行人。忽然間，我被一個行進的部隊隊員攔下，用槍指著我，講著我聽不懂的語言，後來我出示護照，對方終於放我離開。原來斯里蘭卡爆發內戰，北方的解放軍塔米爾之虎在我抵達可倫坡的前一天，丟擲炸彈到可倫坡市區……」

這是台灣第一家公平貿易認證的咖啡商「生態綠」創辦人的驚險遭遇，儘管有著許多無法預期的意外，為了追尋公平透明的產銷機制，生態綠必須多次冒險深入世界的偏遠地區。生態綠深知要面對的暴力不是槍或炸彈，而是貧窮，公平貿易則是生態綠的武器。

從一場農業探索之旅開始

二〇〇二年，台灣加入WTO後，似乎為農業時代劃下了一個正式告別的句點，土地休耕、農村人口外移、農業勞動人口老化、農地非農化……各種因農業衰退而引起的社會議題，像是農保給付與請領、農業金融，或是老農福利等等，往往都要等問題無法再被忽略，農民一起北上台北街頭抗議時，才會被已經高度都市化的民眾聽見與看見，北上農民憤怒的呼聲也經常在立法院外怒吼。

在同一時空中，隨著全球暖化的問題蔓延，大眾環保意識逐漸高漲，從另一個環境保育的角度去觀照台灣農業的問題：過度榨取農作物經濟價值的同時，也壓榨了地力；而過度仰

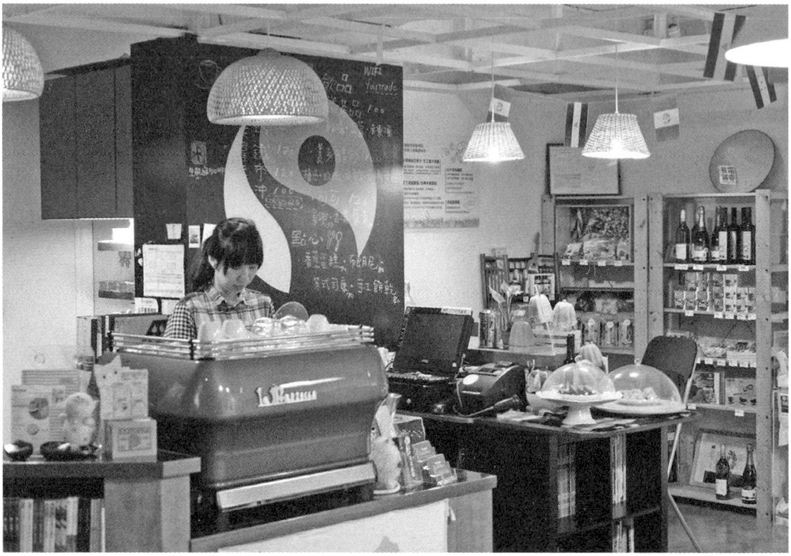

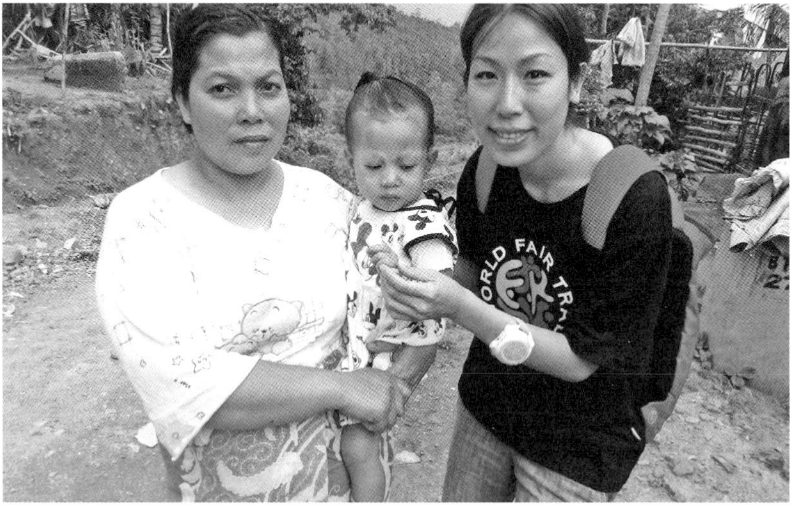

生態綠親自拜訪產地，引入各國公平貿易產品，支持小農和永續生產。

賴農藥與肥料的現代化農業，破壞了台灣的土地與生態。一股回歸有機農法、自然農法等改變農法的行動與呼聲開始崛起，有一群熱血青年回到鄉村，用自己的力量試圖為農村尋找出路。

從經驗中摸索改變的契機

大學時期就開始積極參與社會運動的徐文彥，一直是個熱血的青年。畢業後，大部分的歲月都在台灣的環保組織工作，或是進行與環境保育有關的社會運動，後來去英國唸書，也是繼續深研環境社會學，尤其關注農業議題。二〇〇六年，剛從英國回來的徐文彥，著手發起一些農業議題的社會運動，召開「田觴」的記者會，指出台灣農地非農用的社會問題，以及農地的快速流失，不僅導致農村快速崩解，農村原本具有的社會功能跟著在消失當中，而農地汙染、農地蓋豪宅的環境問題，也威脅到台灣糧食生產的穩定與安全。

當時，徐文彥大學時代認識的一個友人幫一個社區逐漸凋零的農產品，尋找新的出路與市場，試著結合了生態保育觀念與食物安全訴求，並以部落格的經營方式，將生產過程透明的分享給許多網民，這個模式不僅找到了一群讀者，也為小農找到新的契機。不過，當附近農民看到他們成功的模式，也紛紛要求加入的時候，這個新興的模式，卻因為消費市場太小，容納不下更多的農民，只好委婉拒絕。於是徐文彥想起二〇〇三年在英國接觸到的公平貿易運動，直覺想更深入地了解這個國際性的消費者運動擴大倫理消費市場的手段與歷程。

直觀式觀察，不一定帶來正確的知識

當時國際公平貿易的發展完全沒有任何華文資料，徐文彥不僅得想盡辦法蒐集，還必須開始大量艱澀的閱讀，為了讓公平貿易的運動華文化，他跟好友馮瑞麒一起合作，翻譯維基百科公平貿易的條目，展開挑燈夜戰的日子。當時他幾乎每天都坐在書桌前，有時抽著菸，有時埋頭苦讀，常常苦思到大半夜。

有一天，徐文彥看到了一個美國愛荷華大學著名農業學者克萊兒·亨里奇（Clare Hinrichs）的關鍵研究，她提出了一個觀念：「農業風險的公平分擔」，並指出，農業真正的問題是「農民所面對的風險由誰來承擔？」這些風險包含價格的波動、天災人禍、種出來的產品要賣給誰、能賣多少錢等等。傳統的農業模式，風險都是農民來承擔，但是全球新興的四種以市場機制解決農業問題的模式：小農市集、社群支持農業（CSA）、有機認證與公平貿易認證，的確達到分擔農民風險的功能，只不過四種模式的影響大小，以及分擔農業風險的大小，各有不同：

一、小農市集：以規模來說最小，社區性居多，能為農民分擔的風險最少。

二、社群支持農業：規模也小，地區型或是地域型多，但規模比小農市集大，因為多契作，所以分攤的風險也高。

三、有機認證：規模可以大到國際，換句話說，大規模的農業比較適合，而因為農民必須自己承受休耕養地、農產減少的問題，所以分攤的風險較少。

四、公平貿易認證：規模可以大到國際，提供農作預付款、保障收購價、社區發展金、有機獎勵金等機制，是最有利農民、分攤掉最多農業風險的模式。

從克萊兒・亨里奇的研究中，徐文彥也看到了農業系統性的問題，這不是單一個案所能處理的，而改善這個系統性的問題，有賴於一個願意與農民分擔農業風險的倫理消費市場。如果沒有深入研究農業的議題，也許他今日只會看到現象，如今他更確定下一步，是要找到公平貿易運動的工具與消費者溝通，推動「倫理消費」的文化。

解決農業問題的四種市場機制比較

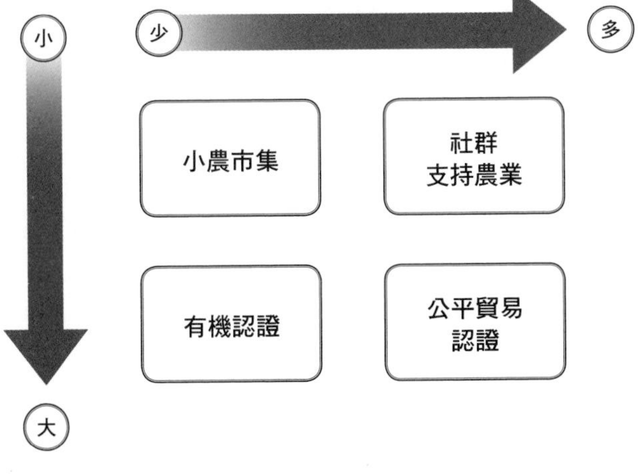

推動倫理消費，公平貿易認證把路變寬

國際公平貿易運動推行至今已有六十多年歷史，一開始是以扶貧的概念在富裕國家銷售貧窮國家的手工藝品，以扶持落後地區的發展。在一九八〇年代，公平貿易體系裡的農產品銷售快速取代手工藝品，而許多公平貿易的倡議者也開始思考，如何用公平貿易的農產品，來回應與抵抗自由貿易對貧窮國家的農產品傾銷、打擊貧窮國家的發展機會。於是公平貿易運動逐漸針對農產品發展出一套認證機制。而真正讓公平貿易農產品躍上主流市場的，就是背後這一套認證機制。

在當時公平貿易的農產品只限於在小眾的商店裡銷售，沒人相信這個市場可以擴大。一九八八年，荷蘭展開了第一個公平貿易標籤行動，在公平貿易的咖啡包裝貼上一只公平貿易標籤，與一般商品區隔，沒想到大獲好評。因此各地推動公平貿易的組織也紛紛仿效。

但到了一九九〇年代，因為公平貿易的標籤過多，消費者難以辨別差異，造成了公平貿易農產品第二次的銷售危機，於是一九九七年，公平貿易運動的有識之士聚集在一起，決定共同推出單一一套公平貿易標準，以及唯一一個認證標籤，以利消費者辨識。當二〇〇二年新的標籤在世界各地共同推出後，國際公平貿易農產品的銷售額每年皆有兩位數字的成長，逐漸成為歐美新興的公平貿易消費風潮，跨入主流市場與日常生活中。

徐文彥從這裡看到，一套可責、透明、可追溯的認證機制，才能取得消費者的信賴，同時對農民真正產生影響與改變，而單一的認證標籤，能獲得消費者的認同情感，成為強大的

推動工具。為了讓消費者了解自己的消費力量，進一步善用消費力量改變世界，看到道德商品背後的價值而不是價格，徐文彥認為引進國際公平貿易的認證，推動消費者對公平貿易運動的認知，會是提升倫理消費的有力方式。

取得認證一波多折，不屈不撓讓台灣走入國際

但是，光有認證似乎仍然不足，如果公平貿易的產品推不出去，就沒辦法證明倫理消費可行。於是徐文彥想了半天，決定引進公平貿易咖啡，因為咖啡是僅次於石油，全球第二大貿易量的商品，影響全球兩千五百萬名小農的生計，同時台灣每年喝掉非常多的咖啡，應該要鼓勵消費者替換。於是徐文彥展開行腳，拜訪可能合作的咖啡商，但事與願違，徐文彥花時間拜訪的一些咖啡業者，並沒有申請國際公平貿易認證的意願。

但徐文彥並不想放棄，有一天，他跟幾個好朋友聚會，提及想要成立一間公平貿易咖啡公司，沒想到大家認為這是應該要做的事，於是很快的，成立生態綠的第一桶金一百五十萬湊齊了，二〇〇七年四月登記成立了生態綠商業有限公司，準備國際公平貿易認證的申請，以及聯繫生產者進貨的事宜。

不過，國際公平貿易組織（ＦＬＯ）對於生態綠的認證申請，並不如想像中的熱切與快速回應，等了許久，對方才緩緩地回信說明：對於授權給台灣，他們當時沒有任何法規可以沿用，必須另立一套授權給非會員國的辦法，等到辦法出來才能讓生態綠加入，並且授權產

品認證給生態綠。二〇〇七年八月，剛好國際公平貿易組織的專員到香港推廣公平貿易，徐文彥特地跑到香港，進一步跟她拜會、催促進度。

成為公平貿易商，不僅要繳交認證費、標籤授權費、年費等等，還要以國際公平貿易組織規定的保障收購價跟農民採購，而每一次的交易，都必須在國際公平貿易組織的稽核下，確保交易的透明與可責，為農民與消費者把關。而每一筆採購必須額外支付一筆社區發展金，交由農民合作社決定如何使用，例如讓小孩可以念書，建設醫療診所或是學校，或是讓女性得以就業。當購買有機認證的原物料時，還必須再支付一筆有機發展金，鼓勵農民持續以永續的方式生產，保護環境等等，這與追求 cost down 的企業成長法則，根本完全相違背。

儘管當時生態綠仍然前途未明，但籌備工作已經積極展開，徐文彥持續鑽研咖啡的技術與知識，聘請了知名部落客 How 規畫生態綠網站，並且尋找國際公平貿易組織認證的農民，聯繫公平貿易咖啡生豆採購事宜。到了年底十二月，生態綠終於取得華文地區第一批的認證資格，但他們手頭上的現金也只剩下三十幾萬，眼前依舊是許許多多的門檻與挑戰。

深入學校、企業、民間團體，推動倫理消費

二〇〇八年，生態綠終於在台北市紹興南街落腳，那是一間深巷裡的精品屋，雖然看起來很像住家，但勝在不用花錢重新裝潢。開店前，徐文彥從家裡搬來一台家用義式咖啡機，跟友人借了一台單孔義式咖啡機，又借了一台烘豆機，七手八腳的測試，然後讓網站上線，

看著貼有國際公平貿易認證的生態綠咖啡豆上市。

透過電子郵件到處轟炸朋友的信箱，開店的頭三個月，徐文彥每天忙進忙出招呼前來打氣的友人，晚上十二點多才打烊，接著要挑豆、包咖啡豆與趕出貨，常常忙完已經半夜三、四點了，經常走出辦公室已經天明。開店時，每天平均要跟十組左右的顧客說明什麼是公平貿易；有團體邀約演講，就會放下手邊的工作出席。創業初期勤跑大專院校、私人機構、扶輪社等各種單位演講，經常一整天沒有時間吃飯，有時候講了一整天的話，還沒有時間上廁所，甚至為了趕出貨，沒有辦法睡覺。

週末顧店的時候，也必須抓緊時間寫部落格，介紹公平貿易、分享生態綠創業的瑣事。有許多線上知名的部落客，經常來生態綠聚會或聊天，也會在網路上幫忙推廣。二〇〇八年，生態綠獲得華文世界部落格大獎的肯定，抱走了最佳企業組織獎，評審對生態綠認真記錄與書寫台灣公平貿易運動的努力給予肯定。

一杯咖啡多少錢？由你來決定

在開店初期，生態綠做了一個大膽的決定，由消費者來決定咖啡的價格。因為徐文彥希望顧客看到的是咖啡背後的價值，而不是價格。很多客人喝完咖啡後，習慣性地低頭掏錢問價格，一聽到要自己定價，都會嚇到抬起頭來，甚至還有顧客說：「這是在考驗我的人格值多少錢嗎？」但也因此，許多顧客打開話匣子，造就了更多的互動以及更了解公平貿易。這樣自由定價的方式，很可能嚇跑了許多人，不過，卻也讓越來越多人對公平貿易有所認知。

賣力拚外交，為台灣走出不同的國際舞台

二〇〇八年生態綠成立不久，即接到亞洲公平貿易論壇的邀請，出席由斯里蘭卡公平貿易組織所舉辦的年度大會，並與香港、韓國等代表擔任講者，分享東亞公平貿易推動的現況，在那兒，有來自世界各地一百五十多名與會者，生態綠代表台灣出席，介紹當時台灣剛起步的公平貿易運動。過了不久，生態綠決定協同台灣公平貿易的倡議者，一同成立「台灣公平貿易協會」，展開台灣的公平貿易推廣與外交工作。

像是台灣的邦交國宏都拉斯大使畢耶菈（Marlene Villela de Talbott）與生態綠合作，一起推廣宏都拉斯的公平貿易咖啡，那時大使對著生態綠說：「We are partner...partner......」。祕魯駐台北商務辦事處也邀請生態綠與台灣公平貿易協會，拜會了祕魯的農業部長以及國際機構，透過公平貿易，展現台灣不同的光芒。

從社運咖啡館走上創櫃板社企

經過多年努力，二〇一四年一月十日，生態綠成為台灣首波登上創櫃板的企業，早上九點股票發行，到了十一點，已經全數認購完畢。對徐文彥而言，生態綠成為一個真正透明的企業。

在國際公平貿易組織嚴格的稽核下，生態綠的財貨管理從創業初期就建立了一個良好的規範，也因此才能穩步成長，順利導入資金，逐步建立公司的內稽內控制度。

在登錄創櫃板之後，生態綠的財務報表也都必須經過會計師簽證（生態綠已委託全球四大之資誠聯合會計師事務所簽證）與櫃買中心的輔導，經營績效都是透明的，再加上原有「公平貿易認證組織」（FLO-CERT）對於貨源透明度的要求與認證，生態綠已經成為錢與貨都是透明的公司。

公平且透明的營運，是生態綠核心價值最具體的實踐。除了創業以來超過上百場演講到處不停奔波，生態綠也與企業合作「公平貿易茶水間」，漸漸打開通路走進主流市場，在頂好超市等連鎖賣場上架、為誠品咖啡品牌代工，進入全家便利商店，公平貿易在台灣漸漸打下基礎。一路走來，生態綠獲得各式獎項的肯定，從一家資本額一百五十萬、老闆兼夥計的小咖啡館，蛻變成一家社會企業。

推動台北市成為華文地區第一個公平貿易城市

生態綠為了推廣公平貿易的理念、用公平貿易促成台灣NGO外交，二〇一〇年成立台灣公平貿易推廣協會，經過多年努力，拿出成績說服國際公平貿易組織（Fairtrade International），於二〇一五年正式成為國際公平貿易組織的台灣分會。同時也推動台北市政府參與「公平貿易城市」申請計畫，希望更多市民能認同「公平貿易」的理念。

經過了兩年的努力，不僅串連起二萬多個台北市民連署支持，台北市議會跨黨派的支持，台北市政府與國際公平貿易組織台灣分會，終於在二〇一七年讓臺北市正式升格為「國際公平貿易城市」，這也是亞洲第四個、華文地區第一個公平貿易城市。

逆勢堅定挺小農，生態綠獲世界公平貿易大獎

二〇一七年開始，全球阿拉比卡豆崩跌，遠低於國際公平貿易組織訂地的公平貿易價，直到現在都沒回去。對生態綠而言，每進口一貨櫃的咖啡豆價格，最高可以比別人進口的價格高出多達七十萬元。公平貿易的咖啡豆，在市場上沒有競爭力，即便是一開始號稱銷售公平貿易認證咖啡的台灣星巴克，也完全停止了在台推廣與銷售公平貿易咖啡。生態綠數十年來不變的堅持，與對扶持農民的貢獻，也因此被國際公平貿易組織看見，在二〇二〇年代表台灣榮獲世界公平貿易大獎。

食物行動

日韓的公平貿易發展

日本熊本：歐巴桑的公平逆襲

長期以來，公平貿易運動一直都被視為歐美等已開發國家的慈善運動，其實在亞洲，香港、韓國、日本與台灣等地，一直都有參與國際的公平貿易運動，日本甚至是當初標籤發起國的其中一員，雖然作法不如歐美強勁，但是知名的日本品牌無印良品、明治，以及大通路商AEON等等，還是在商品上貼上了公平貿易的標籤。

漫步蹉跎了二十幾載，日本終於在二〇一一年六月出現了亞洲第一個、全球第一千個公平貿易城市——熊本市。熊本市不是一個大城市，人口約有七十四萬人，能成為公平貿易城鎮，背後的動力來自城市裡面的無名英雄，一位現年五十六歲的日本歐巴桑明石祥子（Shoko Akashi）。

明石女士，是一位知性典雅的日本女士，講話溫柔細膩。她喜愛唱歌與傳統舞蹈，自一九九三年起於熊本市經營一家雜貨店，並販售公平貿易商品，因為對公平貿易理念的喜愛與認同，轉型為一家公平貿易商品專賣店，持續推廣公平貿易的理念。經過七年漫長的努力，熊本市內公平貿易的理解與支持者也增加，在越來越多的公民支持下，非營利的公平貿易推動協會在熊本成立，成為熊本公民參與國際公平貿易運動的平台。

二〇〇三年，公平貿易城鎮運動在英國與歐洲逐漸展開，明石女士知道了這件事後，拚命地連續舉辦了五十多場公平貿易時尚秀，希望推動熊本市成為日本第一個公平貿易城市。二〇〇四年，熊本市長舉辦了一個傾聽市民夢想的活動，明石女士在這個公開活動中，對熊本市長與市民，分享了這個夢想，並得到市長的支持。隔年，在市政府的支持下，專門為學生打造的公平貿易學生咖啡館「蜂鳥」，在熊本市國際交流會議中心成立，展售來自世界各國的公平貿易產品，同時讓學生可以互相交流關於公平貿易的活動與議題。

此外，明石女士也積極參與熊本市的公眾事務，以公民的角色共同推動地方的永續發展。二〇〇九年八月，推動熊本市成為公平貿易城鎮的「推進委員會籌備小組」成立，大家共同議定，基於國際公平貿易城鎮的五個目標上，多了一個目標：「支持在地的永續發展」，例如水源保育，以利公平貿易城鎮運動取得更多人的認同與支持。

二〇一〇年三月，熊本推進會的成員邀請國際公平貿易城鎮運動的發起者，英國人布魯斯．克勞瑟前往熊本，並舉辦了一場關於公平貿易城鎮運動的說明會，引起熱烈的反應。二〇一〇年十二月，八個熊本市議員連署提出支持熊本市成為公平貿易城鎮的決議，該決議得到全體議員的無異議通過。然而政府官員的支持還是不夠，繼續深化一般公民對公平貿易認知，這才是考驗的開始。在熊本市公平貿易城鎮推進委員會籌備小組的全力動員下，一萬個市民支持熊本成為公平貿易城市的連署門檻在隔年達到，「熊本市公平貿易城市委員會」成立，熊本市正式取得「國際公平貿易城鎮」的認證。

二〇一三年，明石女士與熊本市副市長Maki先生前往挪威參加第七屆國際公平貿易城鎮的會議，並確認接下第八屆的主辦資格。二〇一四年，我也前往熊本參與第八屆國際公平貿易城鎮會議，來自日本國內與世界各國的代表約二百多人，相當踴躍。事實上，熊本能成為亞洲第一個公平貿易城鎮，來自於很多人的參與與支持，但是整場大會，都在推崇明石女士的努力與成就，日本人這種不搶功的風範也讓人印象深刻。明石女士的成功、熊本的成功，為國民外交樹立典範，也為亞洲的公平貿易運動城市運動拉開了新的扉頁。

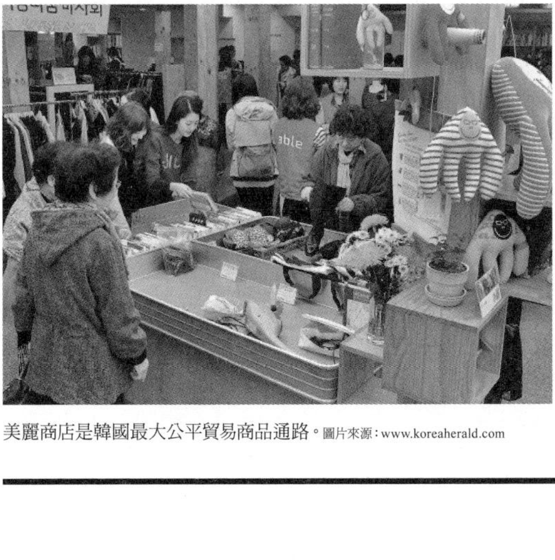

美麗商店是韓國最大公平貿易商品通路。圖片來源：www.koreaherald.com

韓國首爾：市長用公平貿易設計城市

韓國首爾，發願要變成全世界最大的公平貿易城市。首爾的人口高達一千萬，現任首爾市長朴元淳，十多年前就是韓國公平貿易協會的理事長，師法「樂施會」的二手慈善商店成立「美麗商店」（Beautiful Shop），在韓國擁有一百五十家分店，也是全韓最大的公平貿易商品通路。

在首爾市長的帶動下，公平貿易變成市民運動：市政府提供會議場地舉辦教育訓練與活動，韓國 7-11 針對「美麗商店」所開發的公平貿易商品提供上架優惠，韓國還出現「公平貿易寺廟」、「公平貿易天主堂」，所有寺廟與天主堂周邊的物品，都盡可能使用公平貿易原物料。朴元淳自稱是一個「社會設計師」（Social Designer），努力打造一個公平、共享的社會。

根據韓國國家公平貿易城鎮推動委員會表示，韓國現在有八個公平貿易組織在推動公平貿易運動。事實上，韓國參與國際公平貿易運動其來有自，韓國小農李耿海因為不滿 WTO 所帶來的壓迫，在二〇〇三年 WTO 坎昆會議場外自殺身亡，當天自此之後，成為「反 WTO 國際抗爭日」。

我們在台灣看到的韓國，是一個擁有與多國自由貿易協定的開放經濟體，但卻忘記了這個經濟體背後與過去所付出的慘痛代價。而無論是韓國，還是我們，都應該繼續記得這個代價，並為自由經濟體犧牲的小生產者，繼續尋找公平的出路與方向。

34 「全家 FamilyMart」的惜食出擊

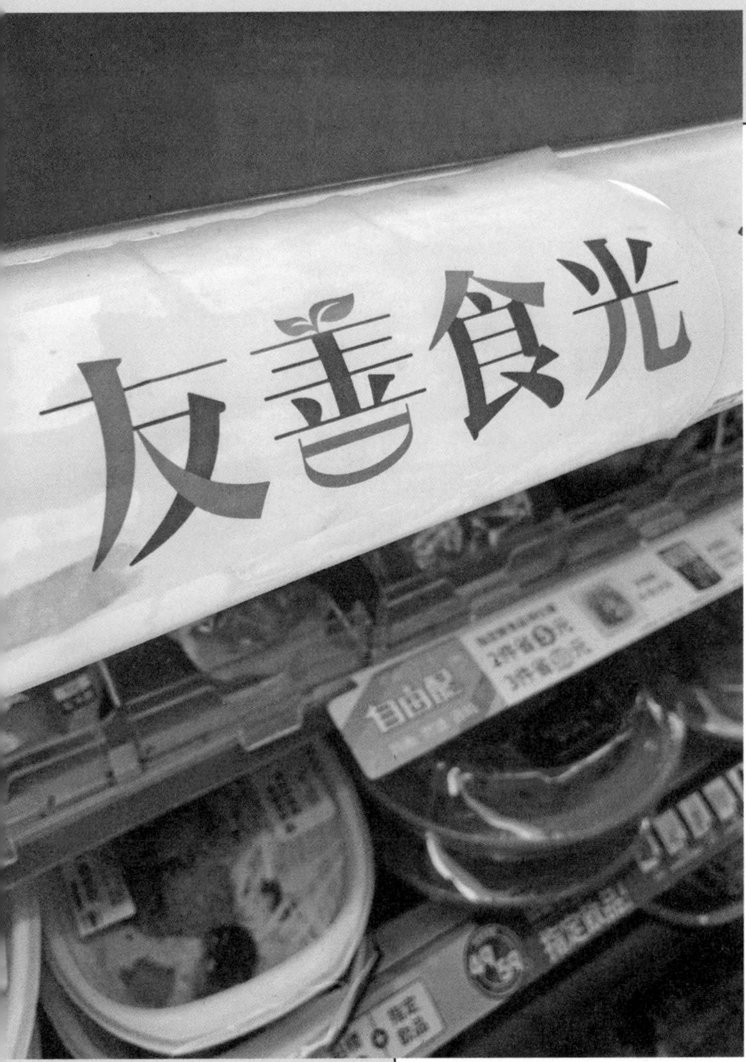

「友善時光」減少鮮食報廢問題

長久以來，台灣超商的鮮食報廢一直是難以處理的沈屙，全家率先做出改革，不僅降低報廢，更提高加盟主總體營收。

讓法國大刀闊斧改革的問題

根據聯合國糧食及農業組織估計，全球每年損失和浪費的糧食多達十三億公噸，占全球糧食生產總量三分之一，且這些損失與浪費的糧食所創造的溫室氣體，比任何一個國家製造的溫室氣體還多。因此聯合國希望在二〇三〇年，可以把全球食物浪費的總量減少一半。

法國也是曾經在這個議題上大刀闊斧作出改革的國家。官方曾經統計，法國平均每人一年扔掉二十至三十公斤食物，全國每年大約浪費二百億歐元、七百一十萬噸食物。這些數字開始讓人們意識到問題的嚴重性，在二十萬人民請願後，二〇一五年通過新法，禁止面積四百平方公尺以上的大型超市隨意丟棄及損毀未售出、尚可食用的食品，並規定尚可食用的未售出食物，必須加以分類，捐予慈善團體或提供農場餵食動物或做堆肥與燃料之用，否則將處以七萬五千歐元（約二百七十三萬台幣）的違規罰金。

法國新法的目標，是在二〇二五年前將食物浪費減半。不只是政府出手，許多大型連鎖零售超市或食品製造業者也紛紛採取行動，降低食物浪費，形成一種企業社會責任（CSR）的趨勢。

反觀台灣，根據台大團隊調查，小小台灣在二〇一三年所產生的食物浪費高達三百六十七萬噸，問題同樣不容忽視。這些年在國際趨勢的影響下，食物浪費議題在台灣也漸漸獲得關注，有越來越多超市、便利商店等賣場響應，推出即期品折扣，降低過期食物被拋棄的數量。

我關注過國外企業社會責任的案例，許多大型連鎖通路確實都會採取不同作法來降低剩食，但反觀我們，這股國際上的永續思潮真的燒到台灣企業了嗎？零售通路是否開始將降低食物浪費做為企業的社會責任了？我們是否可以樂觀期待，未來有更多賣場、食物銷售通路願意改變思維，成為對抗食物浪費的夥伴？

「友善食光」，不同於即期品的鮮食報廢

二〇一九年，全家便利商店率超商之先，推出了「友善食光」，讓鮮食為主的產品在有效期限截止的前七個小時，打出七折促銷，為的就是吸引消費者購買貨架上的鮮食，減少報廢產生的剩食。

全家經營企劃本部副本部長林翠娟向我表示，全家提出減少剩食策略，並非因為聯合國的永續指標或國際趨勢，主要來自於內部關係人的壓力。她強調，因為模式不同，台灣便利商店無法以歐洲超市處理即期品的方式來處理超商的鮮食報廢問題，更不能以歐洲企業社會責任的角度來理解全家以鮮食為主的「友善食光」。

林翠娟進一步說明，便利商店的核心是銷售食物，使命是讓消費者的需求最快被滿足，所以全家主要解決的，是做了要盡快賣掉、效期極短的「鮮食」因賣不完報廢產生的問題，跟處理超市效期較長的即期食物不同。舉例來說，超市有些「即期品」可能還有半年效期，而鮮食做了就是要立刻賣掉，與即期品觀念不同；加上歐洲氣溫比較低，不像台灣的溫度是

細菌滋生的溫床，所以超商的鮮食保存期限不僅短，還得低溫保存，處理時間就被壓縮得很短，長期以來只能靠訂購精準的方式降低報廢，無法找到更好的解決方法。

其實鮮食報廢議題一直都有人關注，過去台積電慈善基金會就曾主動表示，願意動員志工，將快報廢的鮮食送到弱勢家庭去。但是依據目前《食品安全衛生管理法》的第十五條規定，就卡死鮮食捐贈了——食品一定要標示保存期限，過了期限只能銷毀，連捐贈都是違法。就算台積電志工可以在保存期限內取得食品，但只要食品送到弱勢家庭後過了保存期限，責任就會落在台積電的身上，也因此不了了之。

鮮食報廢成本導致加盟主與總部的對立

林翠娟解釋：便利商店作為食品銷售商，為了讓消費者的需求能最快被滿足，在供應鏈內勢必產生供需不平衡，供給一定大於需求，這是根本性的存在。架上鮮食的數量與種類，業內向來是由加盟主來訂購，如果訂購不精準，產生的報廢成本一般都由加盟主承擔。只有某些新品上市時，因為測試市場需求，總部會吸收部分費用。也因此，不斷有加盟主向總部疾呼，要減少報廢品帶來的成本與經營壓力。

起初，全家一直觀察國外的狀況，也曾在二〇一六、一七年提出這個問題，可惜也沒有找到解方。當時便有加盟主提出商品報廢之前可否折扣賣掉的想法？但是考量到消費者無法接受連鎖體系不一致的降價折扣，於是內部就逐漸把這題放一邊不討論。

但是這幾年工資成長，消費水平沒有跳躍性成長，加盟店的成本提高，報廢成本問題就變得更刻骨銘心。林翠娟提到，當年她加入全家時，基本工資是每小時六十六元，現在是一百五十八元，成長了二點三九倍，但是加盟店的勞力需求、消費者的消費水平都沒有太大變化，只能靠提高營收來解決。儘管全家提供更多服務，開始創造線上營收，但在固定成本無法降低的情況下，屬於變動成本的鮮食報廢就被突顯出來，剩食問題越發嚴重。

前兩年曾有一則關於便利商店的新聞，某個便利商店的加盟主跟總公司解約，他把所有的鮮食倒在店門口，抗議鮮食報廢的成本都由加盟主吸收。小蝦米對抗大鯨魚的輿論浮上媒體版面，媒體更邀請加盟主現身，揭開了潘朵拉的盒子，讓經營便利商店的成本浮上檯面。如果不處理，這種壓力就會不斷外溢，造成更大的負面影響，不但傷害連鎖便利商店的形象，也影響總部與加盟主的關係。

敗部復活的提案與解方：時控條碼

全家從來不是可以選擇加盟主的市場角色，所以一直以來都很重視加盟主的聲音。而全家的組織與文化向來很務實也很有彈性，當這種輿論逐漸形成時，過去曾經被擱置的減少鮮食報廢議題，再次被全家商品本部長黃君毅提出討論。

林翠娟強調，這是全家企業文化的不同，被棄置的議題通常很難再回到內部會議討論的，但是全家可以。於是全家營業訓練部的幾位同仁，從加盟主的角度出發，再次向老闆提案，展開專案會議討論。雖然議題敗部復活，但依然有很多困難要克服，像是幾點開始折扣？折扣多少？非用餐期間如何推動？

為了讓食品在報廢前盡快賣掉，讓利還是最吸引消費者的，因此「折扣策略」取得多數共識，但如何讓所有加盟店能夠在一致的時間採取動作，推出一致的折扣，就成了挑戰。因為消費者不可能接受不一致的降價，或是這店有、那店沒有，還得考量到人工辨識可能會出錯等問題。幸好，全家在二〇一九找到「時控條碼」，用科技輔助來解決這些問題。

一般的「國際商品條碼」並未包含時間的概念；「時控條碼」則是加上時間的辨識功能，機器一刷，就可以辨識

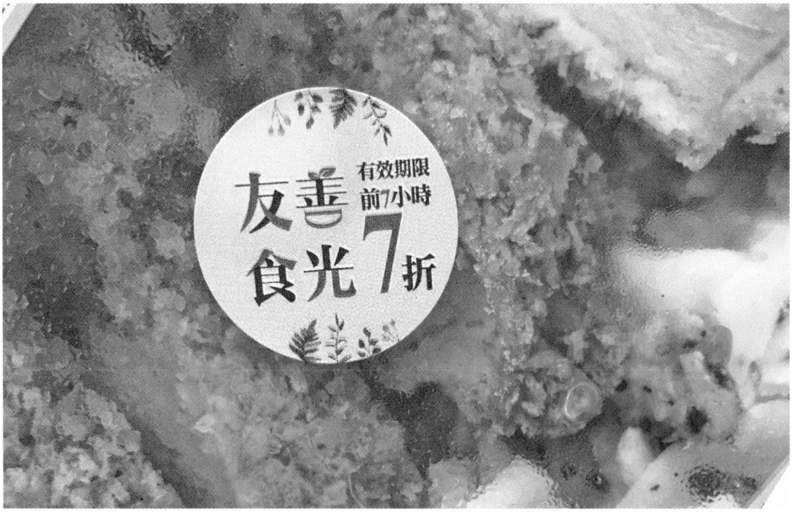

全家以獨有的「時控條碼」為基礎，進一步延伸運用開發「時間定價」系統，鮮食商品效期前七小時即自動折扣變價。

食品是否到期。全家曾在二〇〇四年與日本一家手做甜點工廠合作，因為甜點容易有牛奶跟雞蛋變質問題，所以那家日本廠商採用了時控條碼管理，後來把技術轉給全家。全家進而應用在泡芙、卡式達等部分產品。

鮮食和條碼都是一批批小量製作，所以可以互相搭配，把折扣與時控條碼綁在一起，設定報廢前幾小時自動打折，只要結帳時刷下條碼，收銀機就會自動顯示，省下店員人工辨識的人力。全家花了許多時間與供應商反覆測試，甚至還特別換了麵包的包裝袋等原本太過柔軟的材質，讓條碼可以清楚地打在包裝上。

接著要克服的，就是幾點開始優惠？幾折優惠？對鮮食而言，全家極力爭取的是在可銷售時間內，盡快出清架上存貨，但便利商店在晚餐時間通常沒有顧客群聚的效果，而且過了晚餐時間後，鮮食還得面臨眾多晚餐的競爭，更沒有吸引力。此外，有些加盟主惜賣，有些加盟主希望出清，對於折扣高低也有許多不同的意見。

用數據餵養AI、做出決策，提高加盟主整體營收

二〇一八年底，報廢前七小時打七折、趕在晚餐時間前就開始折扣的「友善食光」定案，開始上架測試。

全家也曾做過測試，把部分達標產品貼上友善食光貼紙，部分達標產品集中放在折扣區，發現貼上貼紙但是分散擺放的產品，吸引較多消費者購買。經過一段時間測試，最後在

二〇一九年全面上線。友善食光三成的折扣優惠，由全家與加盟主各半吸收。過去全家總部會以補貼的方式，來部分吸收加盟主的報廢成本，但友善食光是全家把補貼放在可創造營收的模式，讓整體報廢降低，加盟主總體獲利增加。

轉變不僅如此，鮮食報廢的經驗，促成全家思考改變供應鏈。林翠娟說，想避免浪費，就要解構浪費的節點是什麼？鮮食的生產方是預測接單，即根據買主的需求預測，先行準備原料，否則會生產不及。但因為預先備料本就有可能產生浪費，為了減少浪費的產生，勢必要打通訂購到生產端的數據流。

在訂購端這邊，過去多依賴 POS 系統的歷史資料做訂購決策，但是訂購其實是預測。便利商店營運的基礎邏輯，是假設消費者進來一定買得到東西，但往往造成訂購多於售出，而整個便利商店的體系都是多訂，以預測最高銷售需求，來極大化營收。此外，在全家的系統下，每八家店面就有一位督導協助店家營運，跟店家討論建議訂購量，但是到了後來省略了討論過程，變成直接下達訂購要求的有之，也變成訂購數量一成不變或是過高的陳規。

用數據為配送效率做決策

在物流端，配送的效率是關鍵，因為提高產品在架上的可銷售時間能減少報廢。每輛物流車在出發前，就要先計算如何達到產能與運能的最大化，而一輛車運送店數的增加，也意味著產品的等待時間變長。像是麵包類產品，雖然可以放兩天，但是時間是麵包的天敵，時間一久，口感就差；米飯類產品存放溫度為攝氏十八度，鮮度也很重要，因此存放只有一天時間，所以在物流的配送上，什麼時間配送什麼商品，都倚賴數據做決策。

為了提高配送效率，滿足產能與運能的最大化，全家目前把物流的配次切割成兩次，簡稱「一二一二制」，即每十二小時配送一次；未來則要朝向「三八制」，每八個小時配送一次，一併優化不同溫層的配送，提高鮮食的鮮度與在貨架上販售的時間。

一旦物流配送效率提升，要打通訂購端與生產端的數據流，全家的最後一哩路，便是正在建置的「鮮食動態庫存系統」。有了這樣的庫存系統，未來消費者只要透過APP，就可以得知哪家店有友善食光的產品，直接在APP上訂購，更能大大的降低報廢率。此外，與公益團體或外送平台合作，也能增加食品販售的機會，公益媒合更有效率。

過去訂購端的決策可能靠店長的直覺、督導的建議或是POS的歷史資料做判斷，未來全家打通訂購與生產的任督二脈，以鮮食的動態庫存系統為本，用數據餵養AI，為加盟主減少做決定的時間，讓訂購更精準，協助加盟主提高總體利潤。

剩食帶來的新議題：食品添加物

剩食議題不僅催化了全家供應鏈的革命，也讓全家更積極思考與自身「攸關」的食物問題，像是食品添加物。

二〇一三年因為食安風暴，政府立法要求食品業者針對食品添加物的標示，在包裝上應該完全公開。偏偏便利商店的鮮食保存溫度通常介於攝氏四到十八度，只要溫度不足就容易滋生細菌，且為了提升口味與賣相，通通都要靠食品添加物來維持。於是，食品添加物就成了超商要面臨的新課題。

二〇一九年，生態綠公平貿易咖啡受邀與全家便利商店合作，共推掛名全家嚴選（FamilyMart Collection，簡稱ＦＭＣ）的冷萃咖啡，當時雙方的合作理念一拍即合，就是嚴選優質咖啡豆新鮮烘焙，用先進技術做成無添加的冷萃咖啡，產品推出後，瓶身還貼上了「潔淨標章」（Clean Label），這個舉動引起我的注意。

林翠娟對我表示，如何減少食品添加物，已經變成全家的命題。雖然台灣法規規範了八百多種可以使用的食品添加物，但只說可以用，卻沒說可以用多少。此外，哪怕各企業都有自己的規範，但消費者對企業自律的信任度不高，政府也沒有法令規範，所以不但消費者不買單，廠商也不買單。

其實，當時全家已經發展出「全家嚴選」的產品線，百分之九十九的產品都做到了「零添加物」的程度，比潔淨標章還嚴格，但是考量到消費者信任的狀況，全家決定採行慈悅花了十五年發展出的潔淨標章，如此一來，與消費者的對話也會更加簡單。

潔淨標章比政府規定的還嚴格，對外，可以讓消費者容易辨識，更快速回應消費者對食品添加物的疑慮；對內，則變成一種內部教育，讓把關的同仁有能力判別廠商說法，知道哪些食品添加物可以汰除。而引進潔淨標章的動機，並非為了標章而標章，而是為了減少食品添加物，這也讓全家的同仁開始關注每一種食品添加物的必要性。未來除了FMC的自品牌商品，他們也預計推展到鮮食，並邀請中華穀類食品工業技術研究所一起研究。

無論剩食還是食品添加物，都是當下非常重要的食物議題，全家身為連鎖的食品銷售通路，因為來自內部的動力，將減少剩食與提升加盟主營收，結合成永續經營的策略，更用數位科技打造出未來的智慧供應鏈，提升企業競爭力，成為國內外同類企業的先驅，但林翠娟也強調，要改變消費者的認知並不容易，只能隨著時間移動，順應消費者。當整體市場有百分之十六以上的需求時，才有可能變成主流。

所以我們不能只是坐著，期待食物浪費會主動降低、社會問題可以被解決、全球碳排放量會自然下降……除非，我們意識到自己就是市場，意識到自己的消費行為有力量改變世界，做出消費選擇，傳達有力的訊息，才有可能影響更多有力量的企業加入，透過食物做出改變，促成一個更潔淨永續的地球。

35

「對味好食研究所」奮戰大學食育

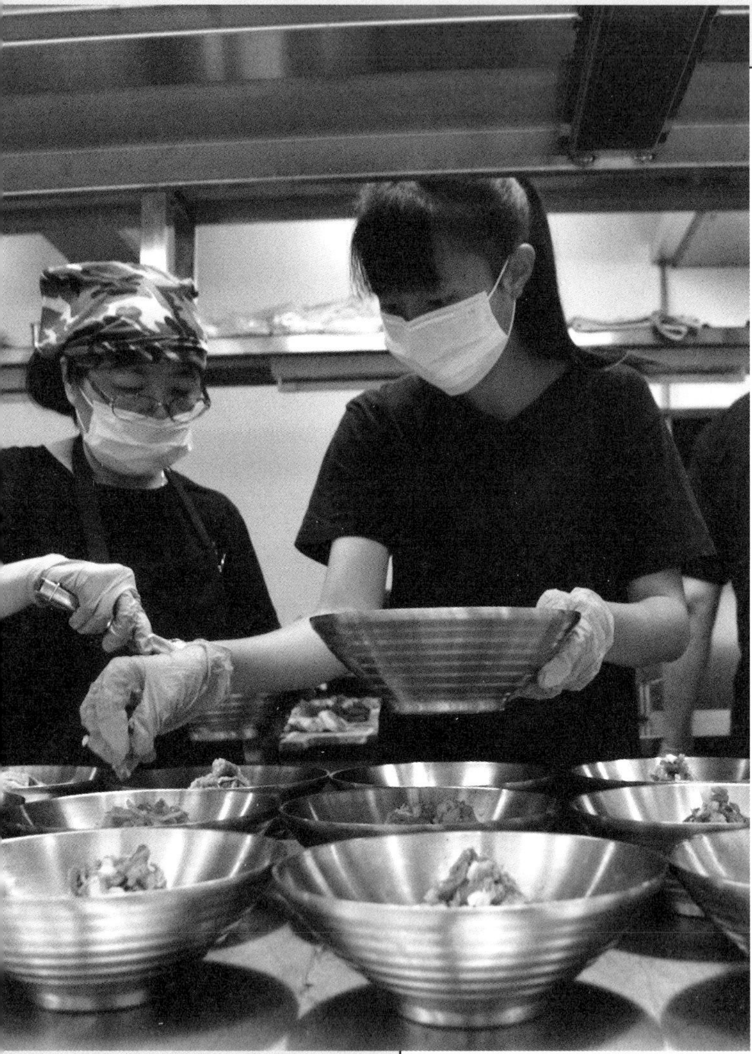

本篇圖片來源：對位廚房料理實驗室

下一代的健康飲食是潛在的國安課題

如何為下一代打造令人安心的飲食環境，洪昭勝為小學生打造了「米其林大挑戰」計畫，更進軍東海大學，創立食物改革基地。

位在車水馬龍的市民大道上，三創生活園區對面的一隅，「對味廚房料理實驗室」座落在此。一對可愛的年輕夫妻打造出「明日的廚房」，希望把先進、新穎的烹調技術與觀念，推廣到社會的每個角落，現在，他們正在東海大學實驗，跟大學生的用餐習慣、飲食教育奮戰著。

取得英國倫敦大學與倫敦商業大學合開的科技創業研究所碩士學位，曾經創業出場（公司被併購），也擅長財務評量，照理說，洪昭勝應該是現在最夯的科技新創，但他現在卻是一位埋首在廚房，以科學跟科技為依歸來改革中菜烹調方式、推動飲食革命的廚師。我問洪昭勝說，你有很多選擇，為什麼會選擇走這麼苦的路？他說：「創業啊，就是要產生社會影響力。」「我問自己，等老了回過頭來看現在，曾做了什麼事情是有意義的呢？」

讓孩子吃得放心，把米其林模式導進營養午餐

因為家庭淵源，洪昭勝本身就熟習食品業，也喜歡研究廚房器材，自己動手做。他發現餐飲業容易入門，如果將傳統中式飲食結合西方的烹飪科技，很有機會擦出亮眼的火花，同時台灣也有越來越多人在意自己吃進了什麼食物，於是創辦了「對味廚房料理實驗室」。同一年，美國的摯友生了小女孩，並認他做乾爹後，因為與摯友的對話中發現台灣的飲食環境與學童營養午餐讓人擔心，於是心心念念的希望能貢獻自己的一點力量，讓乾女兒回來台灣時，有一個讓人放心的飲食環境。

二〇一七年，他發起「午食對味：營養午餐的米其林大挑戰計畫」，希望將校園飲食當成一個重要的學問來研究，在未來的十年內，用科學方法建立校園飲食的知識庫與大量專業食譜，並改善廚房環境，導入新的概念與高效率的設備，透過建立更良好完善的校園廚房營運模式，改善校園飲食。

他實際走入學校的團膳廚房，發現廚房設計大多延用幾十年前的觀念，根本不足以應付孩子日益多元的飲食需求；烹調不當，造成肉老菜黃、食物的營養也在烹調中流失，菜色不可口、孩子沒食欲，國家花費了龐大資源為孩子採購三章一Q的優質食材，也就無法充分發揮價值；團膳烹飪量體龐大，動則數十公斤的食材，為了飲食安全，既有的蒸氣迴轉鍋長時間加熱肉汁流失口感也不好；廚房阿姨們也因為缺乏專業的團膳訓練與知識，不僅工作辛苦，更容易產生許多工作傷害。

孩子的飲食健康是潛在的國家安全問題

孩子的營養午餐，可能一吃就吃九年到十二年，每個孩子一生有超過兩千頓的午飯需要在學校享用，如果學校廚房的設備與烹調方式不思進步，下一代的健康問題將變成台灣國力的隱憂，營養午餐與校園飲食可說是國家安全問題。

於是洪昭勝從高級餐廳料理的做法梳理出「分段料理」方式，來解決大量食物烹飪的問題，透過一次次地與學校、團膳公司、老師、學生、廚房阿姨訪談，與不斷實驗試作來

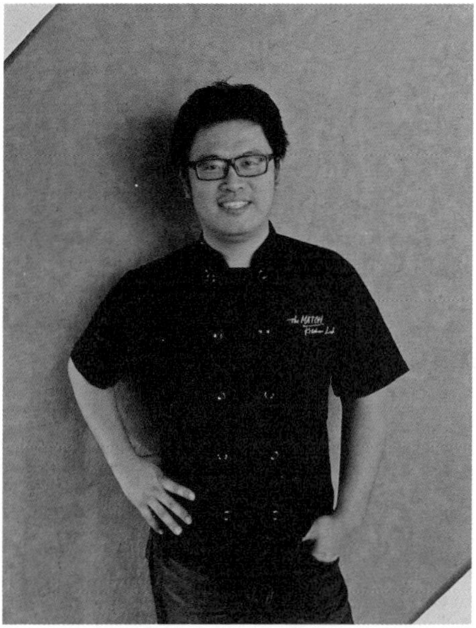
洪昭勝期許現在所做的一切能夠產生正面的社會影響力。

建立團膳烹飪的理論基礎。他透過群募平台FlyingV募集六十萬元，並與灃食公益飲食文化教育基金會合作，攜手陳嵐舒、林奕成等台灣名廚，設計了含有一百二十道菜色的團膳食譜贈送給全台灣兩千六百六十所小學，希望將烹飪的新觀念帶進學校，讓廚房阿姨變身米其林大廚，讓一百一十六萬的學童在最短時間內吃到營養、安全、又美味的營養午餐。

這一百道料理，就學校既有的烹飪設備而設計，讓廚娘將食材「煮熟」與「調味」分開料理：先將食材蒸、烤，以減少食材用鼓風爐翻炒的時間，不但縮短營養午餐的料理時間，也讓食物更新鮮美味。而縮短了大量的食材翻炒，也讓廚娘的手臂可以輕鬆許多。因為食譜傳遞了食材先進的烹飪方式，不但受到許多學校校長、家長的歡迎、更被邀請到許多小學現場示範、演講，也受到食材廠商的大力支持。

不能只談產地的「從產地到餐桌」

洪昭勝認為，一般食物教育、飲食安全的追求等等，多談「從產地到餐桌（Farm to table）」，但是重心都在產地，許多人用心規畫出各種關於產地與農業知識的套裝課程、產地小旅行等，但學生們去了農地，拔拔青菜、餵餵魚、看看農民插秧，「見學」完後，回到學校，繼續對食材好壞無能力辨識、繼續依賴外食、甚至不當飲食，就算地方政府努力把有機食材送到學校廚房裡，但不正確的烹飪方式，也白浪費了好食材，所以如果不談「從廚房到餐桌」，解決食材變成食物這一段知識落後的問題，是不夠的。

他告訴我說：「用錯烹飪方法，花再多錢買好食材都是浪費。增加餐費預算、買好食材都很重要，但更重要的是先建立怎麼燒好菜的知識跟技術。」而從校園營養午餐動手改變，不但能推動正確的食物教育、還能創造更大的影響力！並且改造校園廚房成為「下一個世代的社會廚房」：除了餵飽學生，也能夠濟弱扶傾幫助學校周邊的弱勢族群，創造更多社會價值。

對味好食研究所，用學生餐廳打造東海大學食育基地

二〇一八年，教育部推動大學社會責任實踐計畫（USR），鼓勵大專院校將校園的研究能量在地方落腳，培育能為地方創造價值的大學生。東海大學希望能做社區老人供餐，但是找不到合適的廠商，學務長從網路上得知午食對味的資訊後，就熱情邀請洪昭勝來東海改

變校園飲食。洪昭勝被學務長的提議打動，熱血的接下了任務，為東海設計現代化的廚房，由東海投入八百萬購置烹飪設備，一起成立「對味好食研究所」學生餐廳。副校長說：「這是（大學的）社會責任，大學對學生飲食和照顧也有責任。」當時還是女友的太太，也放棄美國高薪工作飛回台灣，希望兩人的共同努力能為下一世代打造正確的飲食觀念。

洪昭勝幫東海規畫的，遠超出東海的預期。廚房設備有物聯網的功能、全區使用RO水，還能兼顧大規模出餐與小量多元的烹飪需求，希望在餵飽東海大學學生以外，也能做到社區老人供餐，以作為推廣團膳烹飪新知的基地；他還跟東海大學簽下合約，率全台大學之先，大量使用三章一Q的安心認證食材、國家標準CNS一等米，雞肉豬肉也都使用國產CAS優良生鮮產品，就連蔬菜，都盡量使用帶有標章的認證蔬菜，讓國產好食材有銷路，台灣的農業能進步。

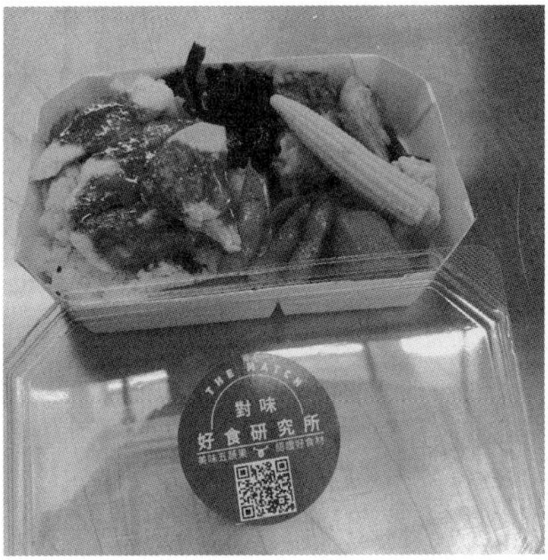

對味好食研究所大量使用帶有標章的認證食品，讓學生吃得安心，國內的好食材也能有銷路。

此外，對味好食研究所特別注重飯跟菜的比例，而主菜也有牛雞豬魚等多種選擇，積極推廣每餐至少要有五種蔬菜水果；製作上絕對不用傳統的油炸或是大火快炒，而是採取少油少鹽加上蒸烤的調理方式，讓食物營養保留，口感也更好。儘管食材成本大幅提高，烹飪的工序變多變複雜，管理成本也高，但是價格必須控制在八十元到一百二十元之間，讓學生消費得起。

除了製作供應學校師生的盒餐，熱心過頭的洪昭勝，還幫助東海培訓學生烹飪的技能，希望能讓對味好食研究所的理念跟知識向外開枝散葉，改變大學生依賴外食的習慣，於是一進駐就招募了一群大學實習生，帶著他們研習烹飪技藝、開發餐點，還有大一學生實習一年，竟然還拿到烹飪的證書。

理想與挫折之間的拉扯

然而，一年多的時間營運下來，兩人挫折連連。第一個挑戰來自招募到的校園實習生。大學生心性未定，沒把學習烹飪技能當作一回事，讓熱情的洪昭勝感到無

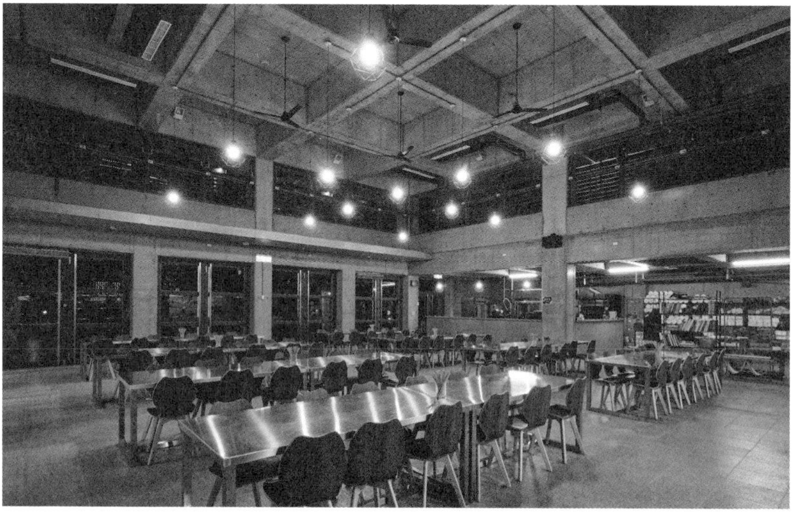

對味好時研究所在東海大學設立的餐廳，又被譽為是地表最強學生餐廳。

奈。此外，因為勞基法的規定，無論來工作多少小時，雇主都要加保勞健保。這原是政府照顧勞工的美意，但在學校裡也變成阻礙學生找到實作學習機會的阻力。洪昭勝很想培養更多年輕新血，龐大的財務負擔卻也讓他舉步維艱，只好盡量減縮人力以求生存。

再者，儘管對味好食研究所開台灣各大專院校之先河，採用認證的好食材，但食材成本的提高，卻無法反應在餐盒售價上。不僅在調整價格時，會接收到來自校方的許多壓力，許多老師與學生，往往不了解洪昭勝對食材的堅持，甚至無法辨別品質好壞，而覺得一個八十元的便當太貴。

洪昭勝回憶，當初東海大學的學務長找他，說要一起推動校園食育，但是卻變成他一人單打獨鬥，當他向學校單位反應問題時，往往得不到應援，學校的「食育」其實沒有專責的人或是部門來推動，甚至還有老師說：「昭勝理想太高了，根本不切實際，學生就是只在意價格跟選擇要很多。」這讓他不禁感嘆：「學校存在的目的不就是在教育學生跟導正學生嗎？如果什麼事情都只要學生爽就好，那幹嘛不開網咖找速食餐廳進來學校就好呢？」他解釋：「一個禮拜每天三餐加起來大概有二十一餐，當然沒有必要每一餐都要求學生吃得均衡健康，一個禮拜吃三五次炸雞薯條披薩之餘，還是可以多選擇一些蔬菜、優質蛋白、少油少鹽的健康飲食，而對味好食研究所就是在提供這個選擇。」

洪昭勝舉了一個有趣的例子：「學開車上駕訓班的時候最後都會有道路駕駛課，而大學階段的飲食教育就應該是這樣的環境，讓學生在校的時候可以在被保護的環境中學會面對選擇，出社會時才不容易有飲食偏差。如果大學沒有持續輔導與關心，未來就更沒有機會去重拾良好的飲食習慣，而我們在國中小學的飲食教育也就功虧一簣。」

除此之外，在學校經營餐飲，教育部規定學校有很多食安上面的要求，根本是大餐廳或飯店的規格，卻要求店家只能賣路邊攤的價格，一般小攤商基本上很難執行這些規定，但這些成本都是由廠商來承擔，最後就容易流於紙上作業，學生的飲食安全暴露在食安風險中。

大學食育，學校還可以做些什麼？

校方邀請對味好食進駐東海大學時，以校內上萬個師生與工作人員的飲食需求，還有校外來洽公、散步與運動的人數，作為校園餐廳的市場。但事實是，學校找來二、三十個攤商來服務校園用餐需求，現在學生行動自由再加上外送平台興起，甚至學校許多會議、活動都還是習慣訂購校外的餐點而不是支持學校內的餐飲業者，大學校園飲食環境的「市場機會」其實根本不存在！

洪昭勝建議：「學校其實有很多事情可以做，辦活動推廣好的飲食選擇、納入校園廚房的實習工讀、鼓勵學生從餐飲切入微型創業教育；對攤商也可以輔導他們升級、甚至可以結合學校品牌協助校園餐廳賣出校外，透過這些手段拉動校園飲食升級，才是多贏共好的模式。」大學校園飲食環境如此，如果不從教育的觀點切入，一味只求招商出租攤位，將只會讓大學校園飲食不斷向下沉淪。

從以前到現在，食育從來不是學校的責任，十年前，我就為文一篇〈同學們，該是奪回鍋鏟的時候了！也談校園膳食問題〉，探討校內空間的社會性與公共性被忽視，學生的食物教育也被犧牲了，讓學生沒有動手煮飯的空間，校內膳食空間也變成轉包商的提款機而已。而校內飲食只講價格不講價值、只求便宜不求「正直」的文化，向後壓縮農民與土地，不僅不健康，

也一點都不廉價，不過是把社會成本與環境成本外包給社會大眾承擔而已！應幫學生奪回食育的空間與權力，在大專院校內重塑永續、健康的食農價值體系。

校園應該設置主責食育的人員與單位

過去十年來，在教育部匡列預算，鼓勵大專院校實踐社會責任下，以及社會上越來越多投入食農教育者的倡議累積下，催生出了東海大學與對味好食研究所的校內實驗。但許多有志之士仍然大嘆，十年來沒有什麼改變，大學生還是依賴外食，校園空間還是轉給包商，不看過去十年物價與人工薪資的變化，校內飲食價格無動於衷，讓食育的推進依然停滯不前。如果校園內沒有主責食育的人員與單位、沒有適當的預算與資源打造一體的食育環境，互相支援，也難樂觀期待任何一個食育推廣的創新行動，可以造成點、線到面的系統性改變。

我在擔任不分區立委期間，積極對內與相關部會爭取，推動食農教育專法，而這個專法的討論，也從第八屆的田秋堇立委，一直接力到第九屆的我、陳曼麗、蔡培慧與姚文智等委

員，很可惜在第九屆任期內還是沒辦法達成社會各界的共識，完成立法。而以行政院農委會為主責機關的《食農教育法》草案已經完成，由農委會來整合全國食農教育的推動，並明定中央政府與地方政府，並設置食農教育諮詢會，以協助未來透過家庭、學校、社區推動食農教育活動。有了這個專法，食農教育將會有專責的單位與預算來推動，對台灣食農教育的發展影響至鉅，但是我們不能期待一部法案就能解決所有的問題，未來能期許更多人一起來參與改變。

36 「回甘人生」帶婆婆媽媽炒出新人生

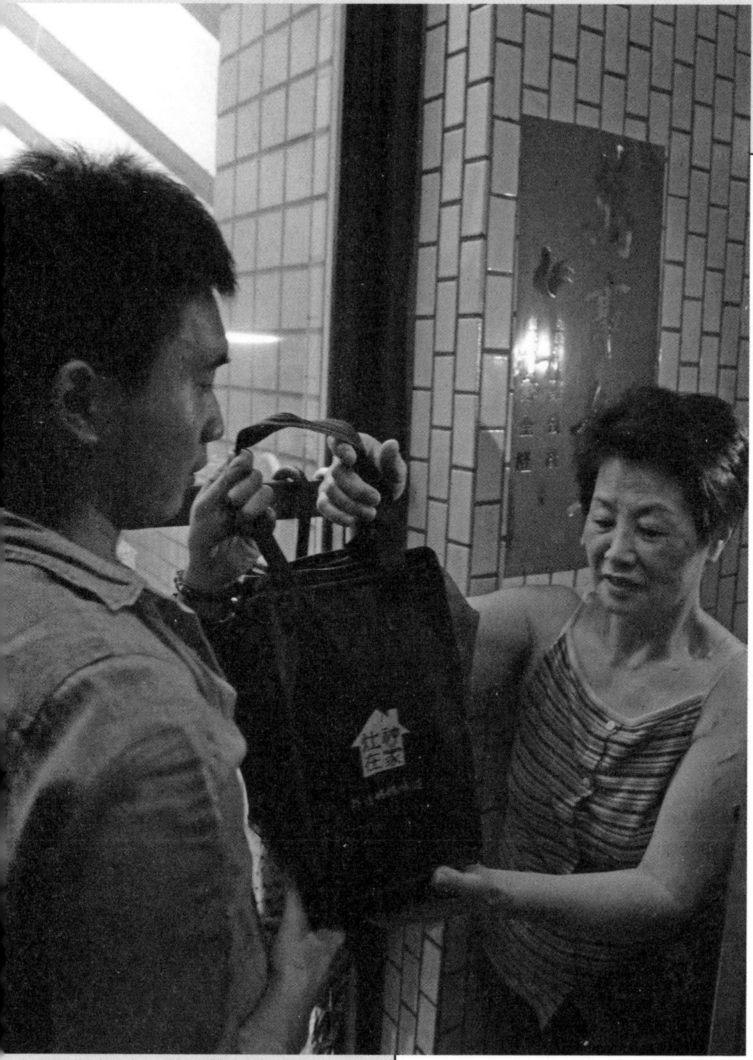

本篇圖片來源 : 回甘人生

用代煮服務傳遞讓人信任的媽媽味

回甘人生的初衷是傳承廚藝，但意外創造出「家務有價」的模式，不僅讓客人吃得健康安心，更讓媽媽們能經濟自立。

日劇《月薪嬌妻》在台灣放映時，受到熱烈討論，劇情不但反應日本年輕人逃避婚姻的社會現況，也描繪了女主角因為長期失業，以被聘僱的方式與男主角展開契約結婚的生活，男主角支付女主角月薪，換取女主角在家務上無微不至的服務，女主角也獲得穩定的工作。這片日劇也激起了家庭主婦的「家務工作是否有價？」「如果家務工作換算成月薪應該是多少？」的討論。一家社會企業「回甘人生」，可能意外的讓「家務有價」以一種方式呈現，還帶來有意義的改變。

成立「回甘人生」社會企業的曾曉薇與黃慧玲，先前因為都曾在創投產業工作而成為好朋友。曾曉薇先在中國工作，協助村鎮銀行的營運模式轉型，從中國回來後，就一心想要從事老人福利事業，因為她從小直到學齡前，是阿嬤親手照顧帶大，長大以後，照顧阿嬤是她心上無法忘卻的責任感。

鼓勵阿嬤勞動，催生了「回甘人生」

一開始，她想到銀髮旅行社的點子，專門帶銀髮長者們出去玩，但是爸爸提醒她，帶阿嬤出去玩跟帶人出去旅遊是兩回事。然後她又拉著黃慧玲一起去養老院，走進去養老院，看著長輩通常就是看電視或曬太陽……雖然安養院也有課程讓長者做餅乾，但基於安全考量，這不能碰、那不能碰，這些好意也無意間讓老人家做起事來多了許多限制。

到底人老了以後還能做什麼？長輩動手做事時，常常會因安全疑慮而被禁止，導致過去熟悉的動作也會讓他們感到害怕，漸漸忘了怎麼做。曾曉薇就曾語重心長的告訴慧玲：絕對不送阿嬤到安養院。並開始思考與找尋鼓勵阿嬤勞動，與社會重新連結的方式。

有一次跟阿嬤討論煮飯時，發現阿嬤說得一口好菜，但就是不願意再動手，追問原因，原來是阿嬤擔心自己不記得，手藝生疏，做出來的食物可能不好吃，於是她也才驚覺：阿嬤的手藝可能在慢慢消失。同時間，黃慧琳聽曾曉薇也談了很久，便開始催促她，不要再光說不做了，正巧當時黃慧琳自己也要轉換工作，於是兩人討論後，決定成立「回甘人生」，她們打算幫銀髮族找工作，同時傳承廚藝。

這些年的台灣，剛好也出現了烹飪的隔代斷層：隨著女性投入職場的比例提高，自己動手做飯的比例下降，個人與家庭的外食比重都在增加，而長輩們的好手藝也難以傳承，於是回甘人生開始找銀髮阿嬤烹飪，拍攝短片分享在網路上，舉辦廚藝教學的活動。

不過，一開始要找阿嬤來教學並不容易。長輩們不熟悉網路科技，所以會覺得網路上的資訊都在騙人。儘管回甘人生會預先支付一筆購買食材的費用，但還是有很多阿嬤會把她們當成詐騙集團。後來曉薇與慧玲發現，透過里長是找到阿嬤比較有效率而且比較好溝通的方式，像是蘆洲光華里的里長，與她們共同舉辦了母親節的親子料理活動，參加里長活動的阿嬤們就會願意合作。

還有一些阿嬤，起初也都會懷疑自己：我怎麼有能力教人家？結果往往是上完課，阿嬤還會一直問她們，什麼時候還要再開課。

有一次我也特別參加了回甘人生的烹飪課，那一次的主題是讓阿嬤帶著我們煮年菜，只見阿嬤們手腳俐落的準備材料，帶著大家快速完成香噴噴的菜餚。我想說，「天啊，原來做年菜也沒有很難啊！」可見阿嬤天天煮飯準備三餐，累積多年的經驗和火侯，讓煮飯做菜可以又快又有效率，一點都不會耽誤到時間。帶著我們完工的阿嬤，臉上更是一直掛著開心的微笑。

灶神在家計畫，供不應求的代煮服務

剛開始，回甘人生把重心放在文化、廚藝傳承、保存傳統料理。但她們發現，參加活動的人其實並不在意這些，反而是因為相信媽媽的料理。於是她們發起了「炤神在家」計畫，找那些一輩子都在廚房裡執掌鍋鏟的銀髮媽媽們，幫外食的年輕家庭，動手煮出充滿媽媽味道的晚餐。

大概是不放心外面餐廳的人越來越多：太過便宜的餐點讓人吃起來毛毛的，昂貴精緻料理的又不是天天消費得起。所以，出乎意料的是，竟然有越來越多人來找阿嬤幫忙煮晚餐，回甘人生的阿嬤開始變得供不應求。

面對需求變大的市場，回甘人生做出了新的決定，開始不限年齡，找家庭煮婦幫忙。婆婆媽媽的年齡，從三十三歲到七十七歲都有，而代煮的飲食需求，除了晚餐，還有幫年輕人侍奉雙親的銀髮餐，以及特別注重養身，只用有機蔬菜的生機餐。曾曉薇說，大部分的婆婆媽媽煮飯是因為興趣，所以對她們說「現在年輕人吃得很差，做這個可以幫幫他們」，熱情的媽媽們都很樂意。

回甘人生調整營運方向後，需求端一直在成長，但是迎面而來的當然也有更多挑戰。每一位媽媽的出餐量有限，像是晚餐，一位媽媽最多只能煮三個人的份量，所以必須持續找人。但她們也常碰到態度不甚友善的里長，有些人還會直接把她們掃地出門。於是回甘人生開始跟家扶基金會合作，或是在104人力銀行上刊登徵人啟事。

她們遇到的挑戰還不止於此，客人變多了，要求自然也變得很多、很複雜，特別是遇到有疾病的顧客，處理起來就會特別費心又費工。而做菜的婆婆媽媽們，有些其實也會遭到身邊老公與孩子的反對，這都是她們一路走來經常遇到的問題，甚至，為了解顧

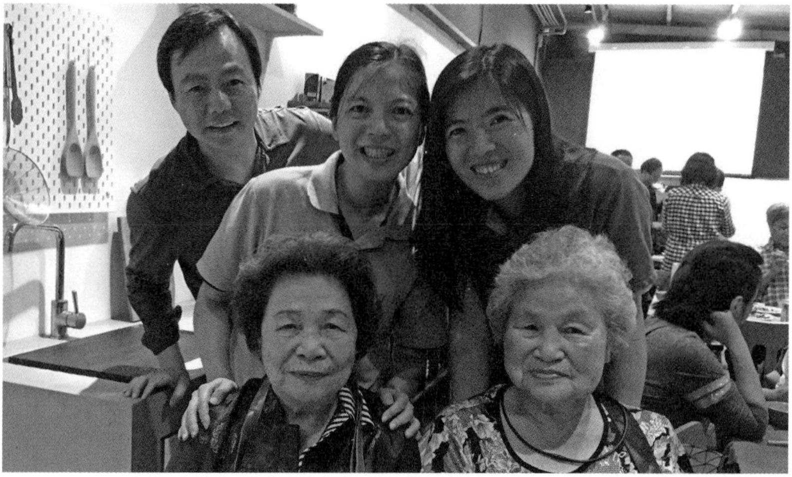

回甘人生用烹飪的形式，為不同的人們與家庭串起了新的連結與關係。

客體驗，她們還必須經常以祕密客的身份訂餐，確認出餐的品質。

煮出經濟自主，婆婆媽媽更有自信

儘管成立三年來的挑戰不斷，但每一次成交的背後，都有著不同的故事。例如中午推出的銀髮餐，緣起也是因為有客人表示中午都是媽媽一人在家，希望能夠訂餐給她吃；也有遇到家中經濟出問題的媽媽，把回甘人生變成求職的中繼站，在這裡重新拾起回歸社會或職場的信心。

曾曉薇也提到，他們看到很多婆婆媽媽最大的轉變，是這一段時間以來，能夠用自己的收入購入手機、換機車，甚至是冰箱，這是過去的她們很難做到的。老一輩的女性跟現在很不一樣，很多家庭主婦一輩子的經濟來源就是老公或小孩，雖然生活不缺錢，但向家人伸手拿錢難免會讓某些媽媽覺得沒地位。很多媽媽在加入回甘人生後，不管年紀多大，都因為有了這份收入而提高自主的經濟能力，減少了對老公的依賴，也讓媽媽們在家裡講話可以更大聲。而且，靠著自己有興趣的烹飪煮飯賺錢，成就感就是不一樣。

她們也舉例，曾有一對夫妻，先生洗愛外食，口味重油重鹹，太太在懷孕以後不想老是外食，轉而鼓勵先生跟他一起吃得健康一些，沒想到這麼一訂下去，就是三年。還有客人的孩子是一對雙胞胎，很喜歡阿嬤做的菜，常常會拍攝小短片感謝阿嬤，讓阿嬤開心，也更願意投注更多的精力在裡頭。

回甘人生會在寒暑假舉辦廚藝夏令營、冬令營，用半天或一天的時間，讓婆婆媽媽教導小朋友做菜，小朋友有時候還可以將所學拿來教導爸媽。有一次，一個小姊姊參加營隊，回家後跟媽媽說：「媽媽，我知道你做菜有多辛苦了。」還會幫媽媽盯著弟弟把飯吃完，這都是她們當初沒有想到的收穫。

回甘人生意外的旅程，把家庭「煮」婦的勞務變成有價，也讓專職的婆媽炒出新的人生，都讓曾曉薇非常有感觸。但是面對飲食市場的競爭，末端價格難以提高，讓食材的成本被擠壓、無法提升烹飪設備，更重要的是，也讓她無法提高給媽媽的收入。關於回甘人生，她其實還有更多想法，計畫提升頗婆婆媽媽的料理精緻度，推出私廚，幫助婆婆媽媽有機會獲得更高的收入，這也是她下一步準備要努力的方向。

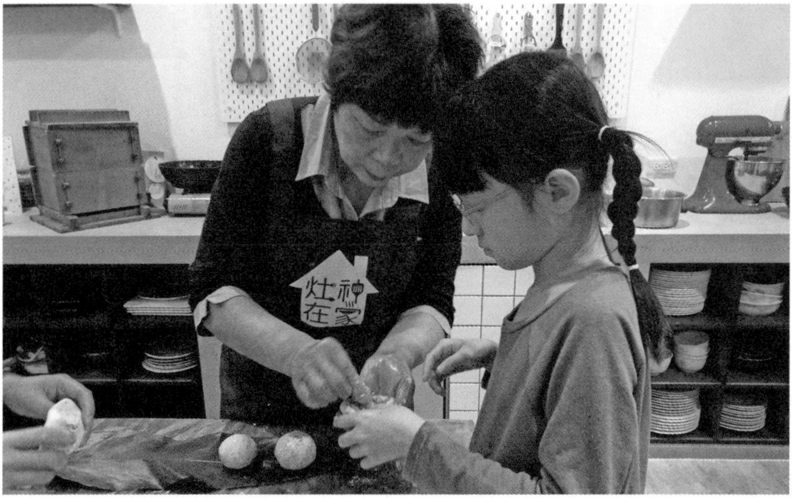

回甘人生定期舉辦的營隊，讓小孩學習廚藝之餘，也能理解媽媽做菜的辛苦！

37 「格外農品」幫醜水果找新出路

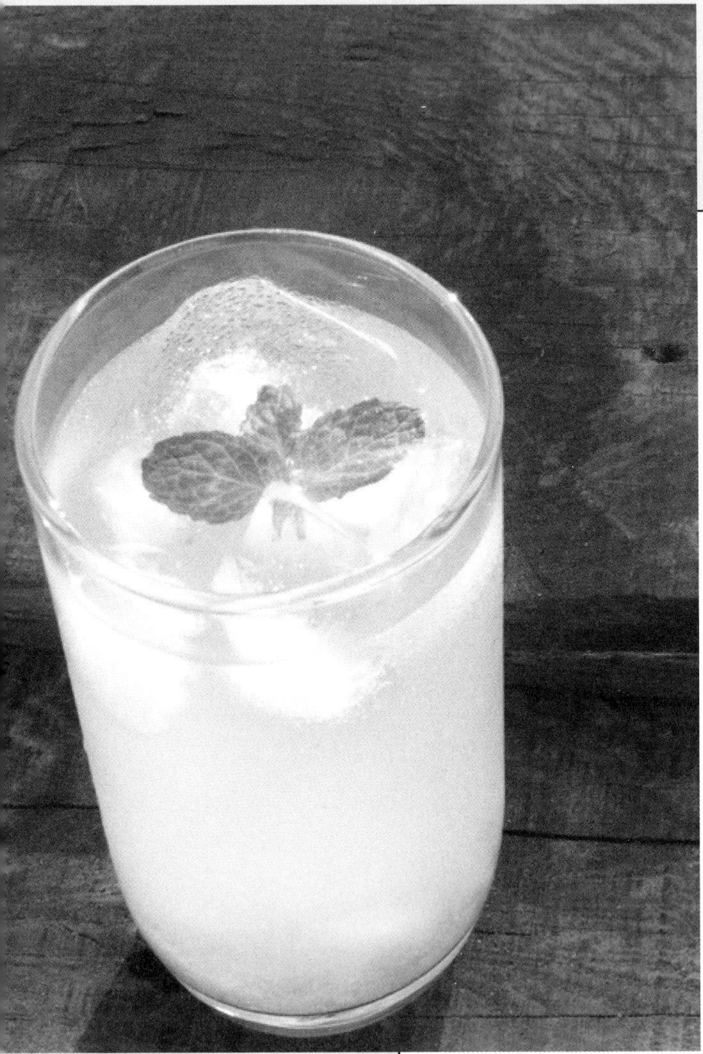

本篇圖片來源：格外農品

把被市場淘汰的水果帶回市場

如何在不衝擊原本市場與價格的狀況下，避免僅是因外觀不符合標準的格外品能夠重回市場而不被丟棄？加工品是個很好的選擇。

「格外品，就是落果啊，落果就不應該拿來吃。」在一場農企業補助案的審查會中，一位由農委會邀請的外部審查委員，對著「格外農品」創辦人無情地說。

為了減少食物浪費，游子昂與林雅文將醜水果做成成分單純的果醬，成立叫做「格外農品」的社會企業，想要推展惜食觀念，但他們也無奈的告訴我，在創業的路上，這些誤解已是家常便飯。

的確，在食安的角度上，那位評審提到「落果不宜食用」，大致是正確的。不過，格外蔬果（Inglorious Fruits and Vegetables）的意思是指：「營養價值不變，但是因為賣相不符合消費者期望而遭到丟棄的蔬果」。所以也可以這樣理解：落果是指遭到「大自然」淘汰的水果，格外品是指遭到「市場」淘汰的水果。像是歐盟在一九八〇年代，對多數的蔬果訂定了嚴格的外觀標準，例如小黃瓜不能過彎等等，大量不符合外觀標準的「格外品」因無法送到市場銷售而遭到丟棄。

來自日本的名字：格外品

因為難看而不能銷售，此種做法造成龐大的食物浪費，也引起了改革的聲浪，也迫使歐盟在二〇一四年的「對抗食物浪費年」，特別取消了賣相不佳的蔬果不能銷售的嚴格規定。而格外品這一詞來自日本，指的就是「不合市場規格但不影響品質的產品」，創辦「格外農品」的雅文與子昂，不但借用了日本格外品這個名詞來取代醜蔬果、次級品等不好聽的名稱，也對自家選用的格外品訂定出了三個取捨標準。

游子昂說，每一個農作物的狀況不同，而他們收購的農產品，則以這三種狀況的格外品為主：第一是過大或過小，例如文旦，太大就不能塞進禮盒，因而成了格外品；第二是賣相不佳，有些水果受到對人體無害的菌類攻擊，例如芒果炭疽病跟椪柑的黑星病，就對人體無害，或是果皮太厚，被蟲咬傷會結痂，消費者不了解因而不願意買，超市就不願意收，還有尾葉很少的鳳梨，無法一邊抓尾葉一邊削皮，攤商也不願意收；第三是時間不對，供過於求，水果的產量超過需求量，後端有崩盤的危機。

賣不完的蔬果都去哪了？

大約五年前，來自NGO的林雅文，還有曾經營過餐廳、目睹餐廳食物浪費現象的游子昂，因為看到國際上在討論食物浪費的議題，再看了一些國外的文章後，為了追查台灣食物浪費的狀況，拜訪了一些果菜市場，想要知道蔬果會不會每天都賣完？其實不會，而且也不會有人追溯。每天有百分之八的量沒有賣完，一天一千噸的交易量，代表有八十噸的量賣不完，實在是驚人。

賣不完的菜有幾個去處，一是作堆肥，但是葉菜類農民要拚週轉，沒有時間作堆肥；第二是交給垃圾清運商，賣不出去的要倒貼給垃圾清運廠商，每個縣市收的費用不同，大約每公斤零點七到一元的處理費；第三種狀況，不想要貼錢、不想要推肥，那就直接倒在溝渠大排，不但浪費食物，甚至會造成環境污染，颱風季時還有可能會導致淤積。

看到這些問題，他們本想幫果菜市場做個商業模式，讓賣不掉的格外品找到別的出路，不過台灣是個內需市場小的國家，消費者也不會提高蔬果的消費量，格外品如果直接賣到市場上，可能會衝擊到本來的價格與市場，於是他們想到一個解決方式：做成加工品。

幫格外品找出路：加工品果醬

但是果菜市場的格外品種類太多，前頭難以溯源，也很難加工，於是游子昂直接拜訪農民，因為蔬果在進到果菜市場前，農民通常會做一個選別跟分級。但實際去看，卻發現以小農為主的台灣，農民平均種植面積只有零點七公頃，很多小農的選

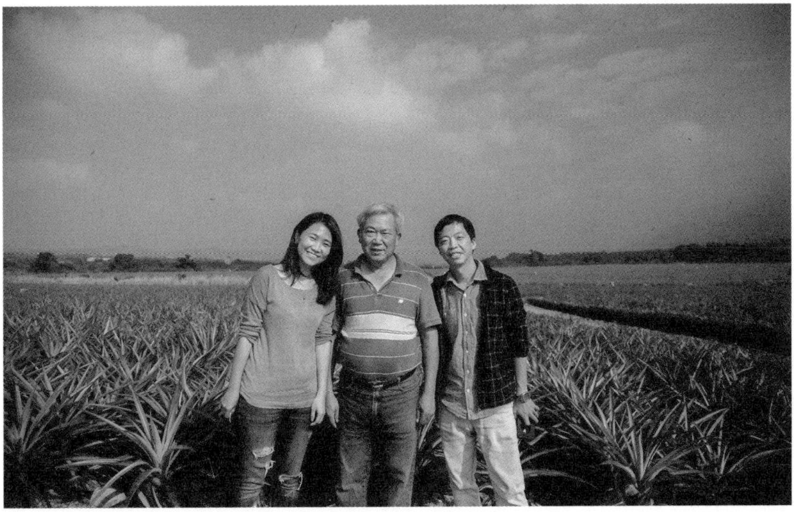

經常拜訪產地與小農的林雅文（左）與游子昂（右）。

別跟分級不確實，僅是用人工處理或直接交給盤商。直到他們找到種植面積三公頃以上的大農或合作社，才有明確的選別機制供加工使用。

游子昂感嘆，台灣除了農產品加工不興，在找農民合作的過程，才了解為什麼為數不多的加工廠，還是多用進口原料，國外原物料的價格不但比較低，也比較穩定，但是台灣百分之六十八是兼業農，量小、分級與選別又沒有落實，加工廠實在是難以採用。游子昂認為，發展農產品加工，就像滯洪池一樣，有助於解決產銷失衡的問題。所幸農產品初級加工場法案三讀通過，現在像是乾燥、粉碎、碾製及焙炒等等，只要是用國產且可溯源的原料，小農便能直接做初級加工。

面對層層難關，游子昂去拜訪生態綠的創辦人徐文彥，在熱烈討論後，覺得台灣水果比較好發揮，最後決定以果醬作為核心產品，但是徐文彥建議，一定要找有ＨＡＣＰＰ跟ＩＳＯ的加工廠，符合食安規範不但可以讓消費者安心，也比較符合通路的要求，未來在通路上架會比較順利，沒想到這些建議變成了更多的挑戰。

加工品的波折

首先，就遇到一堆小農的水果因為無法選別與分級，產量不穩定無法配合加工。還有當他們付錢租下工廠準備生產時，小農才打來告知出不了貨。幾經波折，第一個順利合作的是在水源保護區栽種鳳梨的果農。在水源保護區裡的農產品，通常是以友善環境的方式栽種，因此格外品的比例也比較高，當農民把水果送到農會或是拍賣市場時，都會以慣行農法的價格被收購。而「格外農品」可以處理外觀不佳的格外品，也因此讓小農提高許多合作意願。

游子昂認為，應該要給予在水源保護區耕作的農民更多支持，因為對他們來說，採用產銷履歷、減少肥料跟農藥，產生格外品的比例更高，也相對付出更多的成本，但是絕大多數的拍賣市場沒有做分流，消費者又沒有意識選購，農民多付出卻不能多得，這樣會迫使農民改回使用慣行農法。

第二個挑戰是尋找工廠。擁有HACPP跟ISO認證的登記工廠不到十家，刪掉記錄不良的以後，更是少之又少。游子昂回憶到，曾經好不容易找到一間條件符合又有意願合作的工廠，當大家開心地聊完日後的合作意願，老闆送他們到門口時，還特別說：「年輕人創業很辛苦，如果你們貨賣不出去，可以先放在我倉庫，我可以出貨時再幫你們打上製造日期。」游子昂聽了真是嚇壞了，也就沒再回頭找這家工廠了。他曾經一度萌生放棄念頭，不然真的可能只能找阿姨來做果醬。

在鳳梨酥內餡工廠找到轉機

後來，游子昂想到，做鳳梨酥內餡的工廠，是不是也可以做果醬？於是他找到了高雄呷百二自然洋菓子的徐總經理，對方答應幫他試做果醬，但是不能添加果膠跟香料的條件，結果嘗試了很多次都做不出來。果醬的製作加果膠，是為了讓果醬濃稠，但是加了果膠，就會減少水果量，因此需要添加香料。為了做到無添加，他們跟徐總租下工廠，純粹以水果、砂糖跟檸檬汁不斷試驗，終於成功做出產品，也很幸運的獲得徐總認同，讓呷百二自然洋菓子成為第一個上架的通路。

他們到處跑市集、做推銷，顧客不習慣沒有添加果膠的果醬，對他們稀稀的果醬稀稀很有意見，這也成了他們推廣的阻力。但他們換了念頭，發現沒有果膠的好處就是很適合拿來調飲料，而且在冰水裡也溶化得快。剛好經濟部有一個計畫，幫助他們拍了一個短片，沒想到，他們的努力真的被看見了。

原來果醬可以做茶

一天，有一位大哥找來，還帶了一大堆手搖飲料，原來是一家連鎖手搖茶的高層，正在尋找可以調製飲料的水果加工品，希望把台灣水果的好風味，帶到其他市場。可惜這家手搖茶店的規模太大，而「格外農品」因為是租用別人的工廠，必須以別人使用為優先，另一方面也還有不少合作的小農，現階段無法穩定供貨，所以沒有合作成功。但這也開啟了新市場，有不少小規模的手搖茶連鎖店，都很願意採用「格外農品」的果醬。

二〇一六年，王品推出了一個新的台菜品牌「手禾日麗」，使用的食材一半以上都採用格外品，因此注意到「格外農品」而主動聯繫他們，邀請他們在店內展售格外農品的果醬。當時因為游子昂覺得「格外農品」還太小，因此婉拒。沒想到二〇一八年，王品又再度邀約，這次合作，王品派了負責食安與採購的人員，陪同「格外農品」訪視生產流程，並給了許多建議，最後也輔導他們在產地成立了一個前處理廠，能夠即時並大量的處理格外品。游子昂解釋，加工的前處理廠直接設在場地有很多好處，不但省運費，省紙箱，果皮也可以直接堆肥。

「格外農品」在有了王品的加持後，也為洽談其他品牌的合作帶來很大助益，因為能通過王品檢核，代表品質跟食安都獲得餐飲業一定程度的肯定。二〇一九年，格外農品帶著與一般果醬風味迥然不同的「青皮椪柑果茶醬」出國比賽，高含量的水果與特殊風味，再加上不加果膠不加香料，獲得評審青睞，為台灣奪得世界四大美食獎之英國 Great Taste Awards 一星殊榮。

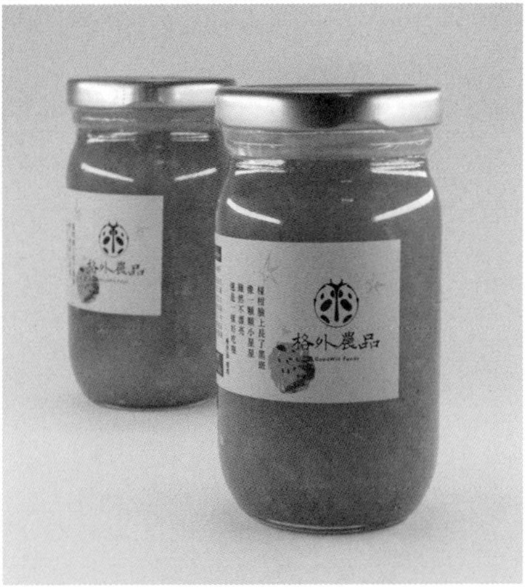

格外農品推出的青皮椪柑果茶醬。

醜蔬果不代表風味比較差，也不代表營養比較少，格外農品以看似其貌不揚的外表，征服國際美食家的味蕾。就像人也有高矮胖瘦，如能人盡其才、物盡其用，都有潛力一展長才的。吃下一口格外農品的果醬，是不是也吃到一股翻轉逆境的勇氣呢？希望這些醜水果，透過格外農品帶給你新的風味，一起打擊食物浪費。

終章

在全球糧食現場，重新思考我們的飲食選擇

在英國念書生活的那幾年，我有幸正逢英國食物運動風潮的興起，體驗了在地生氣蓬勃的各種食物運動。對英國人來說，用食物改變世界，是再正確也不過的事。從學校合作社、街角超市、傳統市集、青年聚會與咖啡館，我的生活周遭響起了食物革命的號角，連冷冰冰唯利是圖的英國超市，也可以變成創造社會價值與交換的平台。一種讓人興奮的空氣滲透到血液裡，有機、在地、零浪費、公平貿易，是我習以為常的選項，而我也以為世界將會繼續這樣運轉下去。

直到有一天，我收到世界糧食展（World Crop Exibition）在倫敦舉辦的展覽訊息，並且毫不猶豫地參加了，我想，那是我接近世界最真實的食物市場的唯一機會吧！原本期待在那裡看到更多的食物運動趨勢，但卻完全不是這回事。我忘記全球農業事實上還有一股更龐

大的力量，那是以大規模密集農耕的工業化農業、配合實驗室研發的科學肥料加上龐大的行銷網絡，這股勢力，與回歸生態環境，強調不使用農藥、化肥與除草劑，重新找回人、土地與生態關係的自然農業，正在全球拉扯。

農業工業化打手集體現身

那天，我興沖沖地起了個大早，沒有吃早餐沒喝水，坐了很久的倫敦地鐵來到世界糧食展的展場。一走進展場，一袋編了號的蘋果與礦泉水塞到我的手裡，那裡不見我期待的各種永續農業趨勢，而是基改、化學農肥等各種工業化農業的打手，赤裸裸直逼我眼前。我那種身為倫理消費者的自豪，瞬間消失無蹤。

這裡不像繽紛歡樂的美食街，而是一個個冰冷的攤位，來這邊交易的不是小資小本的貿易公司或食品公司，而是真槍實彈的國際市場，背後是龐大的資本運作，範圍是全世界。我走在被規範的走道上，背後彷彿響起了穆梭斯基的〈展覽會之畫〉。

第一個攤位貼著大大的海報，標榜著「Making Business Happen」（讓你的生意成真），海報上有人工複製的桃莉羊、英國乳牛、基改番茄，以及一個農民蹲坐在一大片因旱災而乾裂的土地上，這是一個外銷英國農業科技到世界各地的公司。但是海報上的影像，對我而言卻是另一番意涵：人類自以為是上帝，卻不知道自己正吃下了什麼東西。

第二個攤位，是一個販售「生命科學」（Life Science）的公司，印著小麥的海報上寫著「從概念到商品化的產品發展」，聽起來很厲害，似乎從上游產品開發到下游商品化都一手包辦，可以把抽象的農產品研發出具體成果，還能量產，不過不知道會不會遠超出地球跟大自然的需求？繼續往前走，又看到一個廣告，一群非洲的小孩在歡呼高產量到來，這家公司在推廣化學農藥，直接了當地訴求使用農藥來克制害蟲數量，就能提高產量，而提高產量意味著可以解決飢餓與飢荒的問題。不過，我開始懷疑這些非洲小孩的飢餓，來自他爸媽賺不到合理的報酬，就像衣索比亞是全球知名的咖啡產區，但也常是飢餓三十的救助對象。

走到英國皇家學會的攤位時，他們在推基因改造技術，我慢步下來跟工作人員聊到基改作物這個敏感話題，我問他說：「不是大部分的英國民眾對基改作物都有疑慮嗎？為什麼你們還要推？」工作人員靦腆的笑笑回答：「英國農民其實也面對很多問題，像是氣候暖化，雨水不足，他們需要更耐旱的種子，與能解決這些問題的技術。」可是，不去面對氣候暖化的元凶，農業生技再怎麼進步，有可能趕得上大自然反撲的速度嗎？

正視糧食體系失控帶來的危機

二○○○年世界高峰會時，聯合國就已經定義出全球三大問題：生態多樣性消失、貧窮，以及全球暖化。事實上，全球糧食體系失控發展，出現了很多的隱憂，都與這三大問題息息相關。尤其因為食物是人類維持生命之所需，所以每個人都在維繫三餐之際，就不知不覺地決定了地球、地球上的生態以及人類的存續。

人類事實上所需要的熱量與能源不多，然而隨著經濟發展，富裕國家的人往往過量飲食，同時也浪費了許多食物。我們對食物的貪婪，浪費掉非常多的能源，並加速全球的暖化。尤其對牲畜類的需求增長，所需要的能源更多，對全球氣溫不穩定性的影響更大。聯合國的研究指出，全球農業所產生的溫室氣體，高達全球溫室氣體排放量的百分之三十，其中一個重要來源是對農藥與化肥的依賴。

二十世紀中期的綠色革命，讓農藥與化肥成為主流農業的手段，但傳統慣行農法的農業也是環境與生態的隱形殺手，化學肥料帶來了地力的剝削，作物生長變成惡性循環，長期仰賴的結果，也破壞了生態系，而這些外部環境成本，最後都要所有人一起承擔。

時至今日，跨國食品公司、農企業，聯手壟斷了消費市場。規模化、密集化、單一化、標準化的工業化農業與食品工業，在企業追逐利潤的同時，造假濫製，消費者的健康與利益也犧牲了，而底層的生產者，可能連家都失去，甚至連一頓溫飽都有問題。我們消費的同時，有可能正成為貧窮與飢荒的幫凶。不永續的貿易與商業模式，正在創造出飢餓的農民。

而標準化正是扼殺全球生態的元凶之一。每一片形狀相同的魚排與漢堡，每一個外觀一樣的馬鈴薯，可能在生產過程中摧毀食物鏈和生態的多樣性，同時造成大量的食物浪費。例如全球消費需求龐大的大型魚類，正面臨過度捕撈、漁場枯竭的問題，以鮪魚來說，它是生態鏈的頂層，如果消失將導致生態鏈的失衡。而大型連鎖超市為了運送方便，外觀美麗，造就外形一致的農產品，不僅造成食物的浪費，更是浪費種植過程所消耗的大量能源。

讓我們一起用吃改變世界

我們如今的飲食方式，直接或間接的形塑了周遭的環境、社會、經濟與文化；或者說，是這些造就了我們的飲食行為。在互為影響的作用下，我們正逐漸失去傳統的烹飪技藝，改變了社會結構，破壞了環境，造成生態多樣性消失，同時還支持了一個勞動條件不公平的「人吃人」商業模式。因此，食物早就不僅是食物。透過一幕一幕的食物運動現場，我試著記錄與探尋人類對食物的認知，以及透過食物所聯繫的情感、文化、認同、社會結構、記憶等等，這些更細微的脈絡，一篇篇的傳遞這些運動者眼中的食物。

在〈親親牡蠣，倫敦青年的慢

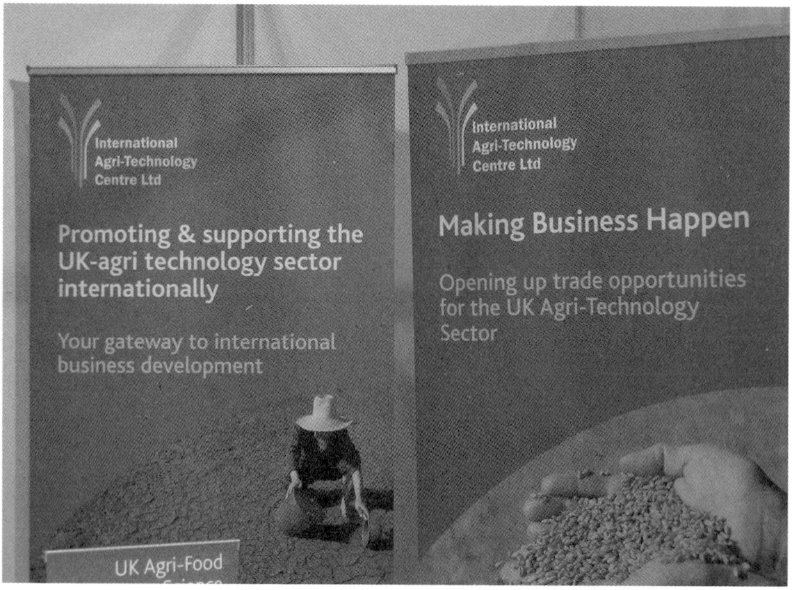

世界糧食展現場的冰冷攤位，隱藏著工業化農業龐大的國際資本運作。

食聚會〉、〈自成世界的亞齊咖啡館〉或〈來自奶與蜜之地的橄欖油〉，特殊的歷史與記憶，凝聚在不同的時空裡，打破空間與時間的疆界。在這裡，食物是建構認同與文化的符號，也是生態系統的一環，記憶著人類活動與自然生態的體系，一代傳一代。此外，我們所消費的食物，許多都是滿足經濟需求的外來物種，不屬於在地生態體系的一環，而且很可能破壞本來的生態圈。也因此，若是僅僅強調支持在地，卻不去進一步思考在地生態圈的自然循環、在地飲食文化的歷史傳統，可能也失去了慢食的真義。

關於社會關係與經濟模式的追尋，〈堅持一碗酥油茶〉刺激了我們思考游牧經濟存在的必要性，游牧活動的演變本身，來自於較為脆弱的生態體系，而這樣的演變，與現今工商社會相較，沒有誰比較先進或是落後。但經濟發展往往與生態體系分道揚鑣，同時陷入了達爾文的線性進化法則，侷限了我們觀看的視野與追求生活的方式。

而某一種經濟體系，同時代表著一種社會關係與結構，當我們經濟行為改變時，原本的社會關係與結構也跟著瓦解，就像許多發展中國家經濟起飛了，農民離開土地成為都市移工，與過去的社會支援體系脫節，當收入不穩定時，移工變成飢民，過去互助的社會不在，這未必是一件好事。相反的，〈完州的大桌菜〉，進一步的深描韓國在社會經濟領域摸索如何解決經濟問題、重組農村的社會關係，呈現農村重建的百般滋味。

在〈合作社的進擊〉、〈人民的超市〉、〈倫敦百年市場的變革〉等文中，所有跟食物分配有關的角色，紛紛加入了這場食物的革命運動。而〈食物，發動了一場拉美革命〉、〈生態主廚的微政治行動〉，也點出了廚師與餐廳的社會責任。面對全球糧食生產的問題，餐廳與通路真正的綠化行動，不是蓋更多的綠色建築，不是送更多的愛心到偏鄉，而是如何發揮自己的社會影響力，帶頭改變消費者，改變飲食消費。

本書花了很多篇幅在談校園的飲食改革與教育，是因為推動校園教育，是這波全球食物革命最關鍵的因素之一，在美國推動的知名人士有愛麗絲．華特斯（Alice Waters），英國有傑米．奧利佛，還有義大利慢食運動的發起人卡羅．派屈尼（Carol Petrini）三位，因此〈英國大學生的嘴巴革命〉、〈英國中小學生的永續餐盤〉把英國校園食育的推動經驗，作為我們的借鏡。

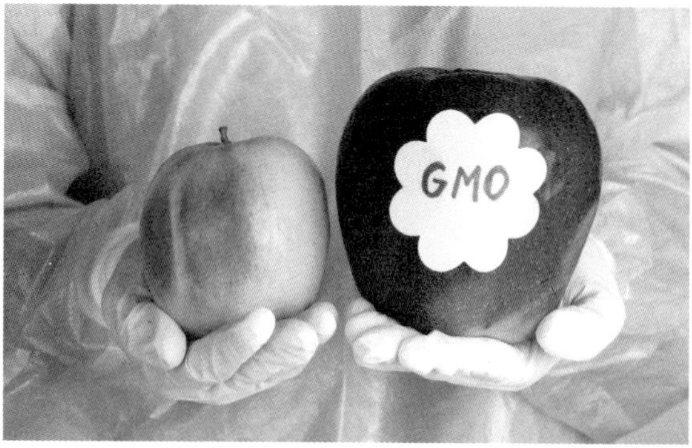

基改蘋果、基改棉花……各種基改農作物正是工業化農業的打手之一。
圖片來源：maplight.org（©Africa Sudio/Shutterstock）

當我們看待食物的眼光不同時，也能看到不同的世界想像。也因此，二〇一二年倫敦奧運，倫敦市用公平貿易、有機與在地食物來打造新的城市形象；二〇一三年挪威大選，挪威綠黨以剩食議題來吸引選民的目光；全世界的公民，更從二〇〇一年開始，自動自發地推動公平貿易城鎮，如今全球已經有一千三百四十五個公平貿易城鎮，羅馬、巴黎、倫敦等國際大城的市長，在二〇一三年向聯合國請願，希望公平貿易城鎮能成為「後千禧年」的推動目標。

〈藏在雨林裡的巧克力夢工廠〉、〈咖啡小農出頭天〉、〈多元原生作物，迎戰基改大軍〉以及〈生態貿易重塑雨林傳奇〉等等，是來自產地的訊息。看到公平貿易的發展，為當今食安問題點亮了另一盞明燈。過去一味壓低生產成本，只注重末端不良品的檢驗，卻不去從源頭改正，是不可能造成良性循環，這才是消費者真正的損失。真正安心的食材，有賴一套完整機制，能從源頭開始鼓勵農民生產優良的作物。而公平貿易從源頭為生產把關，做好田間管理，同時給予農民誘因，生產出優異的產品，是真正對消費者的公平。

這本書裡，從〈重新設計你的飲食指南〉、〈要食物，不要炸彈〉我們也看到，消費行為與飲食習慣，是如何不自覺地被制約。該是時候了，檢視我們的飲食偏好，選擇更多樣的食材，接受多元，簡單的行動就能幫助地球永續。透過不同的眼光，重新看待盤裡的食物，也許在我們這一代，用吃，可以吃出一個新的世界。

附錄01 公平貿易茶水間

以下這些企業公司，都在茶水間使用公平貿易咖啡，為實踐企業社會責任盡一份心力。

詩肯柚木全台門市、**O'right** 歐萊德、台灣愛普生科技股份有限公司、永光化工、台北**101**、**Google Taiwan**、膳魔師、力格運動健護中心、富邦銀行、富邦證券、富邦產險、星展銀行、兆豐國際商業銀行、定穎電子、證券公會、安永聯合會計師事務所（**EY**）、安侯建業聯合會計師事務所（**KPMG**）、資誠聯合會計師事務所（**PWC**）、證券櫃檯買賣中心（**OTC**）、臺灣集中保管結算所、保險事業發展中心、大亞電纜、**Walsin** 華新麗華、基富通證券、野村證券、戈爾公司、美敦力公司、美艾資訊整合公司、建國工程股份有限公司、蓋亞汽車、中銀律師事務所、博仲律師事務所、恩典法律事務所、台灣環境資訊協會、永和社區大學、文山社區大學、教會公報社、台灣山林復育協會、**25sprout**、東生華製藥、世成科技、鼎新電腦、關鍵評論網、**PanSci** 泛科學、台灣數位文化協會、網件有限公司、**KLOOK**、優樂地永續、資策會、第一電阻、春臨台灣文化事業、帆宣系統科技、岱特行銷有限公司、**91APP**、阿法拉伐股份有限公司、山城美館、玉溪有容基金會、亙祥實業有限公司、歐郡國際事業有限公司、藍帝斯數位商務中心、北市工總、洪健全教育文化基金會、芙彤園等等。

附錄02

公平好食・全台走透透

這裡有公平貿易咖啡、可可或甜點，
讓我們一起用行動支持
採用公平貿易物料的餐飲業者。

台北市

Easy Cafe
台北市中正區忠孝東路一段五十八號B1（捷運善導寺站內）

OLD MAJOR Coffee
台北市中山區新生北路三段四十五號

Waypoint Santé 鐵人伙房
台北市松山區八德路三段八巷二十三號

好休咖啡 **HaoXiu Kaffe**
台北市中山區新生北路一段十一之五號

穆勒咖啡館
台北市中山區北安路五九五巷三十三號一樓

三時生活實驗室 **San Shi Living Lab**
台北市中山區錦州街一〇六號

鹹花生
台北市大同區迪化街一段一九七號

Le Zinc 洛 **Café & Bar**
台北市大同區民生西路三六二巷三十四號

LE GOUT
台北市內湖區瑞光路一八八巷五十八號

小小蔬房
台北市萬華區漢口街二段一二五號

The Aroma
台北市萬華區漢中街二〇五號

小屋咖啡店
台北市松山區八德路二段四三七巷十弄二十號

拉佩提餐坊
台北市大安區復興南路一段二七九巷三十弄一號

狐狸野餐
台北市中山區龍江路二八一巷二十二號一樓

Hi Nei Dou
台北市大安區金山南路二段一四一巷三十六號

好想吃冰
台北市大安區溫州街八〇號

窩！布蕾
台北市松山區民生東路五段一三七巷七號

Part Time Su 偶爾素一下
台北市北投區公舘路三十三號

六福萬怡酒店
台北市南港區忠孝東路七段三五九號

喜憨兒 Enjoy 台北餐廳
台北市信義區市府路一號一樓（市政府內）

喜憨兒（華碩店）
台北市北投區立德路十五號二樓

喜憨兒（中華電信店）
台北市中正區信義路一段二十一之三號B1

喜憨兒（勞保局店）
台北市中正區羅斯福路一段四號一樓

艾香饌飲
台北市中正區南昌路一段一〇六號二樓

食隨之味
台北市大安區瑞安街一三一號

森林跑站
台北市大安區新生南路二段六十號一樓

石尚自然探索屋（冷水坑店）
台北市士林區菁山路一〇一巷一七〇號B1（遊客中心）

石尚恐龍餐廳
台北市中正區襄陽路二十五號二樓（土銀展示館內）

石尚自然探索屋（擎天崗店）
台北市士林區菁山路一〇一巷二四六號（遊客中心）

石尚貓熊餐廳
台北市文山區新光路二段三十號（臺北市立動物園）

石尚自然探索屋（撒哈拉店）
台北市文山區新光路二段三十號（臺北市立動物園沙漠澳洲區）

石尚自然探索屋（老虎店）
台北市文山區新光路二段三十號（臺北市立動物園）

石尚自然探索屋（小油坑店）
台北市北投區竹子湖路六十九號B1（遊客中心）

石尚自然探索屋（陽明山店）
台北市北投區竹子湖路一之二十號B1（陽明山遊客中心）

趴趴走美食工坊・外燴點心
訂購專線：02-2794-8952

木人艸－農食美學・外燴點心
訂購專線：02-2883-2113

香帥蛋糕・咖啡蛋糕系列
訂購專線：02-2648-6558

新北市

沒有名字食堂
新北市板橋區莊敬路九十六號一樓

六桂圓早餐店
新北市板橋區莒光路一九六巷三號

石尚自然探索屋（二子坪店）
新北市三芝區興華里車埕五十三之三號（遊客中心）

喜憨兒（新北市府店）
新北市板橋區中山路一段一六一號B1

喜憨兒（新北板橋店）
新北市板橋區和平里和平路九十號一樓

喜憨兒（土城餐坊）
新北市土城區裕生路二十一巷六弄三十三號

深米咖啡
新北市新莊區化成路三五二巷二十七號

珈琲瑪
新北市三峽區民生街一八六號三樓之二十八（公有市場）

田邊聊寮
新北市貢寮區內寮街六十五之二號

桃園市

可樂桌遊
桃園市中壢區東明街七十八號一樓

喜憨兒（桃園南門公園店）
桃園市桃園區三民路三段二六四號

新竹縣

江山藝改所
新竹市江山街十三號至十五號之間小巷內
拾樂坊
新竹縣北埔鄉中正路七十六號
化石先生（綠世界店）
新竹縣北埔鄉大湖村七鄰二十號（綠世界生態農場）
喜憨兒（竹北勝利店）
新竹縣竹北市勝利一路一號
喜憨兒（新竹建中店）
新竹市建中路五十五號
麻布山林（詠山館）
新竹縣北埔鄉麻布樹排六號
新憩地
新竹縣竹北市台科路七十一號

苗栗縣

老家生活
苗栗縣苗栗市中苗里建台街一巷十三號

台中市

山海島語生態圖書館（原：山佳伊咖啡）
台中市西屯區玉門路八十巷一號
Coffee Smith（台中店）
台中市西區華美街四〇八號
老家生活（大甲店）
台中市大甲區民權路一四〇號
三畝地咖啡 Sandy
台中市龍井區新興路五十五巷十二號一樓
新高洋菓。甜點工作室
台中市清水區港口路二〇二巷二十四號

彰化縣

茉莉莉 More Little Life
彰化市和平路一五九號

南投縣

澄欣輕食館
南投縣南投市文化路三六〇號
猴子漫步民宿
南投縣南投市八德路三五〇號

台南市

Hotel A 聖禾大飯店
台南市中西區西門路二段二十三號

Saminsu Cafe 公平貿易咖啡館
台南市南區府緯街八十三號

小巷裡的拾壹號
台南市中西區衛民街一四三巷十一號

喜憨兒（台南市府店）
台南市安平區永華路二段六號一樓

高雄市

新濱・駅前
高雄市鼓山區臨海三路五號

喜憨兒綠野園藝餐廳
高雄市三民區河堤路六八二號

喜憨兒（高雄市府店）
高雄市苓雅區四維三路二號（高雄市府四維行政中心）

喜憨兒（鳳山店）
高雄市鳳山區光復路二段一三二號一樓（鳳山行政中心）

基隆市

石尚自然探索屋（海科店）
基隆市中正區北寧路三六七號

宜蘭縣

礁溪老爺酒店
宜蘭縣礁溪鄉大忠村五峰路六十九號

玩豆樹桌遊咖啡（羅東店）
宜蘭縣羅東鎮中華路一五四號二樓

花蓮縣

小小洋房
花蓮市民德一街三十二號一樓

Tribal Queen 部落皇后 Art & coffee
花蓮玉里鎮春日里馬泰林村二鄰二十九號

明日的餐桌【暢銷增修版】

愛食物、零浪費，生態綠創辦人帶你走訪世界食物革命運動現場，用吃守護地球，打造綠色食物生態系

作　　者　余宛如
美術設計　mollyisvip.cagw
版面構成　兒日
內頁排版　高巧怡
行銷企劃　林瑀、陳慧敏
行銷統籌　駱漢琦
業務發行　邱紹溢
營運統籌　郭其彬
責任編輯　吳佩芬、何韋毅
果力總編輯　蔣慧仙
漫遊者總編輯　李亞南
出　　版　果力文化／漫遊者文化事業股份有限公司
地　　址　台北市松山區復興北路331號4樓
電　　話　(02) 2715-2022
傳　　真　(02) 2715-2021
服務信箱　service@azothbooks.com
網路書店　www.azothbooks.com
臉　　書　www.facebook.com/azothbooks.read
營運統籌　大雁文化事業股份有限公司
地　　址　台北市松山區復興北路333號11樓之4
劃撥帳號　50022001
戶　　名　漫遊者文化事業股份有限公司
二版一刷　2020年6月
二版三刷(1)　2022年6月
定　　價　台幣420元

國家圖書館出版品預行編目 (CIP) 資料

明日的餐桌【暢銷增修版】：愛食物，零浪費，生態綠創辦人帶你走訪世界食物革命運動現場，用吃守護地球，打造綠色食物生態系／余宛如著. -- 二版. -- 臺北市：果力文化，漫遊者文化，2020.06
376 面；15×21 公分
ISBN 978-986-97590-5-2（平裝）
1. 食品衛生 2. 健康飲食
411.3　　109006340

ISBN　978-986-97590-5-2

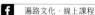